dr. med. ulrich
strunz

111 tipps
für einen
gesunden körper

3. Auflage 2023

in der Penguin Random House Verlagsgruppe GmbH,
Neumarkter Straße 28, 81673 München
www.heyne.de

Redaktion: Evelyn Boos-Körner
Bildredaktion: Tanja Zielezniak
Coverdesign: Eisele Grafik-Design, München,
unter Verwendung eines Motivs von Bigstock/Interpas
Layout/Satz: Buch-Werkstatt GmbH, Bad Aibling/Kim Winzen
Druck und Bindung: Pixartprinting S.p.A., Lavis (Trento)

Printed in Italy

MIX
Papier | Fördert gute Waldnutzung
FSC® C147178

Penguin Random House Verlagsgruppe FSC®-N001967

ISBN: 978-3-453-60675-3

Dank

Ich danke Dr. Kristina Jacoby für ihre großartige Unterstützung.

Haftungsausschluss

Die Ratschläge in diesem Buch sind sorgfältig erwogen und geprüft. Sie bieten jedoch keinen Ersatz für kompetenten medizinischen Rat. Alle Angaben in diesem Buch erfolgen daher ohne jegliche Gewährleistung oder Garantie seitens des Autors und des Verlages. Eine Haftung des Autors bzw. des Verlages und seiner Beauftragten für Personen-, Sach- und Vermögensschäden ist ausgeschlossen.

Bildnachweis

Grafiken und Schmuckvignetten:
Buch-Werkstatt GmbH/Kim Winzen
Weitere Motive:
Buch-Werkstatt GmbH: 276;
iStockphoto: 10 (nensuria), 80 (LSOphoto), 124 (Xsandra), 184 (bit245), 262 (millann), 286 (SHODOgraphy);
Privatarchiv Dr. med. Ulrich Strunz: 8;
Shutterstock.com: 55, 61 (Designua/Kim Winzen)

dr. med. ulrich
strunz

111 tipps für einen gesunden körper

Das Beste für Herz, Gehirn, Darm, Rücken, Gelenke und ein starkes Immunsystem

So bleiben Sie ein Leben lang gesund und fit!

HEYNE <

Inhalt

Nährstoffe gezielt nutzen

Vorwort

Lebensfreude, Gesundheit, Energie – der Traum vieler, fast aller Menschen. Wir leben in einer wunderbaren Zeit. Wir wissen heute, wie wir unsere Genaktivität verändern können. Gene, die für Gesundheit sorgen. Gene, die sogar zu mehr Glück führen. Gene, die uns Energie schenken. Ich spreche hier von der Epigenetik. Von der Wissenschaft, die untersucht, wie Gene an- und ausgestellt werden.

Als ich anfing, meinen Patienten Vitamine und Mineralstoffe anstelle von Medikamenten zu verschreiben, als ich sie zum Laufen bewegen konnte und ihnen positives Denken näherbrachte, erlebten sie und ich Wunder. Mir wurde klar, dass sich durch die richtige Ernährung und Nährstoffe, durch Bewegung und ein anderes Denken fundamentale Abläufe im Organismus ändern, die daraufhin zu den Heilungen führen. Ich war der Praktiker, der seinen Patienten bereits das ermöglichte, was in der Wissenschaft gerade erst erforscht wurde.

Die richtige Ernährung, Bewegung und stressfreies Denken stellen gesundheitsfördernde Gene an und krank machende aus. Dieses Wissen kann so viel Leid verhindern. Vor allem wenn es vor dem Auftreten chronischer Krankheiten bereits angewandt wird. Dieses Wissen stellt aber auch viele schulmedizinische Annahmen auf den Kopf. Unheilbar Kranke werden wieder gesund, weil sie ihre epigenetischen Abläufe zurück in ihre natürliche Balance bringen.

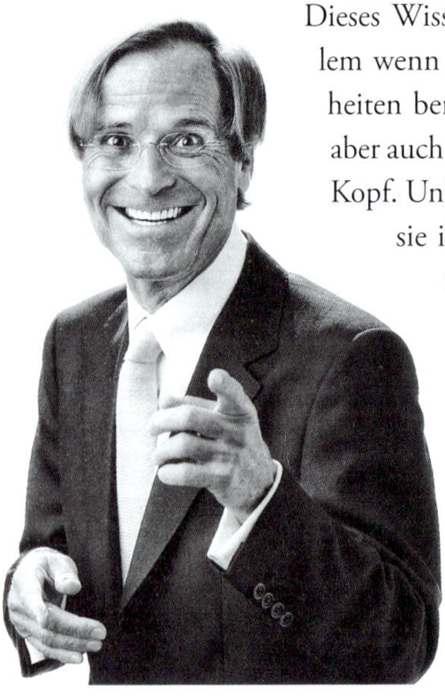

In meiner langjährigen Tätigkeit in eigener Praxis habe ich es immer wieder erlebt. Schwerkranke fingen an zu laufen, strichen Kohlenhydrate aus ihrer Ernährung, packten die Teller voller Gemüse und hochwertigem Fleisch, füllten Nährstofflücken und begannen, anders zu denken. Sie aktivierten ihre Selbstheilungskräfte. Sie programmierten ihre Gene um und nutzten die Epigenetik für ihre Heilung. Ein jeder kann das.

Die Epigenetik verändert sich auch mit zunehmendem Alter. Nur passiert das beim einen viel früher als beim anderen. Wenn es um Ihre Gesundheit geht, zählt daher nicht das Alter in Ihrem Personalausweis, sondern vor allem ihr epigenetisches bzw. ihr biologisches Alter.

Die wichtigsten Punkte, mit denen Sie Ihre Gene wieder auf gesund stellen, habe ich Ihnen in diesem Buch zusammengestellt. Sie stammen aus den Werken *77 Tipps für ein gesundes Herz*, *77 Tipps für ein gesundes Gehirn*, *77 Tipps für Rücken und Gelenke* sowie aus *77 Tipps für einen gesunden Darm*. Einige Tipps habe ich zudem neu verfasst, um die 111 Tipps für einen gesunden Körper abzurunden.

Genießen Sie zeitgemäßes Wissen. Setzten Sie es um. Schützen Sie sich vor chronischen Krankheiten oder heilen Sie sie.

Ich freue mich höchstpersönlich über jede und jeden, die oder der dadurch Lebensglück, Gesundheit und Energie erlebt.

Herzlichst Ihr

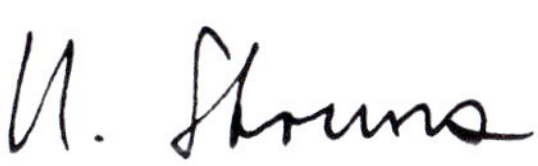

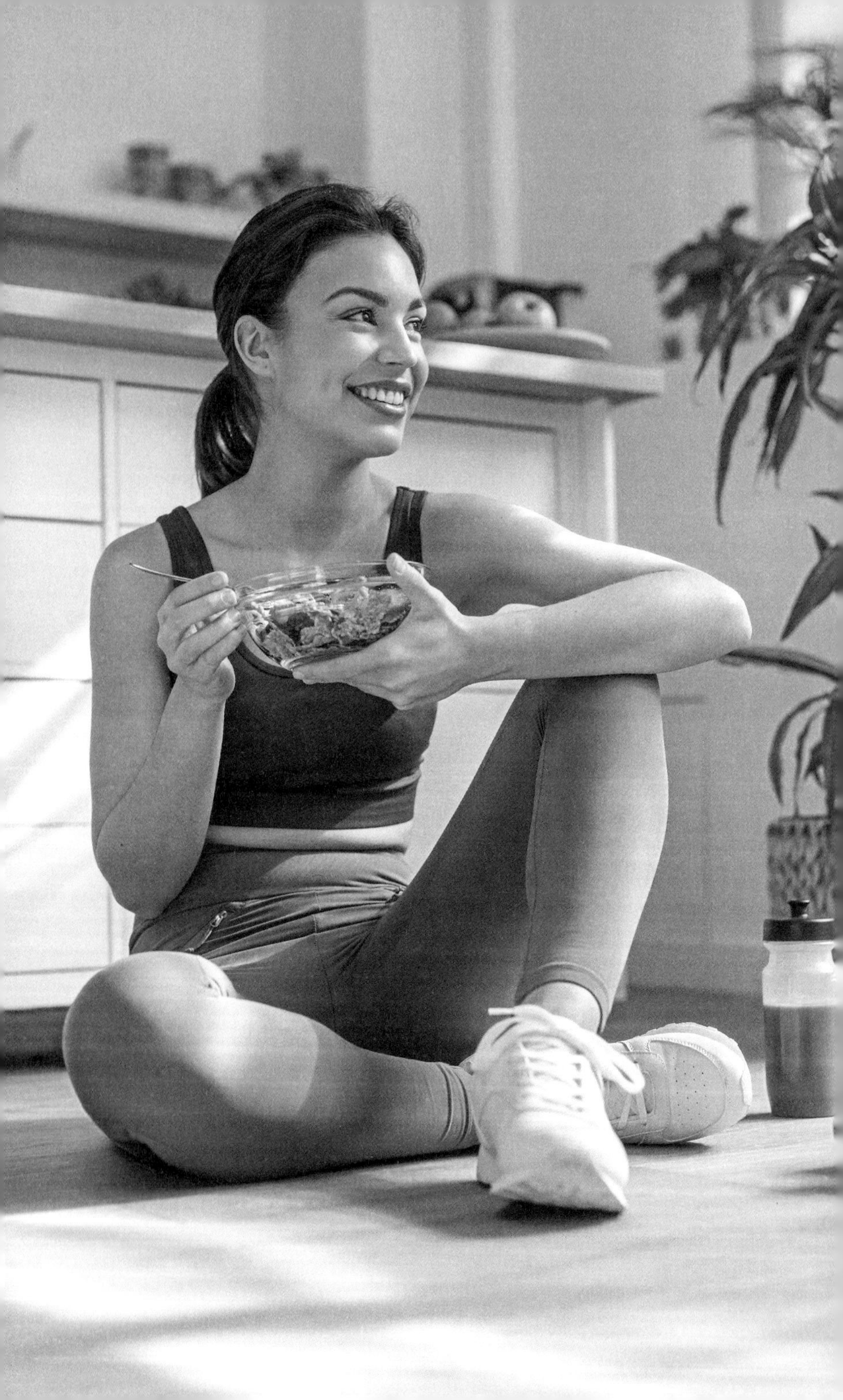

Stellen Sie Ihre Gesundheit auf gesund

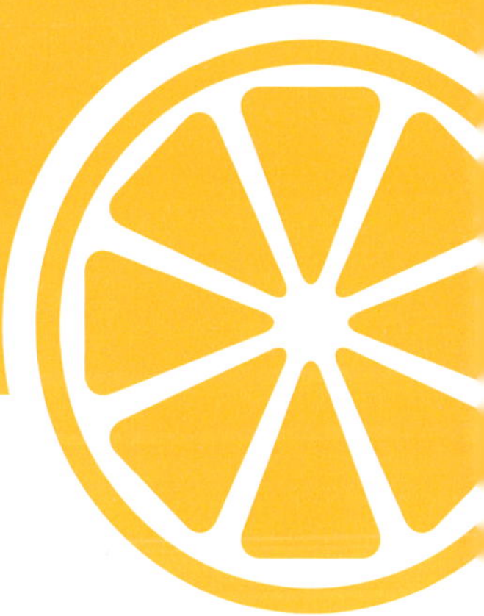

Noch vor wenigen Jahren wollte man uns weismachen, dass unsere Gene schuld an unseren Leiden seien. Sind sie nicht. Unser Lebensstil entscheidet darüber, welche Gene an- und welche ausgeschaltet sind. Ein jeder kann die Aktivität seiner Gene auf gesund stellen.

TIPP 1

Ihre Gesundheit – ein epigenetisches Feuerwerk

Als ich im Alter von 45 Jahren mit dem Triathlon auf Leistungssportniveau anfing und mein Leben radikal umkrempelte, habe ich am eigenen Leib gespürt, welche enormen Veränderungen möglich sind. Das hat mich zum Nachdenken gebracht. Ich begann, Methoden der Leistungsdiagnostik bei meinen Patienten anzuwenden. Außerdem motivierte ich sie zu einer Ernährung ohne Kohlenhydrate und zu Sport. Immer wieder bin ich mit ihnen die ersten Schritte Hand in Hand durch meine Praxis gelaufen. Ich habe ihnen gezeigt: »Geht doch. Sie müssen nur anfangen.«

Ich verabschiedete mich von den schulmedizinischen Prinzipien. Daraufhin erlebte ich täglich Wunder: Tumore verschwanden, Rheuma heilte, Kinderwünsche gingen in Erfüllung, Knochen wuchsen viel schneller zusammen, als es die Lehrbücher sagen, und vieles mehr. Meine Beobachtungen zeigten mir deutlich: Das ist der richtige Weg. Das ist Gesundheit. Damals gab es jedoch noch sehr wenige wissenschaftliche Erklärungen, warum mein Dreiklang aus Ernährung, Bewegung und Denken so viel Heilung bringt. Heute ist es anders. Das menschliche Genom wurde entschlüsselt und vor allem wurde erkannt, dass nicht die Gene über Gesundheit oder Krankheit entscheiden. Auf die Aktivität der Gene kommt es an, und sie wird vor allem durch den Lebensstil reguliert, durch Ernährung und Nährstoffe, durch Sport und Entspannung. Ich rede hier von der Epigenetik. Das ist die Wissenschaft, die sich mit dem An- und Ausschalten von Genen beschäftigt. Ein sehr junges, aber sehr verheißungsvolles Forschungsfeld. Im Jahr 2003 wurden gerade einmal 830 wissenschaftliche Artikel hierzu veröffentlicht. 2022 waren es bereits 14 712. Diese Forschungsergebnisse erklären, warum eine Low-Carb-Ernährung, essenzielle Nährstoffe, Bewegung und positives Denken die Aktivität der Gene positiv verändern. Jahrzehnte nachdem mir klar war, dass mein Dreiklang heilend wirkt, zeigt die Wissenschaft, wie richtig ich damals bereits lag.

Ernährung macht krank oder gesund

Studien zu epigenetischen Veränderungen durch Ernährung häufen sich immer mehr. Viele Schulmediziner müssten vor Verwunderung vom Stuhl kippen, denn viele Ergebnisse passen so gar nicht in ihr Bild.

Mittlerweile wurde bewiesen, dass Ketonkörper die Aktivität vieler Gene zum Positiven verändern. Ketonkörper entstehen während kurzer oder längerer Fastenzeiten, aber auch bei einer konsequenten No-Carb-Ernährung. Ketonkörper stellen Gene aus, die entzündungsfördernde Botenstoffe herstellen. Die Folge: Entzündungsreaktionen, wie sie bei fast allen chronischen Erkrankungen auftreten, nehmen ab. Krankheiten heilen.

Kurzkettige Fettsäuren, wie Butyrat, schalten ebenfalls die Genaktivität auf gesund. Chronische Entzündungsreaktionen nehmen ab, viele Stoffwechselabläufe gelangen wieder ins Gleichgewicht. Butyrat entsteht zum Großteil im Darm. Hergestellt von fleißigen Darmbakterien – und zwar aus Gemüse! Weißkohl, Zwiebeln oder Möhren sind somit epigenetische Stellschrauben.

Selbst sekundäre Pflanzenstoffe, von denen es Hunderte verschiedene gibt, aktivieren Gene, die der Gesundheit dienlich sind. Gene, die krank machen, werden ausgeschaltet. Sekundäre Pflanzenstoffe kommen in allen Obst- und Gemüsesorten vor.

Ebenso wirken viele essenzielle Nährstoffe als Genschalter. Beispielsweise aktivieren Vitamin B_{12} und Folsäure Gene, die daraufhin sogenannte Tumorsuppressor-Proteine herstellen. Sie reduzieren das Krebsrisiko.[1]

Dies ist nur ein kleiner Ausschnitt aus den vielen verschiedenen Wirkungsweisen. Aber genauso wie Knoblauch, Biorind oder Johannisbeeren Ihre Gene auf gesund stellen, verschiebt sich die Genaktivität in Richtung ungesund, wenn Zucker, Nudeln oder Brot mehrmals täglich konsumiert werden. Als Erstes verstummen die Gene, die für die Herstellung von Insulinrezeptoren gebraucht werden. Körperzellen können daraufhin auf das wichtige Hormon nicht mehr reagieren. Das führt zu jeder Menge negativer Konsequenzen. Die Zellen geraten in Energiekrisen, wodurch sie nicht mehr richtig funktionieren[2], Entzündungsreaktionen nehmen zu, das Stresslevel steigt, ebenso der Blutdruck. Die Muskelkraft nimmt ab und die Lebensenergie geht flöten.

Bewegung ist verjüngend – Bewegungsmangel macht alt

Die positive Wirkung des täglichen Laufens spürte ich vor fast 40 Jahren am eigenen Körper. Meine Patienten und Seminarteilnehmer berichteten ebenfalls von der neuen Energie und Lebensfreude, die sie durch das Laufen erlebten. Die reinste Verjüngungskur.

Was dahintersteckt? Sport wirkt als epigenetischer Schalter. Gene zur Bildung eines Proteins, das Telomere wachsen lässt, werden aktiviert. Telomere sind genetische Sequenzen, die sich am Ende eines jeden Chromosoms befinden und wie Schutzkappen wirken. Die Länge der Telomere sagt sehr viel über unser biologisches Alter aus. Lange Telomere bedeuten Jugend. Sind die Telomere jedoch kurz, ist man alt. Die Telomere kennen aber nicht Ihr Geburtsdatum. Sie reagieren auf Ihren Lebensstil. Neben dem täglichen Sport wirken sich Nährstoffe und Meditation positiv aus. Für die Entdeckung der Veränderbarkeit der Telomerlänge erhielten die beiden Wissenschaftlerinnen den Nobelpreis.

Bewegung aktiviert auch Gene in den Mitochondrien. Das sind die Minikraftwerke, die sich zu Tausenden in jeder Körperzelle befinden. Durch Sport werden schlecht arbeitende oder angeschlagene Mitochondrienbereiche abgetrennt und vernichtet. Außerdem werden Gene aktiv, die neue Mitochondrien entstehen lassen. Dieser Vorgang ist für jede einzelne Körperzelle gesund, denn dadurch steigt die Energieherstellung. Das spürt man einfach.

Sport stellt auch Gene zum Aufbau neuer Muskulatur oder der Bildung neuer Gehirnzellen an und vieles mehr.

Sitzen, egal ob im Auto, vor dem Computer oder dem Fernseher, lässt hingegen Telomere schrumpfen, beschädigt Mitochondrien und führt zu etlichen anderen negativen epigenetischen Veränderungen.

Positive Gedanken aktivieren gute Gene – negative schlechte

Konzentration sowie die Fähigkeit, Gedanken in eine förderliche Richtung zu lenken, werden durch das tägliche Meditieren intensiv geschult. Beim Meditieren geht es vor allem darum, achtsamer zu werden. Das bedeutet, dass man emotionale sowie körperliche Veränderungen besser wahrnimmt. Aufkommende Gefühle, Gedanken oder Körperempfindungen sollen dabei nicht bewertet, sondern einfach nur beobachtet werden. Über die Zeit werden gedankliche Abläufe immer ruhiger. Das wirkt entspannend. Schwierige Lebenssituationen oder Termindruck können leichter bewältigt werden.

Mittlerweile ist klar, dass auch hier epigenetische Veränderungen am Werk sind. Durch das regelmäßige Meditieren werden Gene aktiviert, die an der Herstellung verschiedener, beruhigend und stimmungsaufhellender wirkender Neurotransmitter wie GABA und Serotonin beteiligt sind. Außerdem werden Gene aktiv, die ein Protein herstellen, welches an der Neubildung von Nervenzellen und deren Vernetzung mitwirkt. Meditation fördert somit die Konzentrationsfähigkeit und das Erinnerungsvermögen.[3]

Haben Sie hingegen keine Kontrolle über Ihre Gedanken, leiden Sie eventuell unter Zukunftsängsten. Auch ein geringes Selbstwertgefühl oder Selbstzweifel haben ihre Ursache in negativen Gedankengewohnheiten. So wie trainierte Gedankengänge die Genaktivität positiv beeinflussen, so führen negative Gedanken ebenfalls zur Veränderung der Epigenetik. Unter anderem werden vermehrt Gene aktiv, die an der Herstellung des Stresshormons Cortisol beteiligt sind. Steigt der Cortisolspiegel, schadet das jeder einzelnen Körperzelle. Vor allem, wenn der Spiegel dauerhaft erhöht bleibt.

TIPP 2

Artgerechtes Leben

Gesundheit fällt nicht vom Himmel, Sie müssen etwas dafür tun. Wir haben das Glück, dass wir heute sehr genau wissen, wie Gesundheit funktioniert. Gesundheit bedeutet artgerechtes Leben. Doch die meisten leben so nicht! Der Durchschnittsbürger bewegt sich zu wenig, isst falsch, trinkt Alkohol, einige rauchen sogar, viele schlafen zu wenig und sind gestresst. Und dann wundern sie sich, wenn sie krank werden.

Die meisten gehen daraufhin zum Arzt und wollen von ihm geheilt werden. Viele wollen aber ihr Leben nicht ändern. Die meisten Ärzte sehen Übergewicht, Stress sowie Bewegungsmangel, einige erahnen Nährstoffmängel. Einzelne Ärzte versuchen, ihren Patienten das wahre Problem ihres Leides zu erklären, und reden sich den Mund fusselig. Doch in den meisten Fällen verschreibt der Arzt Medikamente und verspricht, dass sie helfen werden. Gleichzeitig beharren viele Patienten auf ihrem Lebensstil und glauben an die Pille des Arztes.

Es gibt keine heilende Pille bei chronischen Erkrankungen

Medikamente heilen chronische Erkrankungen nicht, sie verändern nur die Symptome. Das wissen auch die Ärzte. Sie verschreiben trotzdem weiter, denn viele glauben, sie haben keine andere Wahl. Ich gehörte einst zu ihnen. Mich hat das frustriert. Schließlich bin ich Arzt geworden, um zu heilen und nicht, um Medikamente zu verschreiben. Ich wollte heilen und habe mich auf die Suche begeben.

Ernährung, Bewegung und Denken heilen

Meine Idee: Spitzensportler sind gesund, sonst könnten sie ihre Leistungen nicht erbringen. Spitzensportler achten akribisch auf ihre Ernährung, auf zusätzliche Nährstoffe und auf ausreichende Regeneration. Mediziner, die Spitzensportler betreuen, untersuchen ihr Blut, um gezielt mit Nährstoffen die Leistungsfähigkeit weiter zu erhöhen. Sie untersuchen aber das Blut der Sportler nicht in der Weise wie Ihr Hausarzt. Er schaut nur auf wenige Werte, anhand derer man fortgeschrittene Probleme erkennt. Für mich sind das die Drohwerte. Mediziner, die das Blut von Spitzensportlern untersuchen, achten auf die Proteinversorgung, auf die Eisenwerte, auf Mineralstoffe und vieles mehr. Ich dachte mir, dass hier der Schlüssel zur Gesundheit liegen muss, und fing an, das Blut meiner Patienten genauso akribisch zu untersuchen. Als ich damit begann, erschrak ich oft. Zwischen den Werten der gesunden Spitzensportler und meiner Patienten lagen Welten. Mir war sofort klar, dass mit Ernährung, Vitaminen, Mineralstoffen und Co. sowie Sport und entspanntem Denken die meisten meiner Patienten wieder gesund werden, und zwar ganz ohne Medikamente. Die meisten, nicht alle. Denn wenn degenerative oder chronische Erkrankungen sehr weit fortgeschritten sind, ist die Chance auf Heilung geringer. Aber sie ist da! Insbesondere wenn man gewillt ist, sein Leben radikal umzustellen.

Leere Kohlenhydrate sind nicht artgerecht

Nährstoffe sind für die Heilung essenziell, aber sie bewirken keine Wunder, wenn nicht alle Bereiche des Lebens auf artgerecht umgestellt werden. Dazu zählt vor allem der Verzicht auf leere Kohlenhydrate, das heißt der Verzicht auf Brot, Nudeln, Pizza und natürlich auf Kuchen, Eiscreme und Süßigkeiten. Als der Mensch vor 10 000 Jahren sesshaft wurde, begann er, Getreide zu züchten und zu lagern. Die Körner wurden immer größer und ihr Gehalt an Kohlenhydraten nahm zu. Getreide, wie wir es heute kennen, ist menschengemacht. Getreide hat vor dem Verhungern geschützt, das war es auch schon. Getreide nährt nicht. Leider haben sich aus dieser Überlebensernährung unsere heutigen Essgewohnheiten entwickelt. Dabei droht uns in den entwickelten Ländern nicht mehr der Hungertod. Heute droht uns der Tod durch chronische Erkrankungen, durch leere Kohlenhydrate. Denn Kohlenhydrate verändern die Epigenetik hin zu krankhaften Abläufen.

Explodierender Zuckerkonsum

In den letzten 300 Jahren ist zusätzlich der Konsum von Zucker in Europa um 2000 Prozent gestiegen. Zucker zählt ebenfalls zu den Kohlenhydraten. Im Jahr 1700 hat der durchschnittliche Europäer 1,8 Kilogramm Zucker pro Jahr konsumiert, heute sind es 37,6 Kilogramm pro Person pro Jahr.[4] Zucker macht süchtig, daher ist er in fast allen Fertiggerichten und Fertigsoßen enthalten. Zucker ist nicht artgerecht.

Richtige Einstellung und Gesundheit

Gesund wird der, der sein Leben umkrempelt, der täglich läuft und Krafttraining absolviert. Der viele Proteine zu sich nimmt und täglich kocht, und zwar mit natürlichen Zutaten. Der seine Einstellung zu seinem Körper und zur Medizin verändert. Der aufhört, an die heilende Pille zu glauben, und der Verantwortung übernimmt.

PRAXISTIPP

Aktivieren Sie Ihre Selbstheilungskräfte

Chronische Erkrankungen heilen, wenn Sie artgerecht leben. Das heißt:

- Normalgewicht
- beste Versorgung mit allen essenziellen Nährstoffen
- reichlich Gemüse und Proteine
- körperliche Anstrengung
- ausreichender Schlaf
- kurze Stressphasen und Entspannung im Wechsel
- keine leeren Kohlenhydrate
- kein Alkohol
- kein Nikotin

TIPP 3

Erhöhen Sie Ihre VO_2max

Es ist das, was in Wahrheit zählt. Die ultimative Messgröße für Jugend, Fitness und Gesundheit. Denn VO_2 ist die Sauerstofftransportkapazität Ihres Blutes. Und Sauerstoff ist Ihr Jungbrunnen. Sauerstoff weckt den Geist, lässt den Körper Höchstleistungen vollbringen, macht hellwach, vital und jung. VO_2 zeigt, wie viele Sauerstoffmoleküle über die Lunge von dort in den Blutbahnen zur Zelle kommen – wenn Sie ganz ruhig im Sessel sitzen. Und die Menge VO_2max verbraucht Ihr Körper, wenn Sie gerade Marathon laufen – an die Grenzen Ihrer Belastbarkeit gehen. Je größer VO_2max, desto jünger, desto leistungsfähiger sind Sie.

VO_2max ist die Summe von vielen Einzelfaktoren. Es beginnt mit der Größe der Lunge. Jemand, der viel sitzt, wie zum Beispiel ein Arzt, hat 72 Prozent (vom Normwert, der von Körpergröße und Alter abhängt), ein Hobbysportler hat 120 Prozent und Ausdauersportler haben 140 bis 160 Prozent. Also pro Sekunde kommt mehr Luft an die Lungenbläschen. Sauerstoff diffundiert dann in das Kapillarblut, wird vom Hämoglobin, dem roten Blutfarbstoff, gespeichert und zu den Organen transportiert. In den Zellen übernimmt dann das Myoglobin den Sauerstoff. Und dann wird dieser zu den Kraftwerken der Zelle, zu den Mitochondrien, geschafft. Je mehr Hämoglobin, je mehr Myoglobin, je mehr Mitochondrien, desto besser, desto höher Ihre VO_2max. Desto besser wird der Sauerstoff genutzt. Und je mehr Sauerstoff in den Mitochondrien verbraucht wird, desto mehr Energie entsteht. Die VO_2max hängt von Ihrem Training ab, ist nicht gottgegeben. Wer länger leben will sollte neben dem Beten das Trainieren nicht vergessen.

Moderne Fitnessuhren messen den VO_2max. zwar nicht direkt, wie es während einer Spiroergometrie geschieht, aber dennoch passabel. Das funktioniert, weil eine Korrelation zwischen VO_2max sowie Puls und Laufgeschwindigkeit besteht. Die Uhren messen nur die zwei zuletzt genannten Parameter und errechnen daraus den VO_2max. Die Genauigkeit liegt bei 95 Prozent.

Eine hohe VO_2max heißt lange leben

Also VO_2max sagt aus, wie viel von dem angebotenen Sauerstoff Ihr Körper nutzen kann, wie ökonomisch er mit dem lebensnotwendigen Gas haushaltet. Wie jugendlich, kräftig, gut durchblutet Ihr Herz ist.

VO_2max nimmt im Laufe des Lebens ab. Genauer: VO_2max verringert sich mit jedem Geburtstag durchschnittlich um ein Prozent. Ein Zeichen dafür, dass Herz- und Lungenmuskulatur mit dem Alter schlappmachen und damit die körperliche Leistungsfähigkeit abnimmt. So schafft ein älterer Marathonläufer nicht die gleichen Rekordzeiten wie ein junger Läufer.

Sie wollen nicht, dass Ihr Herz, Ihre Lunge älter werden als nötig, dass Ihnen der Sauerstoff knapp wird? Die VO_2max kann man erhöhen. Wie? Ganz einfach. Mit Bewegung. Der US-Wissenschaftler Herbert DeVries ließ untrainierte ältere Menschen ein sechswöchiges Trainingsprogramm durchlaufen. Und siehe da: Die VO_2max stieg auf das Niveau von 40 Jahre jüngeren, aber untrainierten Menschen. Sie können Ihre VO_2max also erhöhen oder bis ins Alter erhalten, indem Sie sich täglich bewegen. Am besten gleich. Einfach loslaufen.

Ausdauersport erhöht VO_2max

Mit 60 hat ein Mann, der seine Ausdauer nicht trainiert, ein Drittel bis ein Viertel seines VO_2max eingebüßt, eine untrainierte Frau verliert bis zum 60. Lebensjahr nur ein Viertel bis ein Fünftel ihrer Fitness. Verlieren müssen Sie fast gar nichts. Kann man dagegen antreten. Beispielsweise mit Hilfe von Laufschuhen.

Laufen Sie täglich 30 Minuten. Oder machen Sie ein anderes Ausdauertraining: Rad fahren, schwimmen, rudern, skaten, Seil- oder Minitrampolinspringen.

Sie können Ihrer VO_2max auch ein wenig nachhelfen. Mit Protein und Eisen. Das sind wichtige Bausteine für Hämoglobin und Myoglobin. Denn auch ein Mehr an Sauerstofftransportprotein macht fit, zeigt sich in guten VO_2max-Werten.

VO_2max zur Vorhersage für Krankheiten

Die American Heart Association riet in einer öffentlichen Erklärung im Jahr 2016 Ärzten, die VO_2max genauso regelmäßig zu untersuchen wie Blutdruck und Puls. Der Fitnesstest ist ein guter Parameter zur Vorhersage für Krankheiten. Denn ein schlechter Trainingszustand erhöht signifikant das Risiko für Herz-Kreislauf-Erkrankungen, für Krebs sowie der allgeneinen Sterblichkeit. Auf Grundlage der Ergebnisse der VO_2max-Untersuchungen sollen Ärzte, laut der Veröffentlichung der American Heart Association, Patienten sportliche Aktivitäten empfehlen.

PRAXISTIPP

VO_2max messen

- Schaffen Sie sich eine Fitnessuhr an, die die VO_2max misst. Laufen Sie los und lassen Sie sich Ihren Wert anzeigen.
- Für die, die es ganz genau wissen wollen: Gehen Sie zum Arzt oder in ein sportmedizinisches Zentrum und lassen Sie per Spiroergometrie Ihre individuelle VO_2max bestimmen.
- Werte zur Orientierung:
  - Untrainiert, in Ruhe: 150–300 ml/min
  - Untrainiert, bei Schwerstarbeit: 3000–4900 ml/min
    Trainiert, in Ruhe: 330 ml/min
  - Trainiert, unter Belastung: 7000 ml/min

TIPP 4

Niedriges Insulin für ein langes und gesundes Leben

Seit Jahrzehnten predige ich No Carb und Sport. Am Anfang war mir vor allem klar, dass dies der effektivste Weg zum Abnehmen ist. Aber nicht nur das. Am eigenen Leib habe ich erfahren, wie sehr No Carb zusammen mit intensivem Training die sportliche Leistungsfähigkeit steigert und Lebensfreude schenkt. An mir selbst wie bei meinen Patienten habe ich erkannt: No Carb in Kombination mit Sport hält jung, schützt vor chronischen Erkrankungen und wirkt heilend.

Heute gibt es die wissenschaftlichen Erklärungen dazu: Die Forschung zum Hormon Insulin hat stark zugenommen. Insulin und No Carb stehen in einem engen Verhältnis zueinander. Werden sehr wenige Kohlenhydrate konsumiert, wie es bei einer No Carb Ernährung der Fall ist, und Sport betrieben, bleiben Blutzucker- und Insulinspiegel relativ niedrig.

Ein niedriger Insulinspiegel bringt viele Vorteile:

- **Weniger chronische Entzündungsreaktionen:** Ein niedriger Insulinspiegel wirkt chronischen Entzündungsreaktionen entgegen. Steigt der Insulinspiegel jedoch, schaltet das Hormon Gene an, die vermehrt entzündungsfördernde Botenstoffe bilden.
- **Niedriger Blutdruck:** Niedriges Insulin geht mit einem niedrigen Blutdruck einher. Bei einem hohen Insulinspiegel hingegen wird vermehrt ein bestimmtes Hormon gebildet, welches daraufhin den Blutdruck ansteigen lässt. Das Hormon heißt Aldosteron. Auch hierbei handelt es sich um einen epigenetischen Prozess.
- **Entspanntes Nervensystem:** Der Insulinspiegel wirkt sich selbst auf das Nervensystem aus, und zwar auf den Teil, der automatische Pro-

zesse wie Herzschlag, Blutdruck oder Verdauung reguliert. Diese Abläufe kann man durch Willenskraft nicht verändern. Es handelt sich um das autonome Nervensystem. Unterteilt wird es in das erregend und das beruhigend wirkende. Ist der Insulinspiegel niedrig, ist das beruhigend wirkende Nervensystem aktiv. Es heißt Parasympathikus. Steigt der Insulinspiegel, wird das erregend wirkende Nervensystem aktiviert, der Sympathikus. Das Nervensystem steht unter Stress. Die Atmung wird flach, das Herz schlägt schneller, Muskeln verspannen sich und der Blutdruck steigt. Gleichzeitig werden nicht lebensnotwendige Abläufe, wie die Verdauung, reduziert.

- **Muskelkraft und Energie:** Insulin dringt normalerweise bis in die Muskelzellen vor. Dort aktiviert es Gene, worauf vermehrt Proteine zum Aufbau der Muskulatur hergestellt werden. Insulin wandert sogar in die Mitochondrien der Muskelzellen. Dort gibt es das epigenetische Signal zur vermehrten Bildung der Proteine, die an der Energieherstellung beteiligt sind. Insulin steigert somit die Energieherstellung. Ist der Insulinspiegel jedoch dauerhaft erhöht, was bei der Mehrzahl der Erwachsenen der Fall ist, reagieren die Zellen nicht mehr richtig auf das Hormon und lassen es nicht mehr hinein. Die positive Wirkung des Insulins auf Muskelaufbau und Energiestoffwechsel geht verloren.
- **Durchsetzungsvermögen und Spaß beim Sex:** Niedriges Insulin geht bei Männern mit hohen Testosteronwerten, einem aktiven Sexleben und guter Spermienqualität einher. Hohes Testosteron führt zu Tatendrang und Durchsetzungsvermögen, bei Männern wie bei Frauen. Hohe Insulinwerte tragen hingegen zu Unfruchtbarkeit und Erektionsstörungen bei.
- **Erfüllte Kinderwünsche und hormonelle Gesundheit:** Auch bei Frauen ist die Fruchtbarkeit bei niedrigem Insulin höher als bei dauerhaft erhöhtem. Einige hormonelle Störungen wie das Polyzystische Ovarialsyndrom gehen mit erhöhtem Insulin und insulinresistenten Zellen einher.
- **Gesunde Energieherstellung:** Sind Blutzucker und Insulin niedrig, werden vor allem Fettsäuren zur Energieherstellung in die Zellen

transportiert. Diese Form der Energieherstellung ist sehr gesund, da bei ihr nur wenige freie Radikale entstehen. Das ist wichtig, denn freie Radikale beschädigen Mitochondrien. Mitochondrien sind die Untereinheiten in jeder Zelle, in denen Energie entsteht. Steigen Blutzucker- und Insulinspiegel, wird anstelle von Fettsäuren Glucose zur Energieherstellung verwendet, wobei sich sehr viele freie Radikale bilden, die Mitochondrien stark zusetzen.

- **Vermindertes Krebsrisiko:** Ein niedriger Insulinspiegel reduziert chronische Entzündungsreaktionen und trägt zur Mitochondriengesundheit bei. Beides ist sehr wichtig zur Vorbeugung von Krebs.

Wenn Zellen auf Insulin nicht mehr reagieren

Ist der Insulinspiegel über Jahre oder Jahrzehnte erhöht, verändert sich die Epigenetik. Unter anderem werden die Informationen der Gene zur Herstellung des Insulinrezeptors nur noch vermindert abgelesen. Die Anzahl der Rezeptoren nimmt ab. Die Rezeptoren sind aber wichtig, damit die Zellen Insulin erkennen. Gibt es immer weniger von ihnen, können die Zellen auf das wichtige Hormon nicht mehr reagieren. Dann ist zwar der Insulinspiegel hoch, aber die Zellen ignorieren ihn. Daraufhin wird immer weniger Glucose in die Zellen transportiert. Aber auch die Fettsäuren bleiben draußen, denn sie werden durch den hohen Insulinspiegel an dem Eindringen in die Zellen gehindert. Die Zellen geraten dadurch in Energiekrisen. Man spricht von einer Insulinresistenz. Das führt wiederum zu vielen weiteren epigenetischen Veränderungen. Man geht davon aus, dass fast alle chronischen Erkrankungen mit dieser Art der Energiekrise einhergehen.

Nach Jahren oder Jahrzehnten der Insulinresistenz stellt die Bauchspeicheldrüse die Produktion weiteren Insulins ein. Auch das ist ein epigenetischer Prozess. Wenn das passiert, ist der Diabetes Typ 2 da. Viele, die an Insulinresistenz leiden, entwickeln jedoch gar kein Diabetes. Gesund sind sie trotzdem nicht.

Warum No Carb und Sport heilend wirken

Bei einer No-Carb-Ernährung werden einfach aufgebaute Kohlenhydrate, wie sie vor allem in Brot, Süßigkeiten, Zucker, Pasta, Pizza, Reis und Kartoffeln vorkommen, gestrichen. Dadurch pendelt sich der Blutzucker auf einem niedrigen Niveau ein, der Insulinspiegel bleibt im Zuge dessen ebenfalls niedrig. Entzündungsreaktionen nehmen ab, der Blutdruck sinkt, Mitochondrien heilen, die Energieherstellung funktioniert wieder, das Nervensystem entspannt. Beste Voraussetzungen für eine effektive Heilung oder zur Vorbeugung chronischer Erkrankungen.

Durch Sport wird vermehrt Glucose in die Muskelzellen transportiert, allerdings losgelöst vom Signal, welches Insulin normalerweise für den Glucosetransport gibt. Mit Sport können Sie daher sehr schnell und effektiv ihren Blutzucker senken. Der Insulinspiegel wird daraufhin ebenfalls sinken. Sport erhöht zudem die Sensitivität der Zellen gegenüber Insulin und wirkt somit einer Insulinresistenz entgegen.

PRAXISTIPP

Finden Sie heraus, wie gut Ihre Zellen auf Insulin reagieren

Lassen Sie in Ihrer Hausarztpraxis oder direkt in einem Labor den Nüchtern-Insulin- und den Nüchtern-Glucosespiegel messen. Vor der Blutabnahme sollten Sie mindestens zwölf Stunden nichts gegessen haben.

Erstrebenswert sind folgende Werte:

- Nüchtern Insulin: 2–8 µU/ml
  Achtung, viele Labore bewerten Nüchtern-Insulin-Spiegel bis 20 µU/ml als normal. Sind sie nicht!
- Nüchtern Glucose: 70–110 mg/dl bzw. mg% oder 3,8–6,1 mmol/l

TIPP 5

Starke Knochen, Muskeln und Gelenke fürs Glück

Das ist es doch, was der Mensch will: Glück! Wenn der Rücken oder die Knie schmerzen, sinkt jedoch die Lebensfreude. Auch chronische Erkrankungen sind wahre Stimmungskiller. Leider passiert das den meisten Menschen, einigen früher, anderen später. Dann wird nach Lösungen gesucht. Ein ganzes Buch voller Lösungen halten Sie in Ihrer Hand. Wenn Sie die Tipps umsetzen, werden Schmerzen und chronische Erkrankungen verschwinden und Sie sich Ihres Lebens voll erfreuen. Wer es gar nicht so weit kommen lassen möchte, der sollte sich frühzeitig um seine Gesundheit kümmern.

Wie Lebensfreude von Knochen, Muskeln und Gelenken abhängt – ganz einfach:

- **Viele Proteine:** Knochen, Muskeln und Gelenke sind nur stark, wenn man viele, viele Proteine isst. Die erhöhte Proteinaufnahme zusammen mit Sport wirkt als epigenetischer Schalter. Es bilden sich vermehrt neue Muskelzellen. Erhält der Körper viele Proteine, verwendet er sie aber nicht nur für das Bindegewebe, aus denen Knochen, Muskeln und Gelenke bestehen, sondern auch für die Herstellung von Neurotransmittern, die glücklich machenden Botenstoffe wie Serotonin und Dopamin. Ein weiterer epigenetischer Schalter. Auch das Immunsystem ist aus Proteinen aufgebaut und wird durch die vielen, vielen Proteine gestärkt. Wer sich gesund fühlt, ist generell glücklicher als jemand, der ständig vor sich hin kränkelt.
- **Training:** Knochen, Muskeln und Gelenke sind stark, wenn man sie regelmäßig und intensiv trainiert. Mit Ausdauersport, wie Laufen und Kraftsport. Während des Sports braucht die Muskulatur

Sauerstoff. Man atmet tiefer und schneller. Aber nicht nur die Muskelzellen werden daraufhin mit mehr Sauerstoff versorgt, sondern alle anderen Zellen ebenfalls, auch die im Gehirn. Das stellt die Gene in jeder einzelnen Körperzelle auf gesund. Gesundheit fühlt sich gut an, Gesundheit macht glücklich.

- **Stärkt das Immunsystem:** Muskeln sind viel mehr als nur das Werkzeug, damit sich das Skelett bewegt. Seit einigen Jahren ist der Wissenschaft klar, dass die Muskulatur ein wichtiges Organ ist, das Hormone und Botenstoffe des Immunsystems herstellt. Auch hierbei handelt es sich um einen epigenetischen Prozess. Die Forschung konzentriert sich derzeit auf Myokine, sogenannte Muskelhormone. Am Anfang waren nur wenige bekannt, jetzt sind es bereits über 650. Das sind Alleskönner, die ausgeschüttet werden, wenn man trainiert. Sie stellen Immunzellen scharf und sie transportieren Antikörper an den Ort des Krankheitsgeschehens. Es gibt sogar Myokine, die das Tumorwachstum und die Bildung von Metastasen hemmen! In der Muskulatur entstehen auch andere Botenstoffe des Immunsystems wie Interleukine und Interferone. Sie wirken wie eine Mauer gegen Krankheitserreger, das wirkt sich wiederum auf die Psyche aus, das macht glücklich.
- **Körperhaltung:** Sie entscheidet ebenfalls über das Glück. Wer sich aufrecht hält, ist generell glücklicher und nach negativen Erlebnissen schneller wieder zufrieden. Um sich jedoch aufrecht halten zu können, braucht es Krafttraining und Dehnübungen, braucht es gesunde Knochen, Muskeln und Gelenke.
- **Muskeln halten jung:** Nicht nur, weil sie das Immunsystem stärken, sondern auch, weil sie direkt auf die Telomere wirken. Telomere sind die Enden der Chromosomen. Sie schützen sie und bestehen selbst aus einer DNA-Sequenz, die sich je nach Zelle zwischen 900- und 2000-mal wiederholt. Ihre Länge verrät viel über das biologische Alter einer Person. Das kann stark vom Alter, das im Pass vermerkt ist, abweichen. Je länger Ihre Telomere, umso jünger sind Sie. Durch sportliche Anstrengung wird ein Gen aktiv, welches Telomere wieder länger werden lässt.

- **Positiv wirkende Botenstoffe:** Muskeln, Knochen und Gelenke können nur aufgrund von regelmäßigem, anstrengendem Training stark sein und somit ihre gesundheitsfördernde und verjüngende Wirkung entfalten. Das Training beeinflusst allerdings auch direkt das Lebensglück, da es die Epigenetik verändert. Der Dopaminspiegel steigt, was sich positiv auf die Motivation auswirkt. Auch werden vermehrt körpereigene Endocannabinoide ausgeschüttet. Das sind cannabisähnliche Substanzen, die vom Körper selbst produziert werden und ebenfalls das Wohlbefinden steigern.

PRAXISTIPP

Rezept fürs Glück

Ihr Körper steckt voller Möglichkeiten, Sie glücklich zu machen. So gelingt's:

- Essen Sie täglich eine große Portion Proteine in Form von Biorindfleisch oder -lamm, Biogeflügel, Wild, Bioeiern und Fisch. Außerdem sollten Sie täglich mindestens einen Proteinshake zu sich nehmen.
- Laufen Sie täglich 30–60 Minuten.
- Absolvieren Sie mehrmals wöchentlich ein Krafttraining.
- Dehnen Sie alle wichtigen Muskelpartien mehrmals wöchentlich.

TIPP 6

Muskeln voller Kraft

Wie stark und flexibel die Muskulatur ist, hängt nicht allein vom Training ab, sondern vor allem von der Nährstoffversorgung. Starke Muskeln sind für jeden, Frau oder Mann, Jugendlicher oder Senior, erstrebenswert. Denn in ihnen werden wichtige Stoffe für das Immunsystem gebildet, außerdem halten Muskeln jung. Ich finde Muskeln zudem attraktiv, nicht nur bei Männern, auch bei Frauen. Da habe ich gleich meine kleine, durchtrainierte Frau vor Augen.

Damit Muskeln stark werden, brauchen sie so einiges:

- Proteine zum Bau der zwei wichtigsten Proteinstrukturen, die für die Bewegung der Muskulatur verantwortlich sind
- viel Energie in Form von ATP
- viele Mitochondrien, die Kraftwerke der Zellen, die ATP erzeugen
- Proteine, Fettsäuren, Mineralstoffe und Vitamine für die Herstellung von ATP
- Calcium, damit Nervenimpulse in Bewegung übertragen werden
- Magnesium für die Entspannung der Muskulatur
- Sport als Reiz

Muskelzellen sind Riesenzellen

Die Skelettmuskulatur besteht hauptsächlich aus lang gestreckten Riesenzellen. Die riesigen Zellen sind vollgepackt mit den beiden wichtigsten Proteinen Aktin und Myosin. Die beiden Proteine bestehen wiederum aus Aminosäureketten, die in spezieller Weise ineinander verwickelt sind. Aktin sieht etwas wie eine Perlenkette aus. Myosin erinnert an einen Golfschläger, wobei der Kopf des Schlägers beweglich ist. Knicken Tausende winzige Golfschläger gleichzeitig ab, zieht sich der

Muskel zusammen. Die Aktinkette und die Myosin-Golfschläger sind mikroskopisch klein. Allein in einer einzigen Riesenmuskelzelle befinden sich Tausende Myosin- und Aktinfilamente. Je mehr Muskelzellen Sie haben, die voller Proteine und Mitochondrien sind, umso kraftvoller ist Ihre Muskulatur.

Schematische Darstellung der Bewegung der Proteinstrukturen in Muskelzellen

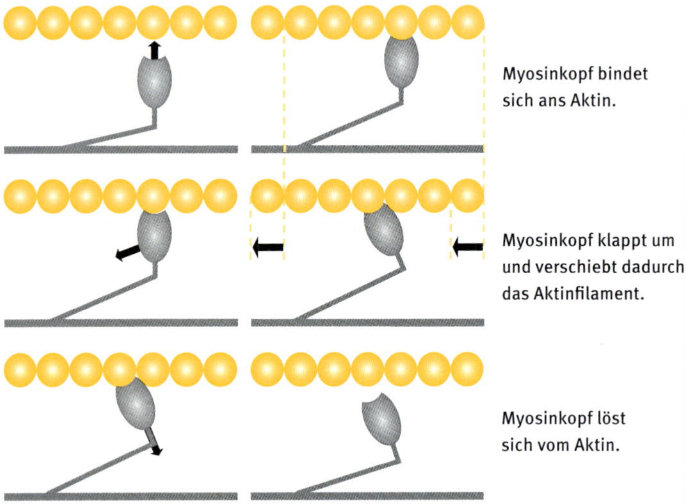

Bewegung braucht Calcium und Magnesium

Die gesamte Muskulatur ist von Nervenzellen durchzogen. Sie steuern die Bewegungen. Dazu kommt es zur Ausschüttung von Calciumionen am Ende der Nervenzellen. Das löst eine ganze Reihe von Veränderungen aus, die letztlich dazu führen, dass das Myosinköpfchen sich an Aktin bindet. Damit die ganze Reihe der Veränderungen stattfinden kann, wird zudem Magnesium benötigt. Dann knickt das Myosinköpfchen ab und zieht dabei das Aktinfilament mit sich. Passiert dies an zigtausend Stellen gleichzeitig, zieht sich der Muskel zusammen. Das Bein hebt sich oder der Kopf bewegt sich zur Seite. Damit das Myosinköpfchen sich wieder vom Aktinfilament lösen kann, braucht es wieder Magnesium. Der ganze Ablauf funktioniert nur, wenn ausreichend Energie in Form von ATP vorhanden ist.

Energie für die Muskulatur

ATP, das sind die Energiemoleküle des Körpers, sie entstehen in den Mitochondrien, in den Kraftwerken der Zelle. ATP ist die Abkürzung für Adenosintriphosphat. Je mehr Mitochondrien vorhanden sind, umso mehr Energie stellen sie her, umso leistungsfähiger ist die Muskulatur. Ob man über viele oder wenige Mitochondrien verfügt, hängt wiederum davon ab, wie aktiv man ist. Wer sich regelmäßig sowohl im Ausdauersport als auch im Kraftsport verausgabt, verändert die genetischen Abläufe in seinen Muskelzellen. Der Sport gibt das Signal zur vermehrten Bildung von Mitochondrien. Dabei ist die Anzahl der Mitochondrien nur die Grundvoraussetzung für die Energieherstellung. In den Mitochondrien findet die sogenannte Atmungskette statt, sie bildet pure Energie, unaufhörlich. Sie funktioniert allerdings nur, wenn ihr alle Substanzen für die vielen Syntheseschritte zur Verfügung stehen, und zwar: Vitamin B_1, B_2, B_3, B_6, B_{12}, Magnesium, Eisen, Alpha-Liponsäure, Sauerstoff und Ubiquinol. Das ist das bioaktive Coenzym Q_{10}. Die Aktivierung von Q_{10} funktioniert wiederum nur, wenn genügend Zink und Selen vorhanden sind. Leider finde ich täglich bei meinen Patienten einen Mangel an diesen zwei Stoffen. Selen ist in den Böden Europas verarmt und was nicht im Boden ist, kann auch nicht im Gemüse oder im Fleisch landen. Zink verbraucht der Körper bei jeder Virusabwehr, das kommt ständig vor.

TIPP **7**

Superglatte Blutgefäße

1500 Kilometer Blutbahnen führen von Ihrem Herzen bis in Ihren kleinen Zeh, von Ihren Lungenflügeln bis in den letzten Winkel Ihres Gehirns. Durch ein gigantisches Netzwerk wird in jeder Sekunde jede Zelle Ihres Körpers mit frischem Blut versorgt.

Sie kennen es von Ihrem Gartenschlauch: Je glatter der Schlauch von innen, desto besser fließt das Wasser. Wird der Schlauch alt, setzt er innen Kalk und Moos an, es bilden sich Risse und Knicke. Dann kommt, was kommen muss: zu wenig. Tröpfeln statt spritzen.

So ist es auch mit Ihren Blutgefäßen. Sind die Innenwände der Adern glatt und gesund, fließt das Blut geschmeidig. Das Herz schlägt ruhig. Alles bestens. Wird jedoch die innerste Schicht der Blutgefäße verletzt, beginnt das Problem. Die raue Oberfläche lässt das Blut nicht mehr flüssig fließen, und an den verletzten Stellen bildet sich Plaque. Dann ist die Arteriosklerose da.

Wie kommt es zu diesen Verletzungen? Manch ein Mediziner macht einen kurzzeitigen Blutdruckanstieg verantwortlich. Der hohe Druck sei zu viel für die Blutgefäße und ließe die empfindliche Innenseite reißen. Überzeugt mich nicht. Neueste Forschungsergebnisse machen einen anderen Übeltäter dingfest: Kohlenhydrate, durch sie entzünden sich die Zellen der inneren Schicht, dann kommt es zu den Rissen.

Zucker zerstört Blutgefäße

Um herauszufinden, was Zucker in Blutgefäßen anrichtet, spritzten chinesische Wissenschaftler Ratten täglich Glukose ins Blut. Warum Ratten? Weil sie physiologisch vergleichbar sind mit uns Menschen. Umgerechnet auf die Körpergröße der Ratten dosierten die Forscher exakt so viel Glukose, wie für eine kohlenhydratreiche Mahlzeit eines Menschen als normal angenommen wird. Dann beobachteten sie die

Veränderungen in den Endothelzellen, aus denen die Innenwände der Blutgefäße bestehen. Sie maßen die Konzentration an freien Radikalen, untersuchten die Anzahl der sich entzündenden Zellen und zählten, wie viele abstarben. Klares Resultat: Je höher die Blutzuckerwerte, desto mehr freie Radikale und desto mehr Entzündungen und sterbende Zellen. Zeigt klar: Die Innenwände von Blutgefäßen werden zerstört durch Kohlenhydrate.[5]

Absterbende Zellen gelten als wichtigste Auslöser von Arteriosklerose. Doch warum sterben Zellen überhaupt? Die Sache hat Methode: Unsere Zellen sind fähig zur »Apoptose«, einer Form des programmierten Zelltods. Wir können auch sagen: Selbstmord. Von Mitochondrien veranlasst. Die Kraftwerke der Zelle sind nämlich nicht nur für die Energieherstellung zuständig, sondern auch fürs Aufräumen. Sie sammeln ständig Informationen über die Gesundheit der Zelle. Stimmt die chemische Zusammensetzung der Zellflüssigkeit nicht mehr, weil beispielsweise die Zuckerkonzentration zu hoch ist, leiten die Mitochondrien den Selbstmord ein. Ein epigenetischer Prozess auf Ebene der Mitochondrien. Der von den meisten Menschen als vollkommen normal beurteilte Konsum an Kohlenhydraten wird von den Mitochondrien etlicher Zellen also als Ausnahmezustand bewertet. Eine so starke Belastung, dass sie die Zelle sterben lassen.

Wenn immer mal einzelne Zellen sterben, ist das normal. Wenn jedoch sehr viele Zellen sterben, und das auch noch an den Innenwänden unserer Blutgefäße, entstehen Risse. Tiefe Risse: Die Innenschicht reißt bis zu der darunterliegenden Muskelschicht ein. So kommt das Blut mit den Muskelzellen in direkten Kontakt. Eine tödliche Begegnung …

Denn in den Muskelzellen leben starke Immunzellen: Makrophagen. Sie halten LDL-Cholesterin für einen Eindringling, der bekämpft werden muss! Und schlagen zu.

Ein Missverständnis, klar. Doch auf die Begegnung von Makrophagen und LDL-Cholesterin ist unser Körper nicht vorbereitet. Andere, echte Eindringlinge lernen unsere Immunzellen in einer Art Ausbildungsphase systematisch kennen, bevor sie zu ihren Einsatzorten befohlen werden. Dann wissen sie, was natürlich zum Körper gehört und was nicht. Da aber die Makrophagen der Muskelzellen der Blutgefäße unter herzgesunden Umständen dem Blutfett LDL-Cholesterin niemals begegnen würden, kommt es auch nicht im Lehrplan vor.

Für die Makrophagen ist LDL-Cholesterin deshalb ein Fremdkörper, und genauso behandeln sie es auch: Sie fangen es ab und nehmen es in ihr Zellinneres auf. Das setzt eine ganze Kaskade an Reaktionen des Immunsystems in Bewegung. Mehr Makrophagen werden geordert, die immer mehr LDL-Cholesterin abfangen und in sich aufnehmen. So bildet sich auf der Innenseite des verletzten Blutgefäßes ein Klumpen. Lauter Makrophagen, die zu viel LDL-Cholesterin gefressen haben! Wenn Mediziner von »Schaumzellen« sprechen, meinen sie genau das.

Die Klumpen behindern den Blutfluss. Damit nun aber immer noch die gleiche Menge Blut in Ihrem Gehirn ankommt und aus dem kleinen Zeh wieder zurück zum Herzen gelangt, muss das Herz härter arbeiten. Der Blutdruck steigt. Doch das ist nicht das einzige Problem, mit dem sich das Herz-Kreislauf-System jetzt herumschlägt. Die Klumpen aus Makrophagen und LDL-Cholesterin schädigen auch die Muskelzellen der Gefäßwände, sie verhärten und verlieren ihre Elastizität. Das lässt den Blutdruck noch weiter steigen. Und das heißt für Ihre Herzgesundheit: Warnstufe rot. Und für Sie:

Vergessen Sie LDL-Cholesterin. Gefährlich sind die durch Kohlenhydrate verursachten Risse in Ihren Blutgefäßen!

Mit diesem Wissen können wir auch erklären, warum Menschen mit niedrigen LDL-Cholesterinwerten trotzdem an Herzinfarkt sterben. Es sind die Risse. Es ist Plaque. Verursacht durch Kohlenhydrate. Durch Zucker. Nicht durch Cholesterin. Bitte weitersagen.

Umgekehrt heißt das: Sind die Innenwände der Gefäße gesund, kann sich sehr viel LDL-Cholesterin durch die Blutgefäße bewegen, ohne jemals irgendwo anzukleben und ohne Klumpen zu bilden. Und jetzt die gute Nachricht: Plaque lässt sich wegräumen. Selbstheilung wirkt im kleinsten Blutgefäß! Die Innenwände Ihrer Adern können heilen, Arteriosklerose kann verschwinden. Wenn, ja wenn Sie auf Kohlenhydrate verzichten.

TIPP 8

Cholesterin ist nicht böse

Die einfache Formel »LDL-Cholesterin = böse« erleichtert Ärzten vermeintlich den Job. Und Patienten meinen, das Ergebnis ihrer Blutanalyse ganz schnell entschlüsseln zu können. Denkfehler!

Die Hälfte aller Herzinfarkt- und Schlaganfallpatienten haben überhaupt kein erhöhtes Gesamtcholesterin und auch kein erhöhtes LDL-Cholesterin (Low-density-Lipoprotein). Also das, was gemeinhin als besonders böse gilt. Was ist also dran an dieser Formel? Brasilianische Forscher wollten das genauer wissen. Sie haben sich Blutfettwerte von Menschen mit Herz-Kreislauf-Erkrankungen angesehen und sind auf einen verblüffenden Zusammenhang gestoßen.

Blutfett ist gut – aber nur in der richtigen Mischung

Brasilianische Forscher haben bei 374 Patienten mit Herz-Kreislauf-Beschwerden die Werte für Triglyceride, LDL- und HDL-Cholesterin gemessen. Zusätzlich klassifizierten sie den Grad der Erkrankung nach einem standardisierten Verfahren. Ergebnis: Die einzelnen Blutfettwerte sagen nur wenig über Herz-Kreislauf-Erkrankungen aus. Interessant wird es erst im Zusammenhang, vor allem beim Verhältnis von Triglyceriden zu HDL-Cholesterin. Gefährlich wird es dann, wenn der Quotient aus Triglycerid und HDL-Cholesterin über vier liegt:

$$\frac{\text{Triglyceride } [\frac{mg}{dl}]}{\text{HDL-Cholesterin } [\frac{mg}{dl}]} \geq 1{,}5 \blacktriangleright \text{Erhöhtes Risiko}$$

Die Wissenschaftler konnten keinen Zusammenhang zwischen hohen LDL-Cholesterinwerten und dem Auftreten von Herz-Kreislauf-Erkrankungen finden. Und wenn der Gesamtcholesterinspiegel hoch ist? Auch kein Problem.[6]

Was steckt dahinter? Triglyceride zählen zu den Blutfetten. Die sind per se niemals »böse«, denn wie bei fast allen Stoffen gilt: Die Dosis macht das Gift. Der Körper braucht Triglyceride, um Energie zu produzieren und zu speichern, er baut Triglyceride in Zellmembranen ein und legt sie als isolierenden Mantel um den Teil der Nervenzellen, der für die Weiterleitung der Signale verantwortlich ist.

Erst ein Übermaß an Triglyceriden im Blut erhöht das Infarktrisiko. Warum es überhaupt zu diesem Übermaß kommt, können wir genau erklären: zu viele Kohlenhydrate!

Dabei passiert Folgendes: Solange Sie Kohlenhydrate essen, verbrennen Sie Kohlenhydrate. Nichts anderes. Die Fettsäuren aus Ihrem Entenbrustfilet werden von Ihrem Stoffwechsel ignoriert. Und so schwimmt das Nahrungsfett im Blut oder wird da eingelagert, wo Sie es nicht haben wollen: am Bauch. Zusätzlich werden in der Leber ankommende Kohlenhydrate in Triglyceride umgebaut und dann in die Blutbahn entlassen. Auch diese bahnen sich daraufhin den Weg ins Fettgewebe. Das treiben Sie eine Weile so, vielleicht sogar Ihr Leben lang, und schon liegt der Quotient gefährlich hoch.

Was hilft: keine leeren Carbs, viele gute Fette. Schon sinken die Triglyceridwerte. Ohne Carbs im Essen findet Ihr Körper nur noch Fette als Brennmaterial und wandelt diese in Energie um. Die Fettsäuren aus Ihrer Entenbrust schwimmen dann nicht mehr planlos im Blut umher, sondern werden zu nützlichen Energielieferanten. Und weil das Fett aus der Nahrung genutzt wird, lagert sich an Ihrem Bauch auch kein Fett mehr ab. Glückwunsch!

Jetzt brauchen Sie nur noch die richtige Menge an »HDL-Cholesterin« (High-density Lipoprotein). Hohe HDL-Cholesterinwerte wirken sich auf zweierlei Wegen positiv auf die Herzgesundheit aus:

HDL-Cholesterin transportiert überschüssiges Cholesterin aus den Zellen und auch aus den Blutgefäßen zurück zur Leber. HDL-Cholesterin sammelt das LDL-Cholesterin auch aus den Herzzellen und aus den Blutgefäßen des Herzens ein und liefert es in der Leber ab, macht sie quasi wieder sauber. In der Leber wird Cholesterin dann in Gallensäure umgewandelt und über die Gallenflüssigkeit ausgeschieden. Funktioniert alles durch epigenetische Schalter.

Hohe HDL-Cholesterinwerte sind gesund! Niedrige HDL-Cholesterinwerte hingegen gelten mittlerweile als eigenständiger Risikofaktor für das Auftreten von Herz-Kreislauf-Erkrankungen. Als niedrig werden alle Werte unter 40 mg/dl bezeichnet.

Ein niedriger HDL-Cholesterinspiegel sagt viel über den Lebensstil aus. Denn Rauchen, Bewegungsmangel, Alkoholkonsum und Übergewicht führen dazu. Ebenfalls aufgrund von epigenetischen Schaltern. Verstehen Sie das als gute Nachricht! Sie haben es in der Hand. An Ihrem Lebensstil können Sie viel ändern. Wenn Sie wollen.

PRAXISTIPP

Bitte Blutfette aufräumen

- Laufen. Jeden Tag. Mindestens 20 Minuten. Am besten morgens, nüchtern.
- Dann passiert ganz von selbst das, was Ihr Blutfett weiter absenkt: Sie werden dünner.
- Wenn Sie laufen, springt Ihre natürliche Körperintelligenz an. Verlangt nach Eiweiß. Und Tschüss, Kohlenhydrate!
- Typischerweise sinkt dann auch das Verlangen nach Junk Food und ... Alkohol.
- Außerdem: nach Nikotin. Also: Weg mit den Fluppen.
- Das Leben macht auch ohne Spaß. Sogar noch mehr, wenn Sie mit klaren Sinnen mal etwas Vertrautes neu entdecken: Ihre Partnerin oder Ihren Partner ... Sie wissen, was ich meine.

HDL-Cholesterin rauf, Triglyceride runter. Eigentlich ganz einfach. Wann machen Sie den ersten Schritt? Wie wär's mit: jetzt?

TIPP 9

Runter mit dem Blutdruck

Bluthochdruck ist Herzrisikofaktor Nr. 1 für einen Infarkt. Senken funktioniert mit: No Carb, Abnehmen, Bewegung, Meditation, Magnesium, Kalium. Ja, so einfach. Weiß nur kaum jemand.

Warum No Carb? Weil das Weglassen der leeren Kohlenhydrate die Zellen wieder auf Insulin reagieren lässt. Insulin ist ein wichtiger Genschalter. Epigenetik pur. Es schaltet in den Zellen der Blutgefäße die Gene zur Produktion von NO an. Stickstoffmonoxid kennen Sie, es weitet die Blutgefäße und senkt somit den Blutdruck. NO wirkt zudem der Bildung von Blutklumpen entgegen, sogenannten Thromben. Genau die, die so gefährlich sind. Bleiben sie an einer durch Plaque verengten Stellen im Herz hängen, ist der Herzinfarkt da. Nur wenn die Zellen der Wände der Blutgefäße nicht mehr auf Insulin reagieren, dann bildet sich auch kein NO mehr, dann bleiben die Blutbahnen eng und der Blutdruck hoch.[7] Das passiert ungefähr bei einem Drittel der Erwachsenen in Europa. Sie leiden an einer Insulinresistenz, die wenigsten wissen davon. Wird eben beim Hausarzt nicht untersucht.

Stattdessen vermiest man Ihnen das Salz in der Suppe. Vorsicht Bluthochdruck!, schreiben viele von Ihnen in Gedanken in feuerroten Buchstaben auf den Salzstreuer. Dabei hat die »Intersalt«-Studie längst gezeigt, dass das Salz (Natriumchlorid) der Nahrung praktisch keinen Einfluss auf Blutdruck und Herzinfarkt hat. Und ich messe das täglich in meiner Praxis: Viele Patienten sind ständig müde und haben viel zu wenig Natrium im Blut. Und ein Blick nach Asien zeigt: Nordchinesen streuen viel mehr Salz auf ihr Essen als wir Westler, während ihr Blutdruck niedriger ist. Was das Kreislaufsystem wirklich unter Druck setzt, sind zu viele Pfunde. Übergewicht ist der wichtigste Auslöser für hohen Blutdruck – für Hypertonie.

Wie gesagt: Weiß kaum jemand. Und so düsen zwölf Millionen Deutsche ganz links auf der Autobahn zum Herzinfarkt. Mit zu hohem Blutdruck. Man spürt ihn nicht. Darum haben sechs Millionen Deutsche keine Ahnung von ihrer Zeitbombe im Körper. Noch einmal: Bluthochdruck ist Risikofaktor Nr. 1 für Ihr Herz. Und wenn Sie ihn senken, gewinnen Sie jede Menge Lebenszeit.

Niedrig ist besser als normal

Hab doch nur Blutdruck »100 plus Lebensalter«, denken Sie? Wenn Sie dreißig sind, ist das schon zu viel. Bewiesen: Die Uni Oxford wertete Daten aus 61 Studien aus und analysierte damit die Befunde einer Million Patienten. Schon ein »normaler« Blutdruck bedeutet Gefahr, erhöht das Risiko von Schäden an Gefäßen. Senkt man einen normalen Blutdruck, sinkt das Schlaganfallrisiko um 40 Prozent. Ähnliches gilt für das Herz. Klingelt es bei Ihnen? Normal? Was ist normal? Der Durchschnitt der Bevölkerung, die zum Arzt geht? Oder die, die nicht zum Arzt müssen? Der normale Blutdruck liegt bei bis 140/80 mmHg. Blutdruck unter »normal« wäre der gesunde 120/70 oder sogar 100/60 (mein Wert, zugegebenermaßen nicht immer so angenehm, kann bei schnellem Aufstehen zu Schwindel führen). Jedenfalls: Blutdruck unter normal ist das Geheimnis der Hundertjährigen.

Das Rezept für einen niedrigen Blutdruck

- **No Carb.** Senkt den Blutdruck durch epigenetische Veränderungen.
- **Abnehmen.** Pro Kilo Fett weniger sinkt der Blutdruck um 2 mmHg.
- **Meditieren.** Studien zeigen, wer täglich diesen Termin mit sich selbst einhält, senkt seinen Blutdruck um 12 mmHg.
- **Bewegen.** 30 Minuten Ausdauertraining pro Tag senken den Blutdruck genauso effektiv wie ein Medikament.
- **Magnesium.** Eine neue Studie zeigt: Wer nur 240 Milligramm Magnesium aufnimmt, schickt den systolischen Blutdruck um etwa 4,3 mmHg in den Keller.
- **Kalium.** Senkt den Blutdruck, wirkt entspannend. Menschen mit niedrigem Kaliumspiegel haben ein um das 1,5-Fache erhöhtes Infarktrisiko. Sie brauchen täglich zwei bis vier Gramm.

Aha. Nun rechnen Sie mal. Wo wäre Ihr Blutdruck denn in drei Monaten? Ganz ohne Medikamente? Ganz ohne Nebenwirkungen?

Blutdruckmessungen verstehen

Das sind klare Fakten. Bleibt noch die Frage: Was wird eigentlich gemessen, wenn Ihnen der Arzt die Manschette anlegt? Der höhere Wert, der systolische Blutdruck, misst, mit welcher Kraft der sich zusammenziehende Herzmuskel das Blut in die große Körperschlagader (Aorta) presst. Die ist elastisch (im Normalfall), weitet sich und presst das Blut kontinuierlich zum Kopf und zu den Füßen. Der niedrigere Wert, der zweite, heißt der diastolische. Er wird gemessen, kurz bevor sich das Herz wieder zusammenzieht.

Der Blutdruck schwankt. Brüllt der Chef, steigt der Blutdruck. Halten Sie eine Rede, treibt ihn die Aufregung um 20 bis 30 mmHg nach oben. Sorgen, Freude, Erregung lassen den Blutdruck ansteigen. Völlig ungefährlich – solange er nicht oben bleibt.

Ernsthafte Sorgen macht sich der Kardiologe schon bei 140/90 mmHg, zückt den Rezeptblock und verschreibt ein blutdrucksenkendes Medikament. Das zumeist viel mehr schadet als nutzt.

PRAXISTIPP

Ihren Blutdruck kennenlernen

- Sind Sie Bluthochdruckkandidat, dann besorgen Sie sich ein einfaches Gerät, das am Handgelenk angebracht wird.
- Beobachten Sie Ihren Blutdruck morgens und abends. Messen Sie ihn im Sitzen und in Ruhe.
- Beobachten Sie, wie er sich durch Lifestyleänderungen verändert.

TIPP 10

Herzhelfer Coenzym Q_{10}

Das Coenzym ist essenziell für die Herstellung von Energie in den Mitochondrien. Wenn Sie es grob mit einem Feuer vergleichen, dann ist Q_{10} so etwas wie der Anzünder. Mangelt es an Anzündern, können Sie so viel Holz haben, wie Sie wollen, Sie werden es nicht zum Brennen bringen und auch keine Wärmeenergie herstellen können.

Wenn der Körper schwächelt, bei Krankheiten oder im Alter, nimmt die Konzentration des Coenzyms Q_{10} ab, besonders stark in den Zellen des Herzmuskels. Die Q_{10}- Menge kann bis zu 40 Prozent reduziert sein. Jede einzelne Herzzelle leidet natürlich darunter, denn sie bekommt zu wenig Energie, das Herz wird schwach.

Risikofaktor Q_{10}-Mangel

Wissenschaftler untersuchten 236 Patienten mit Herzinsuffizienz, die im Mittel 77 Jahre alt waren. Ihre Herzaktivität sowie ihre Coenzym-Q_{10}-Werte wurden regelmäßig gemessen. Bei einigen nur wenige Wochen, bei anderen länger als fünf Jahre. Die Wissenschaftler nahmen noch jede Menge andere Daten auf, wie Geschlecht, vorherige Infarkte, Gewicht, Nierenfunktion und weitere medizinwissenschaftliche Parameter.

Mit einem statistischen Verfahren überprüften sie, inwieweit jeder einzelne Faktor das Sterberisiko vorherbestimmt. Dabei stellten sie fest, dass die Konzentration des Coenzyms Q_{10} ein eigenständiger Risikofaktor ist. Patienten mit besonders niedrigen Werten starben besonders schnell.[8]

Q_{10} gegen chronische Entzündungsreaktionen

Q_{10} wird auch Ubiquinol genannt. Es ist nicht nur ein wichtiger Bestandteil des Energiestoffwechsels, es hat auch genregulierende Eigenschaften. Ist viel Q_{10} im Organismus vorhanden, reduziert sich die Aktivität von Genen, die für die Herstellung von entzündungsfördernden Botenstoffen zuständig sind.[9] Das heißt chronische Entzündungsreaktionen, wie sie für viele Zivilisationskrankheiten typisch sind, nehmen ab. Einfach nur durch Ubiquinol.

Q_{10} wirkt heilend

Sollten Sie an einem schwachen Herz leiden oder chronisch erkrankt sein, kann Ihnen die Einnahme des Coenzyms Q_{10} helfen. Allerdings muss es hoch dosiert sein und mehrmals täglich eingenommen werden. In einer Studie konnte gezeigt werden, dass durch die Einnahme von 100 mg Q_{10}, dreimal täglich über vier Wochen, das Herz bei einer Herzinsuffizienz wieder mehr Blut in den Blutkreislauf pro Schlag pumpen konnte. Auch nach einem akuten Herzinfarkt zeigte die Einnahme von Q_{10} positive Wirkung auf den Gesundheitsverlauf, und auch Herzrhythmusstörungen verringern sich, wenn Q_{10} in hohen Dosen eingenommen wird.[10]

Q_{10} hilft kranken und älteren Menschen, ein gesunder Körper stellt das Coenzym in ausreichender Menge selbst her.

Q_{10} kann man zusätzlich direkt essen, besonders reichhaltig sind Leber, öliger Fisch wie Sardinen und Makrelen, Nüsse und viele Gemüsearten. Kochen zerstört das Coenzym jedoch. Ich habe Patienten, die begeistert rohe Leber verzehren, bestimmt nicht jedermanns Sache. Wenn Sie keine rohe Leber mögen, dann freunden Sie sich mit der täglichen Extraportion rohem Gemüse an.

Für die körpereigene Synthese des Coenzyms Q_{10} braucht der Organismus Fettsäuren. Butter, tierische Fette und Olivenöl sind wertvolle Rohstofflieferanten. In mehreren Schritten werden die Fettsäuren in das Coenzym Q_{10} umgebaut. Kein Wunder, dass eine Ernährung reich an Fetten aber arm an Kohlenhydraten die Gesundheit stärkt.

TIPP 11

Das Wachstumshormon hält jung

Das Geheimnis der Junggebliebenen, der Sportskanonen. Aber auch Sie könnten davon profitieren, Ihre Gesundheit wird Ihnen danken. Das Wachstumshormon, kurz HGH (human growth hormone), brauchen Sie nicht nur in Ihrer Kindheit und Jugend zum tatsächlichen Wachsen, sondern bis zu Ihrem Tod. Mithilfe dieses wunderbaren Hormons wird Ihr gesamter Körper immer wieder runderneuert. Werden neue Zellen für alle Organe, die Haut und für das Immunsystem gebildet. Ein epigenetisches Meisterwerk. Sie können es mit einem Haus vergleichen: Wenn Sie einen Hausmeister beschäftigen, der sich ständig um die Instandhaltung Ihrer Wohnung oder Ihres Hauses kümmert, dann wird es auch nach 30 oder 40 Jahren gepflegt aussehen, und alles wird funktionieren. Stellen Sie keinen Hausmeister ein und haben Sie auch nicht selbst die Kapazität, Ihre Wohnung oder Ihr Haus regelmäßig instand zu setzen, leben Sie nach 40 Jahren in einer Bruchbude. Das Wachstumshormon ist so etwas wie der Hausmeister in Ihrem Körper. Wer viel Wachstumshormon hat, bleibt jung und gesund. Und auch wer das Ganze eine Zeit lang hat schleifen lassen, kann die körpereigene Wachstumshormonproduktion wieder ankurbeln, kann sich damit neue Zellen im gesamten Organismus herstellen.

Die Produktion des Wachstumshormons ankurbeln

Wie viel Wachstumshormon Sie haben, liegt in Ihrer Hand, ist von Ihrem Lebensstil abhängig. Sie können es steigern mit einer proteinreichen Ernährung, mit den Mineralstoffen Zink und Magnesium, mit Krafttraining, mit ausreichendem Schlaf, mit Fasten und dem Verzicht auf Alkohol.

Wie viel Wachstumshormon Ihr Körper herstellen kann, hängt zudem von Ihrer Versorgung mit Testosteron ab – das gilt auch für Frauen!

Und von Ihrer Schilddrüsengesundheit. Sie sehen, der Körper ist komplex, alles hat immer einen Einfluss auf alles andere. Wer übrigens viel Wachstumshormon hat, der spürt fast keinen Hunger mehr. Noch so ein sinnvoller körpereigener Regelmechanismus.

Das Wachstumshormon beeinflusst auch direkt Ihr Körpergewicht. Haben Sie viel HGH, wandelt das Hormon eingelagertes Fett an Bauch oder Hüfte in Fettsäuren um, die anschließend von Muskelzellen als Energie genutzt werden können. Energie zum Muskelaufbau. Der dicke Bauch verwandelt sich durch HGH und Training in Muskelmasse. Und die Muskeln treiben wiederum die Synthese von HGH an. Eine Aufwärtsspirale, die sich lohnt.

PRAXISTIPP

Wachstumshormon selbst herstellen

- Essen Sie viele Proteine. Vor allem Gelatine kurbelt die Produktion von Wachstumshormon an, da sie besonders viel von der Aminosäure Arginin enthält.
- Kümmern Sie sich um eine ausreichende Zufuhr an Zink und Magnesium.
- Machen Sie mehrmals wöchentlich Krafttraining, entweder zu Hause oder im Fitnessstudio.
- Schlafen Sie ausreichend. Vor allem sind die Tiefschlafphasen wichtig für die Ausschüttung des Wachstumshormons.
- Alkohol unterdrückt die nächtliche Ausschüttung des Wachstumshormons. Weg damit.
- Fasten Sie. Wenn Ihnen eine mehrtägige Fastenkur zu viel ist, kann auch schon intermediäres Fasten die Produktion von Wachstumshormon ankurbeln. Intermediäres Fasten bedeutet, dass Sie über einen längeren Zeitraum während eines Tages nichts essen, beispielsweise von 19:00 Uhr am Abend bis 11:00 Uhr am folgenden Tag.[11]

TIPP **12**

Verändern Sie Ihr Gehirn ein Leben lang

Bis in die 1990er-Jahre ging die Wissenschaft davon aus, dass sich im Erwachsenenalter keine neuen Gehirnzellen bilden. Mittlerweile ist das Gegenteil bewiesen. Zwar entstehen nicht so viele neue Zellen wie bei Babys und Kleinkindern, aber immerhin, einige entwickeln sich. Der Fachbegriff heißt Neurogenese. Epigenetische Prozesse machen es möglich. Der Lebensstil entscheidet darüber, wie viele neue Zellen sich bilden. Geistige und körperliche Aktivität fördert das Wachstum, stellen die entsprechenden Gene an. Der Zusammenhang zwischen Neurogeneserate und körperlicher Aktivität ist mittlerweile gut erforscht. Während des Sports entstehen Wachstumsfaktoren, die zur Bildung neuer Nervenzellen führen. Bei einem gesunden Lebensstil bilden sich besonders viele neue Zellen im Hippocampus. Dieser Teil des Gehirns ist essenziell für die Überführung von Informationen vom Kurzzeit- ins Langzeitgedächtnis. Stress hingegen hemmt das Wachstum. Cortisol, das Stresshormon, ist für diesen Effekt verantwortlich. Im Gehirn von Menschen im Dauerstress bilden sich weniger neue Nervenzellen.[12]

Neue Zellen für geschädigte Hirnregionen

Wenn Nervenzellen absterben, sei es durch Verletzungen, Schlaganfall oder chronische Erkrankungen, können benachbarte Zellen in das gestörte Gewebe einwandern. Dort übernehmen sie die Funktion des geschädigten Hirnareals. Aufgrund dieser Erkenntnisse wurde unter anderem die Forced-Use-Therapie für Schlaganfallpatienten entwickelt. Forced Use bedeutet erzwungener Gebrauch. Bewegungsabläufe, wie beispielsweise das Führen einer Gabel zum Mund, werden bewusst mit der vom Schlaganfall betroffenen Hand durchgeführt. Damit Patienten nicht in Versuchung geraten, doch die gesunde Hand zu benutzen, wird die Beweglichkeit dieser mit einer Schiene eingeschränkt. Auch

Füße und Beine werden gezielt trainiert. Einige Kliniken bieten zweiwöchige Therapien an. Das tägliche Training umfasst sechs Stunden und geschieht in Eins-zu-eins-Betreuung. Die Intensität lohnt sich. Betroffene können anschließend besser stehen, gehen und sich bewegen. Insbesondere wenn sie selbst nach der Therapie täglich weitertrainieren.[13]

Neue Zellvernetzungen für ein gutes Gedächtnis

Für ein gesundes Gehirn sind zwei Aspekte wichtig: die Bildung neuer Nervenzellen, Neurogenese genannt, und dass sich bereits vorhandene Nervenzellen neu miteinander verknüpfen. Dieser Vorgang heißt Neuroplastizität. Im Kindesalter und in der Jugend fördern die vielen natürlich vorkommenden Wachstumsfaktoren diese beiden Prozesse. Außerdem lernen Kinder und Jugendliche täglich mehr hinzu als Erwachsene. Im Erwachsenenalter entscheidet besonders der Lebensstil, ob sich neue Verknüpfungen bilden oder nicht. Das hängt vor allem von drei Faktoren ab: geistiger und körperlicher Aktivität sowie der Gesundheit der Mitochondrien.

Informationen werden im Gehirn gespeichert, indem sich Nervenzellen neu miteinander verknüpfen. Die Zellen reagieren, wenn Sie sich Sachinformationen aneignen, oder wenn Sie Ihre tägliche Routine und Gewohnheiten ändern. Neue Verknüpfungen entstehen zudem beim Erlernen neuer Bewegungsabläufe. Auch das Erlernen neuer Musikstücke verändert Gehirnzellen positiv. Es gibt sogar spezielle Trainingsprogramme zur Steigerung der Neuroplastizität. Sie werden unter anderem im Internet angeboten. Es gibt Programme, die eigens auf Alzheimer, Parkinson oder Depression abgestimmt sind.

Ob sich Nervenzellen neu miteinander verknüpfen können oder nicht, hängt auch von der Gesundheit der Mitochondrien ab. Sie stellen die Energie, die für die Zellveränderungen nötig ist, zur Verfügung. Fehlt es an Energie, so können sich die Zellen nur eingeschränkt verändern. Wissenschaftler nehmen mittlerweile an, dass die Mitochondrien eine zentrale Rolle während der Neuroplastizität spielen.[14]

TIPP 13

Mehr Dopamin – mehr Antrieb

Dopamin ist neben Serotonin einer der wichtigsten Neurotransmitter für das Wohlbefinden. Es ist vor allem für Motivation und Tatendrang zuständig. Fehlt der Botenstoff, treten Depressionen und Sucht häufiger auf. Auf natürlichem Weg können Sie Ihre Dopaminsynthese steigern. Sie werden es spüren. Ihr Leben wird Ihnen mehr Spaß machen!

Dopamindiebe

Alkohol, andere Drogen und Kohlenhydrate erhöhen die Dopaminkonzentration im Gehirn. Die am stärksten wirksamen Drogen erhöhen die Dopaminkonzentration am meisten. Das ist einer der Gründe, warum sie süchtig machen. Aber auch Zucker und andere Kohlenhydrate lassen den Dopaminspiegel ansteigen, und auch sie machen süchtig. Bei jedem Dopaminrausch nimmt die Anzahl an Dopaminrezeptoren ab. Die Zellen reagieren daraufhin auf den Neurotransmitter immer weniger. Damit es zum gleichen Dopaminrausch kommt, müssen mehr süchtig machende Substanzen konsumiert werden. Das Verlangen nach Zucker, Alkohol oder anderen Drogen steigt. Um nachhaltig das Dopaminsystem in Ordnung zu bringen, sollte daher auf die genannten Substanzen verzichtet werden.

Motivation kann man essen

Ihre Ernährung entscheidet darüber, wie viel Dopamin Ihre Nervenzellen herstellen können. Genauer: die Menge an Proteinen, also an hochwertigem Fleisch, Eiern, Fisch, Milchprodukten und Proteinshakes. Neben den Proteinen brauchen Sie jedoch auch jene Stoffe, die für die Umbaumaßnahmen hin zum Dopamin nötig sind. Im Magen werden die Nahrungseiweiße zerkleinert. Dies funktioniert nur, wenn die Magensäure die richtige Säurekonzentration aufweist. Zusätzlich werden Zink, Vitamin B_1 und B_6 für diesen Schritt benötigt. Durch die Zerkleinerung liegt die essenzielle Aminosäure Phenylalanin als eigenständiges Molekül vor. Sie gelangt vom Darm in den Blutkreislauf und daraufhin in die Körperzellen. Phenylalanin wird dann in die Aminosäure Tyrosin umgebaut. Für diesen Umbauschritt werden die Cofaktoren Folsäure, Magnesium, Mangan, Eisen, Kupfer, Zink und Vitamin C gebraucht. In zwei weiteren Schritten wird aus Tyrosin zunächst DOPA und dann Dopamin. Für diese beiden Umbaumaßnahmen wird zusätzlich Vitamin B_6 benötigt.

Wenn die Magensäure zu niedrig ist, ich denke da an die oft verschriebenen Säureblocker, können Nahrungsproteine nicht mehr richtig aufgespalten werden und die Konzentrationen an Phenylalanin und Tyrosin sinkt. Das Gleiche kann auch durch einen Leaky Gut passieren. Neben dem Mangel an den beiden Aminosäuren entscheidet die Versorgung mit den Cofaktoren darüber, ob Sie genügend Dopamin bilden können oder nicht. Der Großteil von Ihnen wird damit Schwierigkeiten haben. Leiden doch 58 Prozent der Frauen an Eisenmangel. Männer weniger häufig, betroffen sind vor allem Sportler und ältere Menschen. Zwei von drei haben zudem zu wenig Folsäure, Männer wie Frauen. Bei Eisen- und Folsäuremangel sinkt die Dopaminproduktion. Zusätzlich reduzierend wirken Kohlenhydrate. Sie lassen den Dopaminspiegel zwar zunächst ansteigen, beschleunigen dann aber seinen Abbau.

Normalgewichtige haben mehr Dopamin

Zellen des Fettgewebes stellen unentwegt das Hormon Leptin her. Es blockiert Dopamin, der Antrieb geht flöten. Der Antrieb zum Laufen. Bei Normalgewicht entsteht nur sehr wenig Leptin. Vorhandenes Dopamin entfaltet seine Wirkung voll und ganz. Das heißt Tatendrang und Lebensfreude.

Stress klaut Dopamin

Im weiteren Stoffwechsel bildet sich aus Dopamin zunächst Noradrenalin und dann Adrenalin. Stresshormone. Je mehr Noradrenalin und Adrenalin entstehen, umso weniger Dopamin bleibt übrig. Die Bildung von Noradrenalin und Adrenalin reduzieren Sie durch Gelassenheit.

Sollten Sie dem Stress kurze Zeit nicht entkommen können, nehmen Sie besonders viel Protein und die benötigten Mineralstoffe und Vitamine auf. Somit kann der Körper vermehrt neues Dopamin bilden.

PRAXISTIPP

Habe ich genügend Dopamin?

- Ich leide an einer Sucht (Magersucht, Zucker- oder Weißmehlsucht, Alkohol, Nikotin, Schmerzmittel, andere Drogen).
- Ich habe Konzentrationsschwierigkeiten.
- Meine sexuelle Lust ist vermindert.
- Ich habe Schwierigkeiten, Projekte und Aufgaben zu Ende zu bringen.
- Ich habe selbstzerstörerische Gedanken.
- Ich handele selbstzerstörerisch.
- Ich habe Schwierigkeiten, mit stressigen Situationen umzugehen.
- Ich handele häufig impulsiv. Es ist mir währenddessen nicht möglich, die Konsequenzen meiner Handlung zu berücksichtigen.
- Ich bin anhaltend müde.
- Ich schlafe viel und habe Probleme aufzuwachen.

Je häufiger Sie mit Ja geantwortet haben, umso wahrscheinlicher ist ein Dopaminmangel.[15] Ein Mangel lässt sich labordiagnostisch nicht leicht erfassen. Daher sollten Sie, wenn Sie einen Mangel für wahrscheinlich halten, Ihren Lebensstil ändern, wie im Text beschrieben.

TIPP 14

Gesundheit beginnt im Darm

Eine gute Nährstoffversorgung mit allen essenziellen Vitaminen und Mineralstoffen, mit Proteinen und Fettsäuren ist essenziell für die Gesundheit. Doch ob der Körper bekommt, was er braucht, hängt nicht nur von der Ernährung, sondern auch vom Zustand des Darms ab, genauer vom Mikrobiom. Das sind die Bakterien, die im Darm leben. Neben den Bakterien ist eine gesunde Darmwand entscheidend. Häufig ist sie angegriffen, woraufhin Stoffe in den Körper eindringen, die dort nicht hingehören. Das Immunsystem fährt hoch, chronische Entzündungsreaktionen entstehen. Das bringt viele Abläufe im Körper durcheinander. Das Immunsystem wird auf Dauer geschwächt. Das Risiko steigt, an chronischen Erkrankungen wie Krebs, Rheuma, Demenz oder Herz-Kreislauf-Beschwerden zu leiden.

Diversität im Darm ist gesund

Eine gesunde Darmflora besteht aus vielen verschiedenen Bakterienarten. Die höchste Diversität wurde bislang bei traditionell lebenden Urindianern in Südamerika gefunden. Die vielen verschiedenen Bakterienarten stellen nicht nur wichtige Nährstoffe her, die daraufhin vom Körper aufgenommen werden, sie unterstützen direkt das Immunsystem und wirken auf viele Stoffwechselabläufe. Daher ist eine hohe Bakteriendiversität für die Gesundheit essenziell. Die »modern« lebenden Menschen haben jedoch allenfalls halb so viele verschiedene Keime im Darm wie die Urindianer. Gründe sind eine falsche Ernährung und die Einnahme von Antibiotika. Wenn jedoch die Vielzahl an Bakterienarten schrumpft, steigt das Risiko für chronische Entzündungsreaktionen. Aus chronischen Entzündungsreaktionen entwickeln sich über die Jahre chronische Krankheiten.

Gemüse erhöht die Diversität

Abhilfe schaffen Probiotika, also Kapseln mit Bakterienstämmen, die lebend im Darm ankommen. Sie wirken aber keine Wunder, sondern können nur einen Startschuss geben. Langfristig entsteht ein gesundes Mikrobiom durch eine gesunde Ernährung. Gesund heißt: Der Großteil besteht aus frisch zubereitetem Gemüse vieler verschiedener Gemüsearten, von diversen Kohlsorten bis hin zu Karotten und Fenchel. Wer ständig Probiotika einnimmt und seine Ernährung nicht verändert, der züchtet sich im Darm eine Bakterienmonokultur heran. Die ist dann genauso anfällig für Krankheiten wie unsere Wälder, die auch nur aus Monokulturen bestehen.

Gluten greift die Darmwand an

Neben dem Mikrobiom ist die Gesundheit der Darmwand entscheidend. Die einzelnen Zellen der Darmwand sind durch sogenannte Tight Junctions miteinander verbunden. Gluten greift diese Zellverbindungen an, mikroskopisch kleine Löcher entstehen. In der Medizin wird von Leaky Gut gesprochen, einem durchlässigen Darm. Durch diese winzigen Löcher dringen Stoffe in den Körper ein, die dort nicht hingehören. Das Immunsystem bekämpft sie daraufhin. Es kommt zu chronischen Entzündungsreaktionen.

Es gibt übrigens nicht das eine Gluten. Gluten, oder auch Klebereiweiß genannt, ist ein Sammelbegriff für verschiedene Proteine, die in Getreide vorkommen und einen äußerst niedrigen Nährwert haben.

SELBST-CHECK

Wie gesund ist mein Darm?

Ich habe mindestens einmal täglich Stuhlgang.	j	n
Mein Stuhl riecht nur gering.	j	n
Ich habe Stuhl des Typs 3 oder 4.	j	n

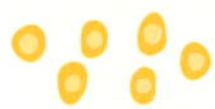	Typ 1	Einzelne, feste Kügelchen, schwer auszuscheiden
	Typ 2	Wurstartig, klumpig
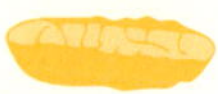	Typ 3	Wurstartig mit rissiger Oberfläche
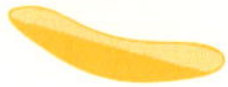	Typ 4	Wurstartig, weich, mit glatter Oberfläche
	Typ 5	Einzelne weiche, glattrandige Klümpchen, leicht auszuscheiden
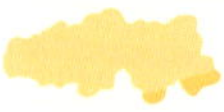	Typ 6	Einzelne weiche Klümpchen mit unregelmäßigem Rand, breiiger Stuhl
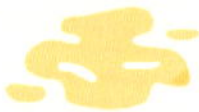	Typ 7	Flüssig, ohne feste Bestandteile

Mein Magen-Darm-Trakt ist schmerzfrei.	j	n

Wenn Sie alle Fragen mit Ja beantwortet haben, sind Ihr Darm und Ihr Mikrobiom wahrscheinlich gesund. Haben Sie ein oder mehrmals mit Nein geantwortet, sollten Sie Ihre Ernährung verändern.

TIPP 15

Wie sich ein gesunder Darm anfühlt

Bereits am Stuhlgang lässt sich die Darmgesundheit gut abschätzen. Häufigkeit, Größe, Gewicht, Form, Geruch und Konsistenz des Stuhls sind entscheidend. Außerdem sollte es zu keinem Zeitpunkt zu einem Drücken oder Ziehen in der Darmregion kommen.

Häufigkeit

Mindestens einmal täglich sollte man Stuhlgang haben. Kommt es nur jeden zweiten oder dritten Tag zum Stuhlgang, stimmt etwas nicht!

Konsistenz

Der perfekte Stuhl gleitet geschmeidig aus dem After. Er ist fest, aber nicht zu fest. Man muss nicht heftig drücken, damit er herauskommt. Er ist von einem dünnen Schleim umhüllt. Diesen kann man leider nicht sehen, wenn man ein normales Wasserklosett besitzt. Hat man jedoch die Chance, einmal eine alte Toilette mit Flachspülbecken zu nutzen, lohnt sich ein genauerer Blick. Außerdem hinterlässt der perfekte Stuhl keine Spuren auf dem Toilettenpapier.

Form

Idealerweise hat der Stuhl die Form einer dicken Wurst mit glatter Oberfläche. Nicht ganz ideal ist eine Wurst mit rissiger Oberfläche, eine etwas dünnere Wurst oder weiche, glattrandige Klümpchen. Allerdings sind diese Formen noch kein Grund zur Sorge, vor allem wenn sie nur manchmal auftreten.

Einzelne feste Kügelchen oder eine klumpige Wurst sind bereits Anzeichen für chronische Verstopfung. Weiche Klümpchen mit unregelmäßigen Rändern oder breiig-flüssiger Stuhl gilt bereits als Durchfall. Beides ist nicht gesund.

Größe und Gewicht

Gesunder Stuhl ist groß und schwer! Ausgeschieden werden vor allem abgestorbene Bakterien und nicht verwertete Ballaststoffe. Sterben viele Bakterien ab, bilden sich unter normalen Umständen auch viele neue. Das ist gesund. Werden Ballaststoffe ausgeschieden, hat man ausreichend Gemüse und Obst verzehrt. Auch das ist sehr gesund.

In einer Studie wurde festgestellt, dass der tägliche Stuhl vieler Europäer ein Gewicht von 100 bis 150 Gramm aufweist. Bei einem traditionell lebenden Stamm in Uganda war er hingegen viel schwerer! Die Menschen dort scheiden durchschnittlich 470 Gramm Stuhl pro Tag aus.[16] Grund ist ihre Ernährungsweise ohne Fertigprodukte und mit viel frisch zubereitetem Gemüse.

Geruch

Stuhl aus einem gesunden Darm stinkt nicht. Er riecht zwar etwas, aber nicht unangenehm.

Das Gefühl danach

Bei einer idealen Verdauung fühlt man sich nach dem Stuhlgang entleert und sehr wohl. Das Gefühl hält bis kurz vor dem nächsten Stuhlgang an. Selbst nach Mahlzeiten fühlt man sich nicht vollgestopft. Auch unangenehmes Drücken oder Blähungen kommen nicht vor.

TIPP 16

Darmbakterien für die Gesundheit

Im Darm leben ungefähr so viele Bakterien, Pilze und Viren, wie es Körperzellen im menschlichen Organismus gibt. Wir bestehen somit zu 50 Prozent aus Zellen und zu 50 Prozent aus Mikroorganismen. Im Gegensatz zu den Körperzellen sind die Mikroorganismen größtenteils eigenständige Lebewesen. Nur die wenigen im Darm existierenden Viren können kein eigenständiges Leben führen. Lange zählte man Bakterien und andere Mikroorganismen zu der Pflanzenwelt, daher stammt auch noch der Name Darmflora. Heute werden Bakterien als eigenständige Gruppe von Lebewesen angesehen. Diese Lebensgemeinschaft heißt Mikrobiom.

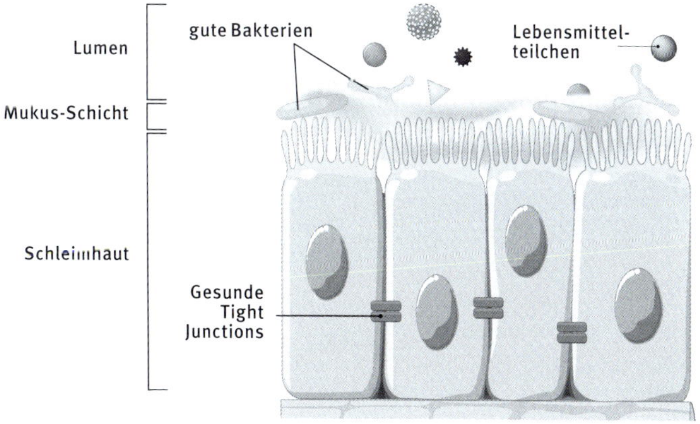

Das Mikrobiom des Darms

Auf die Vielzahl kommt es an

Das Mikrobiom wird oft mit einem Urwald verglichen. Urwälder strotzen vor Artenvielfalt. Jede Art übernimmt ganz bestimmte Funktionen. Genauso sieht ein gesundes Mikrobiom aus. In einem gesunden Darm leben unzählige verschiedene Bakterienarten.

Es sind so viele, dass bei einer Untersuchung der Darmbakterien größtenteils nicht die einzelnen verschiedenen Arten analysiert werden, sondern nur die Ordnungen, zu denen sie gehören. Zum Vergleich, der Mensch gehört zur Ordnung der Primaten. Würde man eine Analyse der Lebewesen der Erde in einer Weise durchführen, wie das Mikrobiom des Darms größtenteils untersucht wird, würden wir Menschen gar nicht aufgelistet. Nur unsere Ordnung, die der Primaten, würde genannt werden.

Allerdings zeigt die Analyse der im Darm vorkommenden Bakterien-Ordnungen bereits, ob sich das Mikrobiom in einer gesunden Balance befindet oder nicht. Kommen einige Ordnungen vermindert, andere aber erhöht vor, stimmt etwas nicht. Das hat negative Auswirkungen auf den gesamten Körper.

Einige bestimmte Bakterienarten sind für die Gesundheit jedoch besonders wichtig. Sie werden bei einer Analyse des Mikrobioms speziell untersucht.

Aufgaben des Mikrobioms

Im Gegensatz zu Enzymen zerkleinern Darmbakterien keine Nahrungspartikel, um Nährstoffe freizusetzen. Stattdessen lassen sie Ballaststoffe und Eiweiße vergären oder verfaulen. Dabei bilden sich neue Nährstoffe wie kurzkettige Fettsäuren und Vitamine.

Die meisten Bakterien vergären Ballaststoffe. Ballaststoffe sind nichts anderes als sehr große Kohlenhydratkomplexe. Sie kommen vor allem in Gemüse, Obst und Nüssen vor. Diese Kohlenhydratkomplexe sind so groß, dass sie nicht von den auf Kohlenhydrate spezialisierten Enzymen im Dünndarm zerkleinert werden können. Sie passieren den ersten Darmabschnitt fast unverändert. Im Dickdarm machen sich dann verschiedene Bakterien über sie her. Dabei entstehen vor allem kurzkettige Fettsäuren wie Butyrat, Acetat und Propionat. Die kurzkettigen Fettsäuren gelangen in die Blutbahn und verteilen sich im gesamten Körper. Sie stellen zahlreiche Gene auf gesund. Sie sind für die Gesundheit essenziell.

Andere Bakterien stellen die Vitamine Biotin (Vitamin B_7), Folsäure (Vitamin B_9), Riboflavin (Vitamin B_2), Vitamin B_{12} und Vitamin K her. Wobei nicht alle Vitamine in den Körper gelangen. Besonders Vitamin B_{12} benötigen viele Bakterienarten selbst.

Außerdem gibt es Darmbakterien, die verhindern, dass sich krank machende Keime ausbreiten. Sie lassen Darminfektionen somit gar nicht erst entstehen.

Gute Darmbakterien geben Energie, schlechte reduzieren sie

Während der Vergärung von Ballaststoffen durch die Darmbakterien entstehen kurzkettige Fettsäuren. Ein Teil von ihnen wird direkt von den Darmbakterien zur Energieherstellung verwendet. Das trägt zu einer gut funktionierenden und gesunden Darmschleimhaut bei. Ein anderer Teil wird aus dem Darm in den Organismus transportiert. Vor allem Zellen des Nerven- und des Immunsystems nutzen die kurzkettigen Fettsäuren für ihre Energieherstellung. Die vom Mikrobiom hergestellte Energie trägt zu einem erheblichen Teil zur Energieversorgung des gesamten Organismus bei.

Es gibt aber auch Darmbakterien, die zu einem Verlust an Energie führen. Dabei handelt es sich vor allem um solche, die sich über Zucker und Weißmehl hermachen. Wie alle anderen Bakterien leben sie nur wenige Tage. Im Unterschied zu Bakterien, die Ballaststoffe vergären, werden beim Tod dieser Bakterien schädliche Stoffe freigesetzt, sogenannte Lipopolysaccharide. Sie tragen zu chronischen Entzündungsreaktionen im gesamten Organismus bei. Das raubt Energie.

Mikrobiom und Enzyme

Die Vielfalt und die Zusammensetzung der Mikroorganismen im Dickdarm beeinflusst die Enzymtätigkeit im Dünndarm. Gutes Mikrobiom – gut funktionierende Enzyme. Allerdings beeinflussen auch die Enzyme die Zusammensetzung des Mikrobioms. Daher gilt auch das Gegenteil: gut funktionierende Enzyme – gutes Mikrobiom.

Bakterienvielfalt positiv beeinflussen

Die Qualität und Quantität der Darmbakterien hängen vor allem von den Ess- und weiteren Lebensgewohnheiten ab. Isst man viel Zucker und andere leere Kohlenhydrate wie Weißmehlprodukte oder weißen Reis, vermehren sich vor allem Bakterien, die diese Lebensmittel vergären können. In geringen Mengen werden diese Bakterien in jedem Darm-Ökosystem benötigt. Aber sie dürfen nicht überhandnehmen, da sie gesundheitsfördernde Bakterien verdrängen. Vor allem nimmt die Anzahl der Bakterien ab, die kurzkettige Fettsäuren bilden.

Ein besonders artenreiches Mikrobiom hat man, wenn der Großteil der Ernährung aus Gemüse, Salat, Rohkost und heimischem saurem Obst besteht. Da viele Mikroorganismen auf die Vergärung ganz bestimmter Stoffe spezialisiert sind, nimmt ihre Vielfalt zu, je vielfältiger man isst. Jeden Tag sollte daher ein anderes Gemüse auf dem Teller landen. Essen Sie sich durch das gesamte Angebot Ihres Bioladens bzw. durch den Stand des Biobauern auf Ihrem Wochenmarkt.

Mikroorganismen im Darm reagieren nicht nur auf die Nahrung, die ihnen zur Verfügung steht, sondern auch auf Stress und auf Sport. Unter Stress und Bewegungsmangel nehmen Vielfalt und Qualität der vorkommenden Arten ab. Sport, ausreichender Schlaf und eine entspannte Einstellung zum Leben wirken hingegen positiv.

SELBST-CHECK

Ist mein Mikrobiom gesund?

Tagsüber fehlt mir häufig Energie, um meinen Tätigkeiten nachzugehen.	j	n
Ich pupse häufiger als ungefähr 15-mal am Tag.	j	n
Der Großteil meiner Ernährung besteht aus Brot oder Brötchen, Nudeln, Kartoffeln, Kuchen und Süßigkeiten.	j	n
Gemüse esse ich nur in kleinen Mengen oder nur wenige Male pro Woche.	j	n

Je häufiger Sie mit Ja geantwortet haben, umso wahrscheinlicher ist Ihr Mikrobiom gestört.

TIPP 17

Dicht muss der Darm sein

Ein gesunder Darm kann gezielt Nährstoffe aufnehmen und Fremdstoffe im Darminneren belassen. Für unsere Gesundheit ist das sehr wichtig.

Die innerste Schicht der Darmwand, die sogenannte Schleimhaut, besteht aus Zellen, die dicht an dicht liegen. Würden die Zellen nur nebeneinanderliegen, gäbe es jedoch Zwischenräume. Das darf nicht sein. Denn dadurch könnten schädliche Stoffe in den Organismus eindringen. Damit das nicht passiert, sind die Zellen der Schleimhaut speziell miteinander verbunden. Die Verbindungsstücke heißen Tight Junctions. Einen deutschen Begriff gibt es nicht. Würde man den Namen aber wörtlich übersetzen, hieße er »dichte Verbindungsstellen«.

Undicht ist ungesund

Leider setzen den Tight Junctions Gluten, Zucker und andere leere Kohlenhydrate, Alkohol, Stress, ein gestörtes Mikrobiom und weitere ungesunde Lebensgewohnheiten zu. Sie verlieren ihre Dichtigkeit. Man spricht dann von einem Leaky Gut, einem durchlässigen Darm. Zwischen den Zellen kommt es zu mikroskopisch kleinen Löchern. Bei einer Darmspiegelung sind sie nicht zu erkennen, aber mit speziellen Blutuntersuchungen kann man Rückschlüsse auf die Dichtigkeit des Darms ziehen.

Ein undichter Darm ist ein Problem. Nahrungspartikel und Darmbakterien, die eigentlich im Darm verbleiben sollten, wandern durch die mikroskopisch kleinen Löcher in den Körper. Außerdem können Krankheitserreger, die normalerweise im Darm abgetötet würden, durch die winzigen Löcher in den Organismus gelangen. Das Immunsystem erkennt diese körperfremden Substanzen und bekämpft sie. Es kommt zu chronischen Entzündungsreaktionen. Halten sie über einen längeren

Zeitraum an, können sie chronische Erkrankungen wie Rheuma, Allergien, Herz-Kreislauf-Beschwerden, Krebs, Demenz und vieles mehr auslösen.

Leaky Gut ist in der Forschung akzeptiert

Auf Wikipedia wird das Leaky-Gut-Syndrom als ein »alternativmedizinisches Konzept« bezeichnet, für das es keine wissenschaftlichen Belege gibt. Das ist nicht korrekt. Die Forschung ist zwar noch recht jung, aber seit 2010 nimmt die Anzahl der Studien kontinuierlich zu. Laut der Internetplattform PubMed für medizinische Veröffentlichungen erschienen allein im Jahr 2021 80 Studien zum Leaky Gut. Viele Wissenschaftler stellen das Leaky-Gut-Syndrom nicht mehr infrage. Viele Hausärzte haben aber wahrscheinlich vom Leaky Gut noch nichts gehört.

Das muss aber nicht viel heißen. Durchschnittlich dauert es 17 Jahre, bis Erkenntnisse aus der medizinischen Forschung in den Arztpraxen ankommen.[17]

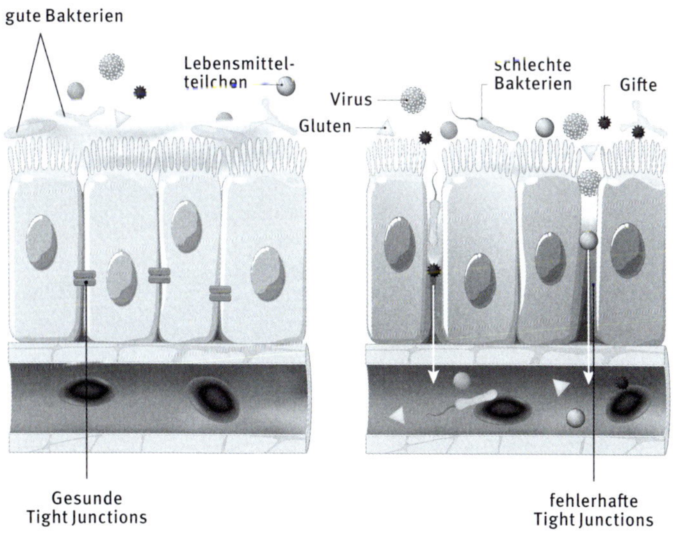

Leaky Gut mit undichten Tight Junctions

SELBST-CHECK

Leide ich an einem Leaky Gut?

Mein Blutbild zeigt Nährstoffmängel. Vor allem mangelt es mir an Eisen, Magnesium, Zink, Selen, Mangan, Vitamin B_{12} und weiteren B-Vitaminen.	j	n
Ich bin mehrmals im Jahr stark erkältet.	j	n
Ich leide an chronischem Durchfall, Verstopfung oder schmerzenden Blähungen.	j	n
Ich habe häufig Kopfschmerzen.	j	n
Ich habe oft das Gefühl, keinen klaren Gedanken fassen zu können, oder habe Orientierungsschwierigkeiten, Wortfindungsstörungen, bin vergesslich oder fühle mich mental erschöpft.	j	n
Ich leide entweder an Hautausschlägen, Akne, Neurodermitis, Psoriasis oder Rosazea.	j	n
Ich habe eine Autoimmunerkrankung.	j	n
Ich fühle mich häufig sehr erschöpft.	j	n
Ich leide an Depressionen, Angststörungen, Autismus oder ADHS.	j	n

Je häufiger Sie mit Ja geantwortet haben, umso wahrscheinlicher haben Sie einen Leaky Gut.

TIPP 18

Treiben Sie Sport – Ihr Leben lang

Sport lässt neue Blutgefäße im gesamten Organismus entstehen. Somit gelangen mehr Sauerstoff und Nährstoffe ins Gehirn, ins Herz, in den Darm, in die Muskulatur, überall hin. Die Zellen steigern ihre Aktivität und stellen mehr Energie her. Zusätzlich finden Stoffwechselabläufe zurück in ihr natürliches Gleichgewicht, Krankheiten heilen. Es bilden sich sogar vermehrt neue Gehirnzellen. Neue Blutgefäße im Gehirn führen zu geistiger Leistungsfähigkeit und Glück.

Sport lässt neue Blutgefäße entstehen

Wissenschaftler untersuchten die Gehirne weiblicher Ratten. Eine Gruppe musste täglich aufs Ratten-Laufband, die anderen wurden in Käfigen gehalten, die ihnen nur wenig Bewegungsspielraum boten. In den Gehirnen der Ratten, die täglich laufen mussten, hatten sich nach einem Monat neue Blutgefäße gebildet. Dafür verantwortlich sind epigenetische Veränderungen. Die Gehirnzellen wurden besser mit Sauerstoff und Nährstoffen versorgt. Die bessere Versorgung beschränkte sich nicht nur auf die Zeiten des Laufens, sondern auch auf die Ruhephasen. Sobald die Ratten sich jedoch nicht mehr täglich bewegten, verkümmerten die Blutgefäße wieder. Das bedeutet für Sie: Wenn Sie mit dem Laufen aufhören, sinkt die Versorgung Ihrer Gehirnzellen mit Nährstoffen und Sauerstoff. Ihre kognitive Leistungsfähigkeit nimmt ab, das Glück ebenso. Laufen Sie daher Ihr Leben lang!

Interessanterweise führt auch das Erlernen neuer Bewegungsabläufe zur Bildung von Blutgefäßen. Eine weitere Gruppe Ratten musste neue motorische Fertigkeiten lernen. In ihren Gehirnen nahm zunächst die Anzahl bestimmter Nervenzellen zu, woraufhin sich anschließend das Netz der Blutgefäße ausweitete.[18]

Blutgefäße sind das Nadelöhr

Ohne Sauerstoff geht nichts in den Zellen. Er ist essenziell für die Herstellung von Energiemolekülen. Diese werden wiederum für alle weiteren Stoffwechselabläufe benötigt. Über die Blutgefäße gelangen zudem Baumaterialien für Hormone und Neurotransmitter in die Nervenzellen. Daher verbessert der Zuwachs an Blutgefäßen die Gehirngesundheit insgesamt. Selbst die Bildung neuer Gehirnzellen hängt unmittelbar von der Menge und der Qualität der vorhandenen Blutgefäße ab.

Mangelt es an Blutgefäßen im Gehirn, werden Nährstoffe, die Sie einnehmen, nur vermindert wirken. Sie gelangen einfach nicht oder nur in geringerem Umfang in die Zellen, die diese benötigen. Neben Nährstoffen brauchen Sie daher auf jeden Fall ausreichende Blutgefäße. Diese bekommen Sie durch Ausdauersport und das Erlernen neuer Bewegungen.

PRAXISTIPP

Lebenslang!

- Gehen Sie mehrmals pro Woche laufen.
- Erlernen Sie neue Bewegungen: Lernen Sie tanzen, lernen Sie einen neuen Schwimmstil, erlernen Sie das Laufen auf dem Vorfuß, lernen Sie neue Sportarten. Hüpfen Sie, laufen Sie rückwärts und seitwärts. Was Sie wollen, aber beginnen Sie, sich außerhalb Ihres normalen Spektrums zu bewegen.

TIPP **19**

Atmen Sie aus

Hektisch, schnell, flach. So atmen wir in der normalen Alltagshektik. Diese geringvolumige Atmung, diese Sitzatmung, bringt dem Körper natürlich nur wenig, sehr wenig Sauerstoff. Sie leben auf Sparflamme. Ihre Muskeln, Ihr Herz gewöhnen sich an diesen Sparzustand. Ihr Immunsystem leider auch. Es spart sich kaputt.

Aaaaaaaaaaus!

Deshalb: Atmen Sie aaaaaaus. Noch länger. Und noch länger. Das Einatmen geschieht ganz von allein. Braucht Sie nicht zu kümmern. Atmen Sie wieder aus. Aus. Aaaaaaus. Sie nutzen so plötzlich Ihr gesamtes Lungenvolumen. Übersättigen den Körper mit Sauerstoff. Atmen daraufhin immer langsamer. Irgendwann sind Sie bei viermal pro Minute angekommen. Genügt völlig. Ihr Puls wird niedriger und Ihr Blutdruck sinkt. Wenn Sie bei dieser Vierer-Frequenz angelangt sind, werden Sie, so mein Versprechen, zu einem kleinen Buddha. Völlig tiefenentspannt, in diesem Moment völlig stressresistent. Die Ruhe selbst. Unangreifbar.

Sie sind wach, aber Ihr Körper fühlt sich so an wie im Tiefschlaf. Und er verhält sich auch so: Er nutzt die Regenerationspause, um Zellschäden in Ordnung zu bringen und Energie aufzutanken. Tiefes Atmen regt Ihre inneren Organe an, der gesamte Körper wird besser durchblutet, der Zellstoffwechsel stimuliert und – das Immunsystem fährt hoch. Die Abwehrkraft wird stärker. Genau diesen Effekt wollen wir. Epigenetik machts möglich.

Und es passiert noch mehr: Wenn Sie tief atmen, nehmen Sie achtmal mehr Sauerstoff auf als bei Ihrer gewöhnlichen Büroatmung. Das bringt Sie in den Sauerstoffüberschuss. Und das merken Sie ganz besonders im Gehirn – als eine Art Rauschzustand. Den Sie jeden Tag haben können, ganz ohne negative Nebenwirkungen.

Ruhig in fünf Minuten

Normalerweise atmet ein Erwachsener rund zwölfmal pro Minute. Unsere Lunge ist also ungefähr 20 000-mal pro Tag für uns im Einsatz, Tag und Nacht. Wir merken diese Dauerleistung so wenig wie unseren Herzschlag – es sei denn, es bleibt uns vor Stress die Luft weg. Oder wir atmen viel, viel zu schnell. Was dann? Wir brauchen tatsächlich nur fünf Minuten, um runterzukommen. Und ein wenig Mathematik: Zählen Sie beim Einatmen bis 5 und beim Ausatmen bis 10. Das sind 15 Sekunden. Atmen Sie auf diese Weise 20-mal, schon sind Sie bei vier Atemzügen pro Minute und nach fünf Minuten zum Buddha geworden. Diese Entspannungsübung hilft Ihnen immer, wenn Sie Stress haben oder Herr einer Situation werden wollen. Mit ein wenig Übung können Sie einen Reflex daraus machen. Stress? Aaaaaaausatmen. Stress weg.

Eine meiner Patientinnen kam auf die Idee, sich in ihren Alltag kleine Erinnerungskärtchen aufzukleben. Aufschrift: »Puuuuh!« Am Rückspiegel im Auto, am Türöffner, im Portemonnaie. Funktioniert. Wenn Ihnen mal wieder das Blut hochkocht und Ihr Blick fällt auf das Kärtchen, dann atmen Sie eine Runde, und schon sind Sie wieder im Ruhepuls.

Unruhe, Migräne, Magenkrämpfe, Muskelverspannungen – alles das, was uns bei allem Stress noch zusätzlich den Schlaf kostet, lässt sich ohne Pillen behandeln. Nur mit ausatmen. Und wenn Sie noch ein bisschen mehr für sich tun wollen: Lassen Sie die Schultern fallen. Noch ein wenig mehr. Und noch meeeeehr. Sie werden sich wundern, wie viel Verspannung von Ihnen abfallen kann, wenn Sie nur mal loslassen. Was dann passiert? Der Calciumspiegel steigt, die Gefäße weiten sich, das Immunsystem sagt Danke.

TIPP 20

Nie wieder Rücken

Es gibt viele Gründe für Rückenschmerzen, doch in den allermeisten Fällen entstehen die Schmerzen aufgrund von Muskelverspannungen, falscher Körperhaltung, Bewegungsmangel und Übergewicht. Für Ihre Heilung müssen Sie daher nicht zum Arzt gehen, denn er kann die genannten Ursachen nicht beseitigen, das können nur Sie!

Sitzen ist das Hauptproblem

Viele Menschen sitzen zu viel. Sie sitzen im Auto, sie sitzen am Schreibtisch, sie sitzen in der U-Bahn, sie sitzen auf dem Sofa. Wer im Büro arbeitet, sitzt häufig 11,5 Stunden pro Tag. Die meisten schlafen außerdem in einer Sitzposition. Sie schlafen zwar nicht im Sitzen, aber sie schlafen in der Seitenlage mit angezogenen Beinen. Das entspricht genau der Körperhaltung, die beim Sitzen eingenommen wird. Somit kommen noch einmal sechs bis acht Stunden mit gleicher Körperhaltung hinzu. Der Mensch ist aber nicht zum Sitzen gemacht. Er ist zum Gehen, zum Laufen, zum Klettern und für viele weitere Bewegungen gemacht. Diese Bewegungen beugen Verspannungen vor, denn damit die Muskulatur flexibel bleibt, muss sie sich ständig in unterschiedliche Richtungen strecken und zusammenziehen. All das fehlt, wenn man den Großteil des Tages und der Nacht im Sitzen verbringt.

Sitzen verkürzt die Muskulatur

Das immer gleiche, unnatürliche Sitzen führt zur Verkürzung eines wichtigen Muskels, des Hüftbeugers. Genauer genommen handelt es sich um zwei verschiedene Muskelstränge, die zusammenfassend als Hüftbeuger bezeichnet werden. Der eine entspringt an den Wirbeln der Lendenwirbelsäule und zieht durch das Hüftgelenk bis an den Oberschenkelknochen. Der zweite Muskelstrang entspringt an der Innenseite des Beckens und setzt ebenfalls am Oberschenkelknochen an. Durch das ständige Sitzen verkürzen diese Muskelstränge. Sie sind dann immer zusammengezogen. Um aufrecht zu stehen und zu gehen, muss der Hüftbeuger jedoch lockerlassen können. Das kann er aber nicht mehr, wenn er verkürzt ist. Damit man trotzdem aufrecht steht, wird automatisch eine andere Muskelgruppe aktiv, die Rückenstrecker. Sie ziehen sich vor allem vom Becken und den Lendenwirbeln zu den Rippenbögen des Rückens. Die Rückenstrecker wirken dem zusammengezogenen Hüftbeuger entgegen, indem sie sich besonders stark anspannen. Es kommt zu einer Art kräftezehrendem Tauziehen zwischen den beiden Muskelgruppen. Weil nun sowohl Hüftbeuger als auch Rückenstrecker angespannt sind, erhöht sich der Druck auf die Bandscheiben der Wirbelsäule. Das schmerzt.

Von der Verspannung zum Hexenschuss

Neben dem ständigen Sitzen verursacht eine falsche Körperhaltung ähnliche Verspannungen. Übergewicht, besonders das Fett am Bauch, erhöht ebenfalls den Druck auf die Bandscheiben und lässt die Muskulatur verspannen. Wenn die Verspannungen aufgrund langen Sitzens, falscher Haltung, Übergewicht oder einer Mischung aus allem anhalten und es dann zu einer falschen Bewegung kommt, ist der Hexenschuss da. Wird ein dauerhaft verspannter Rücken kalt, kann es ebenfalls zum Hexenschuss kommen. In der Medizin wird von einer Lumbago oder Lumbalgie gesprochen. Jede Bewegung führt zu höllischen Schmerzen. Normalen Rückenschmerzen und einem Hexenschuss können Sie vorbeugen, indem Sie Ihre Hüftbeuger und Rückenstrecker dehnen.[19] Im Internet finden Sie viele Anleitungen dazu.

Ob Ihre Schmerzen aufgrund von Verspannungen entstehen oder einen anderen Auslöser haben, können Sie schnell feststellen. Legen Sie sich für 20 bis 30 Minuten in ein angenehm heißes Bad. Lassen daraufhin Ihre Schmerzen nach, leiden Sie an Verspannungen. Diese können nur Sie allein heilen, und zwar mit Normalgewicht, durch eine aufrechte Körperhaltung und durch Dehnübungen.

SELBST-CHECK

Beuge ich Rückenschmerzen ausreichend vor?

	j	n
Ich treibe mehrmals wöchentlich Sport.	j	n
Ich achte beim Gehen auf eine aufrechte Körperhaltung.	j	n
Ich sitze häufiger aufrecht auf Stühlen, ohne mich dabei anzulehnen.	j	n
Ich halte meinen Rücken warm.	j	n
Ich trage größtenteils flache Schuhe.	j	n
Ich laufe häufig barfuß oder trage in Innenräumen häufig nur Socken.	j	n
Ich habe einen flachen Bauch.	j	n
Ich dehne die Muskulatur des Hüftbeugers mehrmals wöchentlich.	j	n
Ich dehne die Muskulatur der Rückenstrecker mehrmals wöchentlich.	j	n

Je häufiger Sie mit Ja geantwortet haben, umso mehr beugen Sie Rückenschmerzen vor. Sollten Sie derzeit an Rückenschmerzen leiden und nicht alle Punkte mit Ja beantwortet haben, wissen Sie nun, was zu tun ist.

TIPP 21

Ausschlafen

Nach einer zu kurzen Nacht ist am nächsten Tag der Spiegel Ihres Stresshormons Cortisol erhöht. Epigenetische Veränderungen sind dafür verantwortlich. Cortisol gibt das Signal zur Blutdrucksteigerung. Bei einer oder zwei kurzen Ausnahmenächten macht das nichts, wenn Sie jedoch ständig zu wenig schlafen, führt der dauerhaft erhöhte Cortisolspiegel zu einem chronischen Anstieg des Blutdrucks.

Bei mangelndem Schlaf geraten auch die Schilddrüsenhormone fT3 und fT4 aus der Balance. Auch hierbei handelt es sich um einen epigenetischen Prozess. Die Hormone haben einen großen Einfluss auf verschiedene Stoffwechselabläufe. Ihr Stoffwechsel gerät dann ebenfalls aus dem Gleichgewicht, auf Dauer leidet Ihr gesamter Körper darunter.

Das Immunsystem ist eng mit dem Schlaf verknüpft. Wenn Sie eine schwere Erkältung haben, wirkt tiefer, guter Schlaf heilend. Haben Sie bestimmt schon einmal erlebt. Genauso leidet das Immunsystem unter chronischem Schlafmangel, es schwächelt. Wenn jedoch das Immunsystem an Schlagkraft verliert, kommt es vermehrt zu Entzündungsreaktionen. Und diese Entzündungen sind die Initialzündung für chronische Erkrankungen.

Schlafmittel aus dem Supermarkt

Für eine gute Nachtruhe brauchen Sie Proteine, Mineralstoffe und Vitamine, damit die richtigen Botenstoffe gebildet werden können. Sie drosseln die Abläufe im Gehirn und sorgen für einen tiefen und erholsamen Schlaf.

Tagsüber Licht und frische Luft tanken

Es schläft sich auch besser, wenn Sie sich tagsüber körperlich anstrengen, laufen gehen, sich richtig auspowern. Draußen laufen ist besser als im Fitnessstudio steppen. Denn an der frischen Luft tanken Sie Sonne, das unterdrückt die Produktion des Schlafhormons Melatonin. Der Melatoninspiegel schwankt verstärkt, das verbessert die Schlafqualität. Tagsüber sollten Sie sich wach fühlen und abends richtig müde, so sieht ein genetisch korrektes Leben aus, und so schlafen Sie auch gut.

Schlafen rentiert sich

Guter Schlaf ist eine der besten Energiequellen. Passen Sie gut auf ihn auf. Verschieben Sie unerledigte Aufgaben lieber auf den nächsten Tag als sie noch abends abzuarbeiten. Denn ausgeschlafen erledigen Sie vieles schneller, Sie sind konzentrierter und effektiver. Wer ausreichend schläft ist zudem ausgeglichener und hat weniger Hunger. Schlafen rentiert sich!

SELBST-CHECK

Schlafen Sie genug?

Fühlen Sie sich am Morgen erholt und ausgeschlafen sowie den gesamten Tag über wach und fit?	j	n

Lautet Ihre Antwort Ja? Dann haben Sie genug geschlafen! Ganz gleich, ob es sechs oder acht Stunden waren. Und egal, ob ohne Unterbrechung während der Nacht oder mit einer oder mehreren Wachphasen. Schlaf ist sehr individuell. Und »Durchschlafen« ist ein Mythos.

TIPP 22

Ihr Gehirn braucht Schlaf

Im Schlaf putzt eine spezielle Flüssigkeit das Gehirn, sie spült Abbauprodukte und Schadstoffe heraus. Die Flüssigkeit und ihre Funktion wurden erst 2013 entdeckt. Probleme mit der nächtlichen Säuberung können zu neurodegenerativen Erkrankungen wie Demenz oder ALS (Amyotrophe Lateralsklerose) führen. Bei Schlafmangel leidet jedoch auch die Blut-Hirn-Schranke, woraufhin Stoffe ins Gehirn gelangen, die dort nicht hingehören und Entzündungsreaktionen auslösen.

Putzaktion über Nacht

Die Wissenschaftlerin Prof. Maiken Nedergaard aus Dänemark und ihr Team erforschten die spezielle Flüssigkeit an Mäusen. Während die Tiere wach waren, bewegte sich die Flüssigkeit kaum. Schliefen sie, zeigte sie hohe Fließgeschwindigkeiten durch ihre winzigen Kanäle. Das System ähnelt dem des Lymphsystems, das im Gehirn nicht vorkommt. Die Wissenschaftlerin nannte daher Kanäle und Flüssigkeit glymphatisches System. Zusammengesetzt aus Glia und Lymphe. Denn Mikrogliazellen, das sind spezielle Immunzellen, die nur im Nervensystem vorkommen, bilden die Kanäle und tragen zur Steuerung bei. Das System spült während des Schlafs giftige Stoffe wie Beta-Amyloid aus dem Gehirn. Die Beta-Amyloidkonzentration reduzierte sich, während die Mäuse schliefen, doppelt so schnell wie im Wachzustand. Auch in anderen Studien stellten Wissenschaftler fest, dass die Konzentration von Beta-Amyloid im Schlaf abnimmt. Doch sie hatten bislang keine Erklärung dafür.

Stress erhöht die Konzentration von Giftstoffen im Gehirn

Neben den Mikrogliazellen reguliert das Hormon Noradrenalin das glymphatische System. Noradrenalin ist eines der Stresshormone, das auch als Neurotransmitter wirkt. Bei hoher Konzentration an Noradrenalin bewegt sich die Flüssigkeit weniger. Die Wissenschaftler gehen davon aus, dass mangelnde Zirkulation zu der Entstehung neurodegenerativer Krankheiten wie Alzheimer und Parkinson beiträgt. Bei niedrigen Noradrenalinspiegeln, also wenn Sie abends und nachts entspannt sind, fließt die Flüssigkeit verstärkt.[20]

Ein Team von Wissenschaftlern aus Mexiko erkannte zudem, dass Schlafmangel den Körper stresst, indem er den Cortisolspiegel ansteigen lässt. Das Stresshormon signalisiert daraufhin dem Immunsystem, dass es kämpfen soll. Es kommt zu leichten Entzündungsreaktionen, die auch die Blut-Hirn-Schranke angreifen. Daraufhin gelangen vermehrt Schadstoffe ins Gehirn, die wiederum zu weiteren Entzündungsreaktionen führen.[21]

Schlaf und das epigenetische Alter

Ein Team von Wissenschaftlern aus den USA hat 2019 herausgefunden, dass sich Schlafmangel auf die Epigenetik auswirkt. Schlafmangel führt genau zu den Veränderungen, die auch beim Altern beobachtet werden.[22] Wer zu wenig schläft, wird schneller alt. Schlafen lohnt sich daher.

Schlaf wird häufig unterschätzt

Schlafen ist enorm wichtig für Ihre Gehirngesundheit. Wer gut schläft, reduziert das Risiko chronischer Erkrankungen. Liegt eine Gehirnerkrankung bereits vor, trägt Schlaf zur Heilung bei. Viele Menschen nehmen sich einfach nicht genügend Zeit zum Schlafen. Stattdessen gucken sie fern, spielen am Computer, gehen nachts noch online shoppen oder sind in sozialen Medien unterwegs. Andere wollen gerne schlafen, können aber nicht. Hier liegen häufig Nährstoffmängel vor oder die Gedanken kommen nicht zur Ruhe.

TIPP 23

Bedeutungsvolle Achse zwischen Darm und Gehirn

Wahrscheinlich hat es jeder schon einmal erlebt: Das Gefühl, vor Aufregung nicht essen zu können. Oder Magenschmerzen, Erbrechen und Durchfall vor Angst. Oder ein ungutes Bauchgefühl bei einer Entscheidung. Gleiches gilt natürlich für ein gutes.

Jüngste Forschungen zeigen Erstaunliches

Krankheiten, die lange Zeit als rein psychisch galten, werden heute anders verstanden. Autismus, ADHS, Depressionen und auch Angststörungen gehen meist mit einem kranken Darm einher. Krankheitssymptome lassen nach, wenn sich gesundheitsfördernde Darmbakterien ansiedeln, wenn die Darmschleimhaut wieder dicht ist und Enzyme richtig arbeiten.

Wechselbeziehung über vier Wege

Der Darm und das Gehirn stehen über vier Verbindungswege in Kontakt: über das Immunsystem, über Hormone, über das Nervensystem und über die Verbreitung von Giftstoffen.

Kommunikation über das Immunsystem

Wie der Darm verfügt auch das Gehirn über ein eigenes Immunsystem. Neben den Nervenzellen gibt es im Gehirn sogenannte Mikrogliazellen. Sie sind für den Schutz des Gehirns verantwortlich. Ist der Darm aufgrund einer schlechten Zusammensetzung der Darmbakterien, eines Leaky Gut, fehlendem Schleim, mangelnder Säure oder erhöhtem oxidativen Stress angegriffen, entstehen im darmeigenen Immunsystem vermehrt entzündungsfördernde Botenstoffe. Sie gelangen in den Blutkreislauf und somit bis ins Gehirn. Dort tragen sie zur Entstehung psychischer und neurodegenerativer Erkrankungen bei.

Außerdem gibt es einen Zusammenhang zwischen einem Leaky Gut und einem Leaky Brain, einem undichten Gehirn. Die Blutgefäße im Gehirn sind von speziellen Hüllen umgeben. Sie sollen nur ganz bestimmte Stoffe hineinlassen, damit die empfindlichen Nervenzellen nicht angegriffen werden.

Wer jedoch an einem Leaky Gut leidet, hat ein erhöhtes Risiko, auch ein undichtes Gehirn zu haben, ein Leaky Brain.[23] Gelangen falsche Stoffe ins Gehirn, nehmen chronische Entzündungsreaktionen im Gehirn weiter zu. Entzündungsfördernde Botenstoffe reagieren daraufhin mit Neurotransmittern und verändern sie. Motivation und Stimmung nehmen ab, gleichzeitig kommt es vermehrt zu Ängsten. Außerdem können Schlafprobleme auftreten. Das kann wiederum zu Depressionen, Parkinson und anderen neurologischen Erkrankungen führen.[24]

Schnellverbindung über den Vagusnerv

Millionen von Nervenzellen verbinden den Darm mit dem Gehirn. Die Nerven bündeln sich im Vagusnerv, einem der größten Nervenstränge im menschlichen Körper. Neben der Verbindung mit dem Magen und dem Darm sind seine Ausläufer auch mit anderen Organen verbunden.

Einige Nervenzellen reichen so weit an die Oberfläche der Darmschleimhaut, dass sie mit dem Mikrobiom in Kontakt stehen. Sie sammeln Informationen über die Beschaffenheit des Mikrobioms, der Enzymtätigkeit, der Nährstoffversorgung und vieles mehr und leiten sie an das Gehirn. Daraufhin generiert das Gehirn Signale für den Darm. Durch den Vagusnerv werden sie übermittelt. Das Gehirn steuert die Hormonproduktion im Darm, die Darmbewegungen, es kann auch das Säuremilieu verändern und die Aktivität der Darmschleimhaut.

Neben darmregulatorischen Informationen werden auch emotionale Zustände übermittelt. Schmerzt und drückt der Darm, sinkt meist die Stimmung. Die Verbindung erfolgt aber auch in die andere Richtung. Psychischer Stress und Ängste verändern die Darmbewegungen, das Säuremilieu und das Mikrobiom. Selbst ein Leaky Gut kann durch negative Emotionen entstehen.

Hormon- und Neurotransmitterfabrik im Darm

Im Darm befinden sich mehr als 20 verschiedene Drüsenzellen, die Hormone produzieren. Der Magen-Darm-Trakt ist somit das größte endokrine (hormonbildende) Organ des Körpers. Die gebildeten Hormone werden zunächst an das Blut abgegeben und verteilen sich daraufhin im gesamten Organismus, so auch im Gehirn.

Unter anderem entsteht das Hormon Ghrelin im Darm. Wird es vermehrt gebildet, löst das Hormon im Gehirn ein Hungergefühl aus. Hohe Ghrelinspiegel führen aber auch zu Stressreaktionen. Die Produktion des Stresshormons Cortisol nimmt zu. Ein konstant niedriger Ghrelinspiegel macht hingegen stressresistent und gelassen.[25] Den erreicht man übrigens, wenn man auf Kohlenhydrate verzichtet.

Außerdem entsteht im Darm die Vorstufe des Botenstoffs Serotonin (5-Hydroxytryptophan). Glück kommt somit aus dem Darm, vorausgesetzt, er ist gesund. GABA, ein weiterer Neurotransmitter, wird ebenfalls im Darm gebildet. GABA steht für *G*amma-*A*mino-*B*uttersäure. Der letzte Buchstabe ist ein A, da die Abkürzung aus dem Englischen stammt. Das A steht für acid, was auf Deutsch Säure heißt. GABA wirkt beruhigend und reduziert Angst. Im Darm stellen vor allem Bakterien der Art *Bifidobacterium adolescentis* GABA her.[26] Diese Bakterien leben von Ballaststoffen, die in Gemüse und Obst vorkommen. Gemüse wirkt somit entspannend und reduziert Ängste.

Hormonelle Steuerungen verlaufen aber nicht nur vom Darm zum Gehirn, sondern auch in die andere Richtung. Während Ängsten und Depressionen steigen Cortisol- und Adrenalinspiegel an. Die Stresshormone wirken bis in den Darm und bringen dort die Zusammensetzung der Darmbakterien durcheinander, außerdem nimmt die Barrierefunktion der Darmschleimhaut ab, wodurch es zum Leaky Gut kommen kann.

Giftstoffe sind auch Information

Kommen einige Darmbakterien wie *E. Coli* in zu großen Mengen vor, entsteht zu viel Milchsäure. Das bringt einige Abläufe im Darm durcheinander. Sind zu viele Bakterien der Klasse *Clostridia* im Darm vorhanden, steigt die Konzentration von Ammoniak an. Das ist giftig. Außerdem bilden sich im Darm problematische Stoffe, wenn bestimmte, gesundheitsschädliche Bakterien sterben. Die Stoffe, die dann freigesetzt werden, heißen Lipopolysaccharide, kurz LPS. Wissenschaftler gehen davon aus, dass veränderte Säurekonzentrationen und giftige Substanzen direkt vom Darm in das Gehirn geleitet werden und dort zu Stressreaktionen und Schlafproblemen führen sowie die normale Gehirnfunktionen stören.[27]

Beide Seiten nutzen

Mit viel Gemüse, dem Verzicht auf Kohlenhydrate und vor allem mit natürlichen Lebensmitteln heilt man den Darm. Das wirkt sich positiv auf die Psyche aus. Mit der richtigen Ernährung lassen sich aber meist nicht alle Probleme lösen. Denn die Verbindungen wirken in beide Richtungen. Dauerstress, Angst und Depressionen schädigen den Darm. Daher ist es ebenso wichtig, unbewusste Denkmuster, die zu Angst und Depressionen führen, zu erkennen und zu verändern. Hier helfen Verhaltenstherapien, Coaches, Achtsamkeitstraining und Meditation.

TIPP 24

Alarmierte Immunzellen im Gehirn

Das Gehirn hat seine eigene Immunabwehr. Sie besteht aus speziellen Zellen, Mikrogliazellen genannt, und jeder Menge Botenstoffe. Weiße Blutkörperchen, die in Rumpf, Armen und Beinen für die Abwehr von Fremdstoffen, Bakterien und Viren sorgen, können die Blut-Hirn-Schranke nicht überwinden. Daher unterscheidet sich das Immunsystem des Gehirns von dem des restlichen Körpers.

Mikrogliazellen sind Immunzellen und Gehirnzellen zugleich

Es gibt viele verschiedene Arten von Mikrogliazellen. Einige haben keinen festen Standort. Stattdessen wandern sie dorthin, wo sie gebraucht werden. Neben ihrer Aufgabe als Immunzellen üben Mikrogliazellen weitere Funktionen aus. Sie unterstützen die Entwicklung neuer Nervenzellen und helfen, wenn Nervenzellen repariert werden müssen. Sie transportieren Fette, sind an der Übertragung von Nervensignalen beteiligt und regulieren Entzündungsreaktionen. Kurz: Ohne Mikrogliazellen geht nichts im zentralen Nervensystem. Sie sind die Superhelden unter den Zellen.

Wo immer eine Schwäche auftritt, Mikrogliazellen melden sich zur Stelle. Sie schützen das Gehirn vor Eindringlingen, vor Schäden an den Gehirnzellen, Krebs und vielem mehr. Sie überwachen, stimulieren, bereinigen, warten, kommunizieren, kommandieren, berechnen, kämpfen, und das alles gleichzeitig.

Im gesunden Gehirn bilden Mikrogliazellen ein gleichförmiges Netz um die Nervenzellen. Mikrogliazellen gibt es nicht nur im Gehirn, sondern auch im Rückenmark. Ihre Anzahl übersteigt die der Nervenzellen! Das zentrale Nervensystem besteht zu 70 Prozent aus Mikrogliazellen.

Mikrogliazellen bekämpfen Erreger und werden bei oxidativem Stress aktiv

Dringen Erreger oder Fremdstoffe ins Gehirn ein, reagieren die Mikrogliazellen binnen Minuten. Sie verändern die Struktur ihres Netzwerkes und bilden Fresszellen, die Fremdkörper oder Keime beseitigen. Eine wunderbare Reaktion, wenn Erreger oder Fremdstoffe nur aufgrund eines Ausnahmezustandes bis ins Gehirn vordringen konnten. Viele leiden aber an einem Leaky Brain, die Blut-Hirn-Schranke arbeitet nicht korrekt. Bei einem Leaky Brain dringen ständig Fremdstoffe ein. Die Mikrogliazellen sind ununterbrochen im Einsatz. Vor allem bilden sie dann verschiedene Botenstoffe, die zu chronischen Entzündungsreaktionen führen. Ein Problem, denn sie führen häufig zu Depressionen und anderen psychischen Erkrankungen. Oft entsteht ein Leaky Brain aufgrund eines Leaky Gut.

Mikrogliazellen reagieren ebenfalls, wenn zu viele freie Radikale ihr Unheil treiben. Besonders viele freie Radikale entstehen, wenn Mitochondrien aus Kohlenhydraten Energie herstellen. Wenn Sie also Pasta, Pizza oder ein belegtes Baguette essen, merken das Ihre Mikrogliazellen und reagieren mit Entzündungsreaktionen.

Psychischer Stress aktiviert Mikrogliazellen

Selbst bei psychischem Stress verändern Mikrogliazellen ihre Aktivität und schalten auf Alarm. Sie bilden entzündungsfördernde Zytokine. Entzündungen im Gehirn sind typisch für Depressionen oder Migräne. Beides wird häufig durch Stress ausgelöst. Egal ob durch Kohlenhydrate oder Stress hervorgerufen, Mikrogliazellen stellen im Alarmzustand neben den entzündungsfördernden Zytokinen weitere Stoffe her, die dem Gehirn schaden. Außerdem nimmt die Produktion von Serotonin ab. Das macht Sie matt, antriebslos, krank oder depressiv. Kämpfende Mikrogliazellen sind typisch bei Alzheimer, Multipler Sklerose, Autismus, Depression und vielen weiteren Hirnerkrankungen.

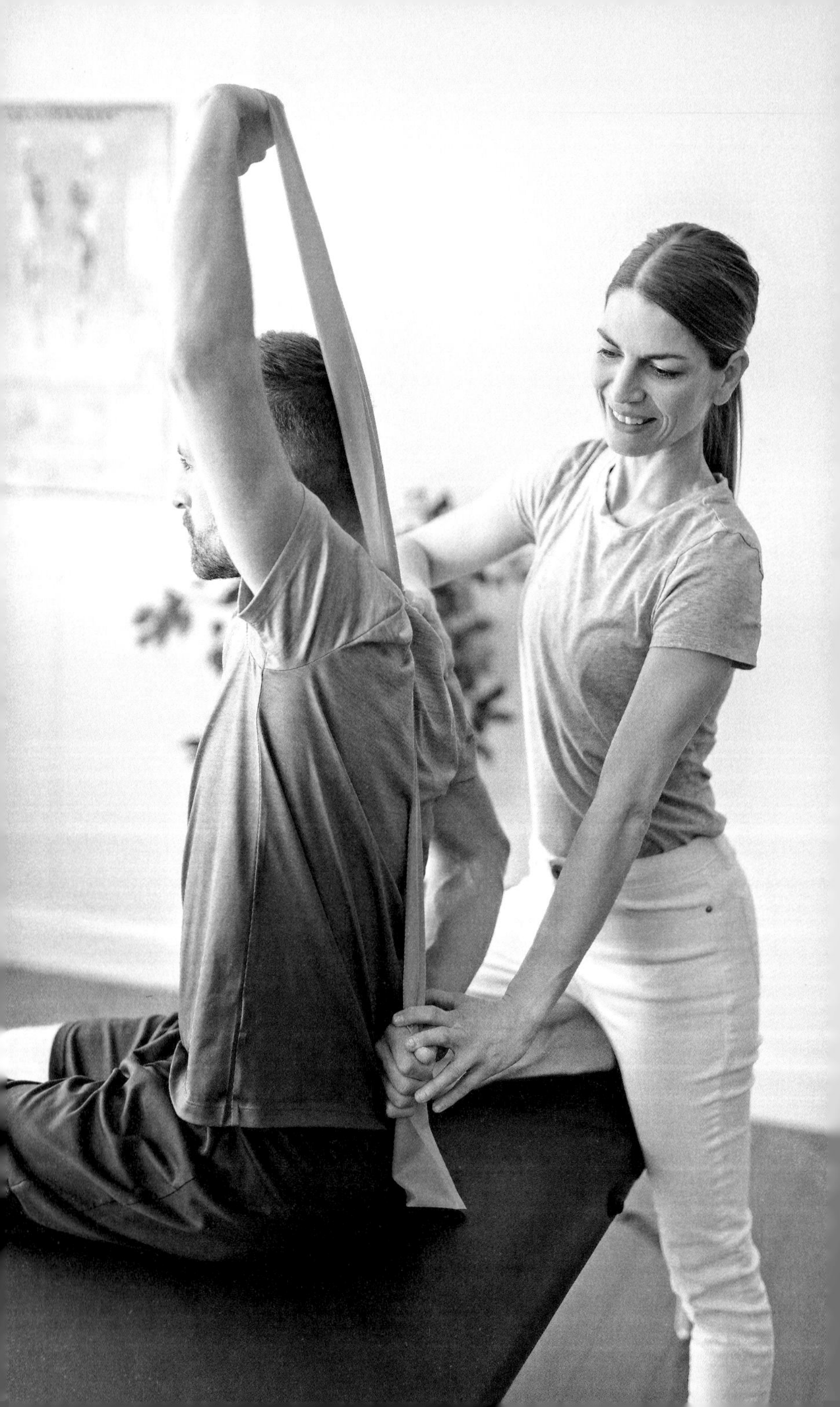

Frühzeitig Krankheiten vorbeugen

Krankheiten fallen nicht vom Himmel. Es gibt immer Gründe. Wer die Warnsignale kennt und sich um ihre Beseitigung kümmert, kann vielen chronischen Erkrankungen vorbeugen oder bereits bestehende Krankheiten heilen.

TIPP 25

Gesunde Epigenetik

Jede einzelne Körperzelle enthält ein und denselben genetischen Code. Trotz des gleichen Codes bilden sich Nerven-, Muskel- oder Leberzellen, die nicht nur sehr unterschiedlich aussehen, sondern die auch auf ganz verschiedene Weise arbeiten. Möglich ist das durch das An- und Ausschalten bestimmter Gene und das nennt sich Epigenetik. Selbst eine frisch befruchtete Eizelle enthält die gleichen Gene wie die Zellen einer erwachsenen Person. Der Embryo wächst rasend schnell, Erwachsene gar nicht mehr. Auch das wird durch das An- und Ausschalten bestimmter Gene reguliert.

Während einer akuten Virusinfektion werden ganz bestimmte Gene angeschaltet, genauso wie durch plötzlichen Stress oder zum Abbau von Giftstoffen. Die verschiedenen genetischen Programme können auf die vielen verschiedenen Situationen reagieren, die ein Körper bewältigen muss.

Problematisch wird es, wenn durch Bewegungs- und Nährstoffmängel Gene zur Bildung von entzündungsfördernden Botenstoffen ständig aktiv sind. Eine abnehmende Sensitivität gegenüber Insulin aktiviert diese Gene ebenso. Auch problematisch sind Dauerstress, Mobbing oder toxische Beziehungen. Gene werden aktiviert, wodurch sich vermehrt Stresshormone wie Cortisol bilden. Gene, die eigentlich nur zur Bekämpfung einer kurzzeitigen Schieflage bestimmt sind, werden daueraktiv. Langfristig führt das zu chronischen Krankheiten.

Mauskinder lebten länger, nachdem ihre Mütter Nährstoffe erhielten, die auf die Epigenetik wirkten

Ein bahnbrechendes Experiment. Es wurde 2002 veröffentlicht, aber leider haben die Erkenntnisse bis heute keinen Einzug in die Schulmedizin gehalten. In der Wissenschaft wird häufig mit Mäusen gearbeitet, die extra schlechte Gene haben. Sie werden schnell dick, leiden an

Herz-Kreislauf-Erkrankungen, Diabetes, bekommen früh Krebs und vieles mehr. Wissenschaftler aus den USA wollten wissen, was passiert, wenn man weibliche Mäuse mit solch schlechten Genen vor und während der Schwangerschaft mit Nährstoffen versorgt, die einen Einfluss auf die Epigenetik haben. Und siehe da, die Nachkommen der mit den speziellen Nährstoffen versorgten Mäusemüttern, waren gar nicht so krankheitsanfällig wie ihre Mütter. Sie lebten im Durchschnitt ein Drittel länger als die Nachfahren von Mäusemüttern, die keinen speziellen Nährstoffcocktail erhielten.[28]

Seitdem weiß man, dass allein die Gabe einiger Nährstoffe, gesundheitsfördernde Gene anschalten kann. Diese Erkenntnis war ein Durchbruch in der medizinischen Forschung. Es dauerte daraufhin noch ungefähr zehn Jahre bis deutlich wurde, dass Nährstoffe und andere Lebensstilfaktoren nicht nur während der Entwicklung des Fötus wirken, sondern ein Leben lang. Dass auch 90-Jährige ihr genetisches Programm wieder auf gesund stellen können.

Einfaches Rezept

- **Low Carb** – Stellt Gene stumm, die entzündungsfördernde Botenstoffe herstellen.
- **Essenzielle Nährstoffe** – Besonders B-Vitamine, die Aminosäure Methionin und der semiessenzielle Nährstoff Cholin stellen die Gen aktivität generell auf gesund.
- **Bewegung** – Stellt Gene zur Reparatur der Mitochondrien an. Das führt zu mehr Energie, mehr Energie führt zu Gesundheit.
- **Denken** – Positives und Entspanntes reduziert die Aktivität der Gene, die Stresshormone herstellen. Das wirkt sich positiv auf den gesamten Organismus aus.

SELBST-CHECK

Wirkt sich mein Lebensstil positiv auf meine Epigenetik aus?

Der Großteil meiner täglichen Ernährung besteht aus Gemüse, Rohkost und heimischem, saurem Obst.	j	n
Ich esse fast täglich qualitativ hochwertiges Biofleisch, Biogeflügel, Eier oder Fisch.	j	n
Ich verzichte auf Zucker, weißes Mehl und weißen Reis.	j	n
Ich trinke täglich viel Wasser oder ungesüßte Tees.	j	n
Ich lasse regelmäßig mein Blut auf Nährstofflücken hin untersuchen.	j	n
Ich ergänze meine Ernährung mit benötigten, essenziellen Nährstoffen.	j	n
Ich fühle mich morgens ausgeschlafen.	j	n
Ich rauche nicht und trinke keinen Alkohol.	j	n
Ich treibe mehrmals pro Woche Sport, bei dem ich mich anstrenge.	j	n
Ich betreibe aktive Stressreduktion (z. B. Yoga, Meditation, Atemtechniken usw.).	j	n
Ich habe das Gefühl, mein Leben hat einen Sinn.	j	n
Ich führe wohltuende und energiespendende Beziehungen in der Familie und zu Freunden	j	n

Je häufiger Sie mit Ja geantwortet haben, umso positiver wirkt sich ihr Lebensstil auf Ihre Epigenetik aus.

TIPP **26**

Es gibt nur eine Krankheit

Wir stehen an einem Wendepunkt in der medizinischen Forschung. Neuste wissenschaftliche Erkenntnisse weisen darauf hin, dass es nicht Tausende verschiedene Erkrankungen gibt, sondern nur eine, die sich in unzähligen Symptomen äußert. Von Kopfschmerzen bis zu Autismus, von Allergien bis zu Krebs, von Verdauungsproblemen bis zu Gelenkerkrankungen.

Der Grund aller chronischen Beschwerden sind Entzündungsreaktionen!

Bislang brachten Mediziner Entzündungen vor allem mit Erkältungskrankheiten oder Magen-Darm-Problemen, mit Infektionen nach Verletzungen und schwerwiegenden Virusinfektionen in Zusammenhang. Dass aber auch Kohlenhydrate oder Alkohol, Mangel an Vitaminen und Mineralstoffen sowie Bewegungsmangel zu chronischen Entzündungsreaktionen führen, diese Erkenntnisse sind neu. Sie werden die Behandlung von chronischen Erkrankungen in den nächsten Jahrzehnten hoffentlich revolutionieren. Da das Grundprinzip der Erkrankung, die chronische Entzündungsreaktion, überall gleich ist, gibt es auch nur eine Therapie: die Stärkung des Immunsystems.[29] Diese Erkenntnis wurde 2018 mit der Vergabe des Medizinnobelpreises honoriert, jedoch nur bezogen auf Krebs. Wir in Roth setzen seit 25 Jahren genau dort an. Wer meinen Empfehlungen folgt, stärkt sein Immunsystem. Daher ist die Behandlung mit Nährstoffen und Bewegung so erfolgreich. Chronische Entzündungsreaktionen verschwinden.

Depressionen, Herzprobleme und Heuschnupfen durch Entzündungsreaktionen!

Wissenschaftler haben mittlerweile bewiesen, selbst Depression und Schizophrenie gehen mit Entzündungsreaktionen einher. Prof. J. Meyer aus Toronto verglich die Gehirne von Depressiven und Gesunden. Bestimmte Immunzellen waren bei den Kranken deutlich aktiver als bei den Gesunden. Prof. J. Meyer wörtlich: »Unsere Ergebnisse liefern den bisher überzeugendsten Beweis für eine Entzündung im Gehirn während einer schweren Depression.«

Chronische Entzündungsreaktionen sind typisch bei Übergewicht, das wiederum als eigenständiger Risikofaktor für andere Erkrankungen wie Krebs, Diabetes, Herz-Kreislauf-Beschwerden gilt.

Auch Allergien gehen mit chronischen Entzündungsreaktionen einher, die das Immunsystem durcheinanderbringen, sodass es gegen unschädliche Stoffe wie Pollen oder Tierhaare aktiv wird. Selbst Autoimmunerkrankungen gehen mit chronischen Entzündungsreaktionen einher, wobei körpereigenes Gewebe von Immunzellen angegriffen wird.

Die Entzündungen entstehen durch schädliche Stoffe wie Zucker und Cortisol, das Stresshormon. Zusätzlich ist meist das Immunsystem geschwächt, da ihm wichtige Nährstoffe fehlen. Allem voran essenzielle Aminosäuren, Fettsäuren, Mineralstoffe wie Zink, Selen und Magnesium und Vitamine wie Vitamin D, B-Vitamine und Vitamin C. Diese Kombination aus Belastungen und Mängeln ist die eine chronische Krankheit. Diese Krankheit heilen Sie, indem Sie Ihr Immunsystem stärken und schädliche Stoffe aussortieren.

PRAXISTIPP

Denken Sie neu über Ihre Beschwerden

Sie leiden nur an einer Krankheit: Entzündungsreaktionen. Und die können Sie heilen.

TIPP 27

Schützen Sie Ihre Mitochondrien

Chronische Erkrankungen gehen fast immer mit mitochondrialer Dysfunktion einher. Mitochondrien sind Untereinheiten jeder Zelle. In ihnen werden Energiemoleküle hergestellt. Sie heißen ATP oder **A**denosin**tri****p**hosphat. Alle Abläufe im Körper sind auf diese Energiemoleküle angewiesen. Mitochondriale Dysfunktionen und Entzündungsreaktionen treten nahezu immer gemeinsam auf. Stimmt etwas mit den Mitochondrien nicht, werden Sie krank.

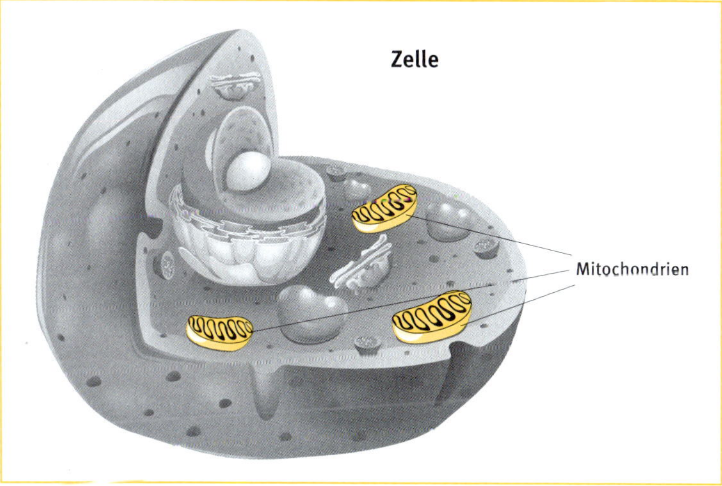

Zelle mit halb aufgeschnittenen Mitochondrien. Eine Körperzelle besitzt jedoch weit mehr Mitochondrien, die zudem wesentlich kleiner sind, als in der Skizze dargestellt.

Freie Radikale und Nährstoffmängel beschädigen Mitochondrien

In jeder einzelnen Körperzelle befinden sich mehrere Tausend Mitochondrien. Die Kraftwerke der Zelle stellen entweder aus Kohlenhydraten, Fettsäuren oder Proteinen Energiemoleküle her. Je nachdem, was ihnen zur Verfügung steht. Wenn sie Kohlenhydrate verwenden, entstehen vermehrt freie Radikale. Wird ATP hingegen aus Fettsäuren hergestellt, verringert sich die Menge an freien Radikalen. Freie Radikale sind äußerst reaktionsfreudige Atome oder Moleküle, da ihnen ein Elektronpaar fehlt. Kommen sie mit Zellmembranen der Mitochondrien, mit Enzymen, die für die Herstellung von Energie benötigt werden, oder mit der mitochondrialen DNA in Kontakt, klauen die freien Radikale diesen Stoffen Elektronen. Sie sind dann wieder komplett. Doch den Stoffen, mit denen sie reagiert haben, fehlen dann Elektronen. Den Molekülen der Membran, der DNA oder anderen Stoffen. Mitochondrien werden beschädigt, die mitochondriale Dysfunktion ist da.

Neben den Angriffen durch freie Radikale reagieren Mitochondrien empfindlich auf Vitamin- und Mineralstoffmangel. Die Abläufe innerhalb der Zellkraftwerke geraten durch den Mangel aus der Balance. Darüber hinaus setzen Chemikalien wie Nikotin oder Pflanzenschutzmittel den Mitochondrien zu. Ebenso wirken sich viele Medikamente wie Betablocker, Metformin, Statine, Schmerzmittel wie Ibuprofen, Diclofenac, Paracetamol und viele weitere negativ auf die Funktionalität von Mitochondrien aus.

Gesunde Mitochondrien

Mitochondrien heilen, wenn sie Energie aus Fettsäuren herstellen. Daher ist No Carb für die Heilung essenziell. Zusätzlich unterstützen folgende Nährstoffe die Gesundheit der Mitochondrien:

- **Carnitin:** Die Aminosäure verstärkt den Transport von Fettsäuren in die Mitochondrien. Dadurch steigt die gesunde Herstellung von Energie aus Fettsäuren.
- **Vitamin C:** Das Vitamin fängt freie Radikale in den Mitochondrien

ab. Besonders effektiv wirkt Vitamin C, wenn es zusammen mit Vitamin E eingenommen wird.

- **Vitamin E:** Am wirksamsten gegen freie Radikale wirkt Vitamin E in Form von Alpha-Tocopherol.
- **B-Vitamine:** Die Vitamine B_1, B_2, B_3, B_5, Biotin, Folsäure und B_{12} sind für die Herstellung von Energiemolekülen in den Mitochondrien essenziell.
- **Creatine:** Die organische Säure trägt zur Bildung von Energiemolekülen (ATP) bei. Der Körper stellt Creatine selbst her. Wenn die Mitochondrien jedoch bereits Schaden genommen haben, lohnt sich die zusätzliche Einnahme. Fleisch enthält besonders viel Creatine.
- **Alpha-Liponsäure:** Die schwefelhaltige Fettsäure schützt die Mitochondrien vor freien Radikalen.
- **Arginin:** Die Aminosäure übernimmt wichtige Funktionen im Immunsystem. Das wirkt sich positiv auf die Mitochondrien aus.
- **Selen:** Der Mineralstoff entschärft indirekt freie Radikale, da viele Enzyme mit antioxidativer Wirkung Selen benötigen.

No Carb und Nährstoffe heilen Mitochondrien und damit chronische Erkrankungen. No Carb und Nährstoffe schützen jedoch auch den Körper, sodass Erkrankungen erst gar nicht entstehen.

Unsere heutige Ernährung enthält diese lebenswichtigen Stoffe nicht mehr in ausreichenden Mengen. Grund sind ausgelaugte Böden, lange Transportwege und die Verarbeitung der Lebensmittel. Bioerzeugnisse enthalten durchschnittlich mehr Nährstoffe als konventionell hergestellte Nahrungsmittel. Doch selbst wenn Sie sich ausschließlich von Bioprodukten ernähren, besteht die Gefahr eines Nährstoffmangels. Mit als Erstes leiden die Mitochondrien darunter. Mitochondriale Dysfunktion[30] zeigt sich unter anderem durch Leistungsabfall oder Müdigkeit, Stimmungsschwankungen oder Probleme, das Gewicht zu halten. Die meisten werden dazu sagen: Das ist das Alter, das ist normal. Nein, es ist nicht das Alter, es sind die Mitochondrien. Die von freien Radikalen angegriffen werden, da sie Energie aus Kohlenhydraten anstelle von Fettsäuren herstellen, und denen wichtige Nährstoffe fehlen.

TIPP **28**

Chronischen Erkrankungen vorbeugen

Fast alle chronischen Erkrankungen beginnen im Darm oder gehen mit problematischen Veränderungen im Darm einher.

Von der Energiekrise im Darm zu fehlenden Nährstoffen

Die Mitochondrien vieler Körperzellen stellen sowohl aus Kohlenhydraten als auch aus Fettsäuren Energie her. Die Mitochondrien der Darmschleimhaut sind wählerischer. Sie verwenden vor allem die kurzkettige Fettsäure Butyrat. Bestimmte Darmbakterien stellen Butyrat her, indem sie Ballaststoffe vergären. Mangelt es im Darm an Butyrat, weil zu wenig ballaststoffhaltiges Gemüse verzehrt wird, geraten die Zellen der Darmschleimhaut in eine Energiekrise. Sie funktionieren nicht mehr richtig und stellen weniger Verdauungsenzyme sowie Schleim her. Der Nahrungsbrei wird nicht mehr ausreichend aufgespalten, weniger Nährstoffe werden aufgenommen. Außerdem benötigt der Nährstofftransport durch die Zellen Energie. Mangelt es den Zellen jedoch an Energie, gerät auch dieser Ablauf ins Stocken. Noch weniger Nährstoffe gelangen in den Körper.

Fehlende Nährstoffe führen zu chronischen Krankheiten

Über den Darm gelangen Nährstoffe in den Organismus. Sie werden für die Energieherstellung in den Körperzellen, für den Aufbau starker Knochen und Muskeln, für das Immunsystem und für vieles mehr benötigt. Durch krankhafte Veränderungen im Darm vermindert sich die Aufnahme dieser essenziellen Stoffe. Das wirkt sich auf den gesamten Organismus aus. Je nach Schwere des Mangels an Nährstoffen und nach Art der Veränderungen im Darm verliert der Körper seine Balance.

Kommen weitere Probleme wie Bewegungsmangel, psychischer Stress, Belastungen mit Giftstoffen oder die Einnahme bestimmter Medikamente hinzu, entsteht bei dem einen Krebs, bei dem anderen Heuschnupfen, bei einem weiteren Rheuma und wieder ein anderer bekommt Herzprobleme.

Im Grunde genommen gibt es nur eine chronische Krankheit, sie hat immer die gleichen Ursachen: falsche Ernährung, falscher Lebensstil. Die eine chronische Krankheit zeigt sich jedoch in vielen verschiedenen Gewändern, von Pickeln über Depressionen bis hin zu Verstopfung, von Schilddrüsenproblemen über Sodbrennen bis zu hin zu Demenz oder Parkinson.

Gestörtes Mikrobiom – gestörtes Immunsystem

Befinden sich zu viele gesundheitsschädliche und zu wenige gesundheitsfördernde Bakterien im Darm, ist das darmeigene Immunsystem alarmiert und reagiert mit Entzündungsreaktionen. Das Immunsystem kämpft.

Der ständige Kampf schwächt es. Chronische Entzündungsreaktionen können sich vom Darm aus im gesamten Organismus ausbreiten. Im Gehirn können sie zur Entstehung von Depression, ADHS oder Alzheimer beitragen, in den Gelenken zu Rheuma, in den Arterien zu Arteriosklerose.

Ein geschwächtes Immunsystem kann außerdem das Eintrittstor für Krebs sein. Immerzu entstehen Krebszellen. Ein gutes Immunsystem kommt damit klar. Ein geschwächtes spürt mutierte Zellen jedoch weder auf noch beseitigt es diese.

Leaky Gut führt zu Entzündungsreaktionen im gesamten Körper

Geraten vermehrt Darmbakterien, Nahrungspartikel und Giftstoffe aufgrund eines undichten Darms in den Organismus, muss das Immunsystem gegen all diese Stoffe kämpfen. Es kommt zu chronischen Entzündungsreaktionen. Diese können wiederum zu vielen verschiedenen chronischen Erkrankungen führen.

SELBST-CHECK

Wie hoch ist mein Risiko, chronisch zu erkranken?

Ich esse täglich verarbeitete Lebensmittel wie Brot, Nudeln, Fertiggerichte, Pizza, Knabbereien und Ähnliches.	j	n
Ich trinke mehrmals wöchentlich Alkohol.	j	n
Wenn ich nackt vor einem Spiegel auf und ab springe, schwabbelt mein Bauch (Anzeichen für gesundheitsschädliches Viszeralfett).	j	n
Ich bin morgens häufig nicht ausgeschlafen.	j	n
Ich konsumiere zuckerhaltige Getränke wie Softdrinks oder Fruchtsäfte.	j	n
Ich treibe weniger als dreimal pro Woche 30 Minuten Ausdauersport.	j	n
Ich reagiere empfindlich auf Stress.	j	n
Ich bin übergewichtig.	j	n
Ich rauche.	j	n
Ich verwende Sonnenblumenöl oder Margarine zum Kochen.	j	n

Je häufiger Sie mit Ja geantwortet haben, umso höher ist Ihr Risiko, chronisch zu erkranken.

TIPP 29

Erkennen Sie chronische Entzündungsreaktionen

Ein gesundes Immunsystem bekämpft Fremdkörper und Krankheitserreger mit einer kurzen Entzündung. Betroffene Körperstellen sind geschwollen, schmerzen, sind rot und warm. So sieht es beispielsweise im Hals während einer Erkältung aus. Oder am Arm nach einem Insektenstich. Ist der Feind besiegt, fährt das Immunsystem seine Aktivität zurück. Heute leiden jedoch viele an chronischen Entzündungsreaktionen. Das Immunsystem kämpft ununterbrochen. Grund sind falsche Ernährung, Giftstoffe, Bewegungsmangel, unerkannte Infektionen und Stress.

Chronische Entzündungsreaktionen sind Volkskrankheit

Somit ist fast jeder betroffen. Die meisten Menschen trinken zu viel Alkohol und essen zu viel Zucker. Sie bewegen sich zu wenig und stehen beim Arbeiten unter Stress. Zusätzlich zehren Familie und Hobbys an den Kräften. Fast jeder leidet an chronischen Entzündungsreaktionen. Die einen mehr, die anderen weniger.

Während chronischer Entzündungsreaktionen ist das Immunsystem die ganze Zeit aktiviert. Dadurch verringert sich seine Fähigkeit, Keime und Fremdstoffe abzuwehren. Wer an chronischen Entzündungen leidet, ist daher häufig erkältet. Wer hingegen keine chronischen Entzündungen hat, ist fast nie krank. Chronische Entzündungsreaktionen bringen das gesamte Immunsystem durcheinander. Sie können bis zu Autoimmunreaktionen führen. Chronische Entzündungsreaktionen können auch bis ins Gehirn vordringen, da sie die Blut-Hirn-Schranke angreifen. Stoffe, die zu Entzündungsreaktionen führen, dringen dadurch ungehindert ins Gehirn ein.

Wenn das Gehirn entzündet ist, entstehen Hirnerkrankungen wie Depression, Angststörungen, Migräne, Alzheimer, ADHS oder andere Leiden. Wenn das Herz und die Blutgefäße entzündet sind, entstehen Arteriosklerose oder Herzschwäche. Ist der Darm entzündet, kommt es zu Morbus Crohn, Reizdarmsyndrom, Verdauungsbeschwerden oder Colitis ulcerosa. Sind Gelenke entzündet, ist die rheumatoide Arthritis da. Chronische Entzündungsreaktionen führen zu epigenetischen Veränderungen, die wiederum Entzündungsreaktionen verstärken. Ein Teufelskreis.

Sie können sich vor den Krankheiten schützen, indem Sie frühzeitig chronische Entzündungsreaktionen erkennen und handeln.

SELBST-CHECK

Leide ich an chronischen Entzündungsreaktionen?

Ich habe saisonal oder ortsabhängige (z. B. Hausstaubmilben) auftretende Allergien.	j	n
Ich habe Lebensmittelallergien.	j	n
Ich arbeite an einem schlecht beleuchteten oder belüfteten Ort.	j	n
Ich bin regelmäßig mit Chemikalien (z. B. Reinigungsmitteln), Pestiziden, Lärm oder Schwermetallen in Kontakt.	j	n
Ich bin mehrmals pro Jahr erkältet.	j	n
Ich leide regelmäßig an Hautentzündungen, Herpes oder Aphten.	j	n

Ich habe Bronchitis oder Asthma.	j	n
Ich habe Neurodermitis, Akne oder Schuppenflechte.	j	n
Ich leide an Arthritis.	j	n
Ich habe eine Autoimmunerkrankung (Rheuma, Lupus, Hashimoto etc.).	j	n
Ich leide an entzündlichen Darmerkrankungen oder Reizdarm.	j	n
Ich habe Stimmungsschwankungen und emotionale Probleme.	j	n
Ich leide an Herz-Kreislauf-Erkrankung oder hatte bereits einen Herzinfarkt.	j	n
Ich habe Diabetes oder bin übergewichtig.	j	n
Ich bin häufig gestresst.	j	n
Ich trinke mehr als drei Gläser Alkohol pro Woche.	j	n
Ich treibe weniger als ca. 120 Minuten Sport pro Woche.	j	n

Je häufiger Sie mit Ja geantwortet haben, umso wahrscheinlicher leiden Sie an chronischen Entzündungsreaktionen und umso stärker sind diese. Selbst wenn Sie nur ein einziges Mal mit Ja geantwortet haben, ist Ihr Immunsystem etwas geschwächt.[31]
Chronische Entzündungsreaktionen verschwinden mit No Carb, essenziellen Nährstoffen, Sport, ausreichendem Schlaf und wohltuenden Gedanken.

TIPP 30

Vorsicht Homocystein

Bei chronischen Erkrankungen ist häufig der Homocysteinspiegel erhöht. Homocystein beschädigt Blutgefäße wie auch Gehirnzellen. Homocystein führt zu schädlichen epigenetischen Veränderungen, erhöht das Krebsrisiko und vieles mehr. Doch wird der Blutwert nicht routinemäßig untersucht. Einige Wissenschaftler schätzen, dass 80 Prozent der über 40-Jährigen zu hohe Homocysteinwerte haben.

Homocystein erhöht das Alzheimerrisiko

Wissenschaftler der Boston Medical School untersuchten den Zusammenhang zwischen Homocystein und Vergesslichkeit an 667 Frauen und 426 Männern. Im Mittel waren sie 76 Jahre alt. Acht Jahre nach der ersten Blutabnahme erfolgte eine zweite. Zusätzlich wurden die Probanden auf Vergesslichkeit untersucht. Probanden mit den höchsten Homocysteinwerten litten doppelt so häufig an Demenz im Vergleich zu jenen mit niedrigen Werten. Wenn der Homocysteinspiegel bei 15 μmol/l liegt, erhöht sich das Alzheimerrisiko um 40 Prozent. Der Effekt ist unabhängig von Alter und Geschlecht sowie genetischer Veranlagung.[32] Die Gene sind unschuldig, es ist der Lebensstil, der zu Vergesslichkeit und Demenz führt. Hohe Homocysteinwerte tragen auch zu Parkinson, Depression, Migräne und einigen weiteren Gehirnerkrankungen bei. Selbst bei Herz-Kreislauf-Erkrankungen ist meist Homocystein erhöht.

Methionin wird für eine gesunde Epigenetik benötigt

Homocystein entsteht natürlicherweise im Stoffwechsel. Aus ihm bildet sich Methionin, das unter anderem für das An- und Ausschalten von Genen gebraucht wird. Damit aus Homocystein Methionin entsteht, werden jedoch Folsäure, Vitamin B_6 und Vitamin B_{12} benötigt. Fehlen diese wichtigen Stoffe, funktioniert der Umbau nicht. Homocystein reichert sich an, schädigt Blutgefäße und das Gehirn und durch den Mangel an Methionin werden gute Gene ausgeschaltet.

Sind alle Vitamine und Enzyme für den Umbau vorhanden, stellt der Körper die Aminosäuren Cystein und Methionin aus Homocystein her. Die beiden Aminosäuren braucht er dringend. Methionin wird neben dem An- und Ausschalten der Gene für viele essenzielle Abläufe benötigt. Methionin ist beispielsweise an der Herstellung von Neurotransmittern und dem Aufbau von Muskelzellen beteiligt. Cystein wird unter anderem für die Herstellung von Glutathion genutzt. Glutathion ist eines der stärksten Antioxidantien, die das Gehirn vor den Angriffen freier Radikale schützen.

Somit wirken Folsäure, Vitamin B_6 und B_{12} auf zwei Wegen: Schädliches Homocystein wird abgebaut und schützendes Glutathion vermehrt gebildet.

PRAXISTIPP

Lassen Sie Ihr Homocystein messen

- Gehen Sie jährlich zur Blutuntersuchung und lassen Sie Ihren Homocysteinspiegel messen. Er sollte unter 5 μmol/l liegen. Das ist ideal, unter 10 μmol/l ist akzeptabel.
- Einige Ärzte und Labors bewerten einen Wert von unter 15 μmol/l als normal. Das ist fatal! Bei diesem Wert erhöht sich das Alzheimerrisiko bereits um 40 Prozent.
- Falls Ihr Homocysteinspiegel erhöht ist:
  - Nehmen Sie ein hoch dosiertes Vitamin-B-Komplex-Präparat ein.
  - Verzichten Sie auf Alkohol.
  - Treiben Sie Sport.
  - Nehmen Sie ab.
  - Hören Sie auf zu rauchen.

TIPP 31

Gefahrstoff Homocystein

Kommt ganz natürlich im menschlichen Körper vor. Es ist eine Aminosäure, die beim Abbau von Proteinen entsteht. Doch sie darf nur in geringen Mengen vorkommen. Schwimmt zu viel davon durch die Blutbahnen, wird es gefährlich. Für die Blutgefäße und für das Herz.

Zu viel Homocystein greift die Zellwände der Blutgefäße an, genauso wie Zucker, wie Kohlenhydrate. Die empfindlichen Wände reißen ein, Immunzellen aus dem darunterliegenden Gewebe reagieren, es bilden sich Schaumzellen. Darin lagert sich Cholesterin und auch Calcium ein, die Arteriosklerose ist da.

No Carb allein wird Ihre Arteriosklerose nicht rückgängig machen, wenn Sie erhöhte Homocysteinwerte haben. Und die können wiederum weiter ansteigen, wenn Sie zwar mehr Proteine essen – was gesund ist! –, Ihr Körper aber noch nicht über genügend Vitamine und Mineralstoffe verfügt, um Proteine gesund zu verstoffwechseln. Damit das passiert, braucht der Körper:

- Zink
- Folsäure
- Vitamin B_{12}
- Vitamin B_6
- Vitamin B_2
- Magnesium

Vitamin B_{12} ist besonders wichtig

Vegetarier und Veganer haben generell zu wenig davon, wenn sie nicht extra ein Vitamin-B-Komplex-Präparat einnehmen. Und auch Menschen, die nur sehr wenig Fleisch essen, mangelt es häufig an diesem Vitamin.

Bei massivem Vitamin-B_{12}-Mangel oder auch im Alter lohnt es sich, Vitamin B_{12} zu spritzen und nicht in Kapselform einzunehmen. Denn der Darm spielt nicht mit, schläft ein.

Ich habe es bei vielen meiner Patienten erlebt, dass der Homocysteinspiegel erst fällt, wenn ich 2000 pg/ml Vitamin B_{12} im Blut messe. Auf vielen Laborbögen wird ein Wert von 200 pg/ml als normal und damit angeblich gesund deklariert. Mit so einem Wert werden Sie jedoch nicht gegen Ihr Homocystein ankämpfen können.

Funktioniert der gesunde Abbau von Homocystein, verlieren Sie nicht nur einen erheblichen Risikofaktor für eine Herz-Kreislauf-Erkrankung, Sie gewinnen auch eines der besten Antioxidantien: Glutathion. Brauchen Sie dringend! Glutathion verteidigt Ihre wertvollen Proteine und Membranlipide (das sind Ihre Zellwände) vor »freien Radikalen«.

PRAXISTIPP

Lassen Sie die Nährstoffe für den Abbau von Homocystein messen

	Empfehlung Blutwert	Tagesdosis bei einem Mangel
Zink	780–1200 µg/l	20–60 mg
Folsäure	15–25 µg/l	0,4–0,8 mg
Vitamin B_{12}	1000–2000 pg/ml	5–15 µg
Vitamin B_6	über 42 pmol/l	10–40 mg
Vitamin B_2	6,0–12,0 µg/dl	1,2–10 mg
Magnesium (gemessen im Serum)	1,0–1,1 mmol/l	300–900 mg

TIPP 32

Lipoprotein(a) senken

Lipoprotein(a) ist ein Molekül, das aus Fett und Proteinen besteht und wirklich gefährlich ist für die Herzgesundheit. Wenn irgendwo ein Blutgefäß verletzt ist, dann ist es vor allem Lipoprotein(a), was sich dort einlagert.

Sie hören mich oft sagen, dass Ihre Gene Sie nicht beherrschen, sondern Ihr Lebensstil entscheidet, welche Gene aktiv sind. Lp(a) stellt da eine Ausnahme dar, denn es gibt Personen, die haben genetisch bedingt erhöhtes Lp(a). Momentan geht man davon aus, dass diese Genvariante zu Herzinfarkten oder Schlaganfällen früh im Leben führt. Ebenso steigt das Thromboserisiko. Doch sind erhöhte Lp(a)-Werte kein Schicksal, denn Sie können viel für sich tun. Sie müssen sich in besonderem Maß um ein gesundes Leben kümmern. Besonders wichtig ist eine No-Carb-Ernährung, dann entzünden sich die Blutgefäße erst gar nicht, Lp(a) lagert sich erst gar nicht ab, dann ist es gar nicht mehr so wichtig, wie viel dieses gefährlichen Stoffes im Blut herumschwimmt. Denn senken können Sie es nur wenig, wenn Sie diese Genvariation haben.

Sollten Sie zu den Betroffenen zählen, nehmen Sie es positiv! Sie werden zu einem gesunden Leben gezwungen. Langfristig rechnet sich das, denn es wird nicht nur Ihr Risiko für eine Herz-Kreislauf-Erkrankung senken, sondern auch für andere chronische Krankheiten wie Krebs oder Demenz.

Schutz von innen

Wenn Sie zu den 20 Prozent der Deutschen zählen, die den Risikofaktor Lipoprotein(a) in sich tragen, dann wird für Sie Lysin und Vitamin C zum Lebensretter. Lysin kleidet die innere Gefäßwand wie Teflon aus. Lässt das Lp(a) einfach abrutschen. Denn Lysin ist ein Baustein des Fasereiweißes Kollagen, dem Hauptbestandteil der Gefäßwand. Damit es jedoch richtig verbaut wird, braucht Lysin Vitamin C. Zusammen sorgen sie in Ihrem Körper für festes Arteriengewebe. Lysin zusammen mit Vitamin C verhindert, dass Flüssigkeit aus den Adern ins Gewebe sickert. Dass sich Wasser einlagert und Sie Ödeme kriegen. Dass Sie teigig aufschwellen – zum Beispiel morgens, unter den Augen. Hässlich, lästig und überflüssig, dank Lysin.

Lysin lässt sogar das angelagerte Lp(a) wieder von der Gefäßwand verschwinden. Macht Sie wach und reduziert oder verhindert Angina-pectoris-Anfälle. Das stellte übrigens der Vitaminforscher der ersten Stunde schon fest, Linus Pauling (1901–1994): Er gab Bypasspatienten, die bei jeder Anstrengung unter starken Schmerzen in der Brust litten, mehrmals täglich Lysin. Bis zu sechs Gramm. Binnen vier Wochen konnten die Patienten auf ihre Nitroglycerintabletten verzichten.

Lipoprotein(a) ist ein verzwicktes Ding, es ist der entscheidende Risikofaktor für kardiovaskuläre Erkrankungen. Leider wird er nicht standardmäßig untersucht.

PRAXISTIPP

Lassen Sie Ihren Lipoprotein(a)-Wert messen

- Er sollte unter 75 nmol/l oder 30 mg/dl liegen.
- Sollte er erhöht sein, können Sie Folgendes tun:
  - Vitamin C in hoher Dosis einnehmen: drei bis zehn Gramm täglich – so viel bzw. wenig, dass Sie keinen Durchfall davon bekommen. Am besten stündlich ein Gramm.
  - Und: Lysin ab drei Gramm täglich.

TIPP **33**

Gluten erhöht die Darmdurchlässigkeit

Chronische Erkrankungen machen heute den Großteil der medizinisch notwendigen Behandlungen aus. Bewegungsmangel und Stress tragen dazu bei. Mittlerweile gerät aber auch Gluten in den Fokus der Wissenschaft. Einer der weltweiten Spezialisten ist Prof. Dr. Alessio Fasano von der Harvard University in Boston, USA. Seiner Ansicht nach spielt Gluten bei der Entstehung fast aller chronischen Erkrankungen eine Rolle.

Gluten kommt in fast allen Getreidesorten vor, Weizen enthält jedoch besonders viel davon. Gluten ist ein Gift. Süßgraspflanzen, zu denen alle Getreidesorten zählen, haben im Zuge der Evolution die Fähigkeit zur Herstellung dieses Giftes entwickelt. Ihre Samen werden dank des Glutens vor Insektenfraß geschützt. Wir Menschen sind etwas unempfindlicher als Insekten, aber ganz spurlos geht der Verzehr von Gluten auch an uns nicht vorbei.

Gluten beschädigt Tight Junctions

Gluten kann sich an spezielle Rezeptoren binden, die sich an den Oberflächen der Darmzellen befinden. Gehen Gluten und Rezeptor diese Bindung ein, führt das in den Zellen zur Bildung und zur Freisetzung des Proteins Zonulin. Das spezielle Protein löst daraufhin die Verbindungen zwischen den Darmzellen, den sogenannten Tight Junctions, auf. Der Darm wird durchlässig, der Leaky Gut ist da. Das passiert mehr oder weniger stark bei jedem Menschen und hat nichts mit Zöliakie zu tun, der bekannten Krankheit, bei der kein Gluten vertragen wird.

Diese merkwürdige Reaktion im Darm ergibt Sinn, denn Gluten ist ein Giftstoff und Gifte müssen bekämpft werden. Das Immunsystem ist aber nicht im Darm, sondern im angrenzenden Gewebe besonders aktiv. Daher muss Gluten in dieses angrenzende Gewebe gelangen. Das tut es, indem ihm der Weg über die geöffneten Tight Junctions frei gemacht wird.

Aber nicht nur Gluten, sondern jede Menge andere Fremdstoffe gelangen über die geöffneten Tight Junctions in den Körper. Das Immunsystem bekämpft sie daraufhin alle.

Die Dosis macht das Gift

Wenn sich die Tight Junctions ein- oder zweimal pro Woche für einen kurzen Moment öffnen, ist das kein Problem. Es kommt zu einer kurzzeitigen Immunantwort, dann verschließt sich die Darmwand wieder und der Spuk ist vorbei.

Wenn dem glutenhaltigen Brötchen am Morgen, die glutenhaltige Pizza am Mittag und am Abend die glutenhaltige Scheibe Brot oder die glutenhaltigen Spaghetti folgen, ist das ein Problem. Dann ist die Darmschleimhaut immerzu durchlässig. Das Immunsystem gerät in Dauerstress.

PRAXISTIPP

Laboruntersuchung zur Darmbarrierefunktion

Einige Labore bieten Blutuntersuchungen zur Bestimmung der Durchlässigkeit des Darms an.

Der aktuell am besten geeignete Marker ist I-FABP (Intestinal-fatty acid binding protein). Das Protein kommt normalerweise nur in Darmzellen vor. I-FABP wird allerdings freigesetzt, wenn Darmzellen beschädigt werden, wie es bei einem Leaky Gut passiert.

TIPP 34

Schmerzmittel – so schädlich wie Antibiotika

Die Einnahme von Antibiotika verändert die Zusammensetzung der Darmbakterien erheblich, mit oft lang anhaltenden negativen Folgen. Das ist vielen bekannt. Laut neusten Forschungen beeinflussen viele weitere Medikamente das Mikrobiom in ähnlicher problematischer Weise.

Neue Untersuchungsmethode zeigt Unglaubliches

Das Mikrobiom und sein Einfluss auf die Gesundheit wird erst seit wenigen Jahren intensiv erforscht. Viel ist noch gar nicht bekannt. Daher ist es nur logisch, dass lange Zeit die Auswirkungen von Medikamenten auf das Mikrobiom überhaupt nicht untersucht wurden. Ganz anders ist es in Bezug auf potenzielle Leberschäden. Für jede Neuzulassung sind umfangreiche Nachweise zu erbringen.

Die Auswirkungen auf das Mikrobiom sind meist komplex und daher braucht es ebenso komplexe Untersuchungsmethoden. Bislang wird meist nur die Zusammensetzung der Darmbakterien mit gewissen gesundheitlichen Problemen in Verbindung gesetzt. Aber nicht nur die Zusammensetzung ist entscheidend, genauso wichtig sind die Funktionsweise und das Zusammenspiel der Bakterien. Beispielsweise beeinflussen einige Medikamente zwar nicht die Zusammensetzung der verschiedenen Bakterienarten, aber ihr Verhalten. Das kann mindestens einen so verheerenden Effekt auf die Gesundheit haben wie die Zu- und Abnahme gesundheitsschädlicher und gesundheitsfördernder Mikroorganismen.

Prof. Dr. Figeys von der Universität Ottawa in Kanada hat hierzu zusammen mit seinem Team ein neues Untersuchungsverfahren erfunden. Es wurde 2020 in einem wissenschaftlichen Journal erstmals vorgestellt. Mit ihm kann sowohl die Zusammensetzung der Bakterien als auch das Verhalten der Mikroorganismen untersucht werden. Die Ergebnisse werfen einen vollkommen neuen Blick auf mögliche, bislang noch nicht bekannte Nebenwirkungen von Medikamenten.

Ibuprofen wirkt ähnlich wie Antibiotika

In einer ersten Studie mit dem neuen Verfahren wurden die Auswirkungen von 43 Medikamenten auf das Mikrobiom untersucht. Vier davon waren Antibiotika, die bekanntlich viele Bakterien im Darm abtöten. Was selbst die Wissenschaftler überraschte, 35 weitere Medikamente veränderten das Mikrobiom in ähnlicher Weise wie Antibiotika. Auch das Verhalten der Mikroorganismen wurde von den Medikamenten gestört.

Insbesondere Ibuprofen reduziert die Gesamtmasse des Mikrobioms und dezimiert wichtige gesundheitsfördernde Bakterien wie *Bacteroides* und *Akkermansia*.

Medikamente sollten zwei Etiketten haben

Verschiedene Medikamente können einen ähnlichen Effekt auf die Abläufe im Körper, aber sehr unterschiedliche Auswirkungen auf das Mikrobiom haben. Beispielsweise wirken Ibuprofen und das Mittel Indometacin schmerzlindernd. Ibuprofen reduziert jedoch die Quantität und die Qualität der Darmbakterien. Die Einnahme von Indometacin führt hingegen zu einer Zunahme an *E. Coli-* und *Salmonella*-Bakterien. Das kann zu ernsthaften Infektionserkrankungen führen.[33]

In einer anderen Studie wurde festgestellt, dass die tägliche Einnahme von ASS (Acetylsalicylsäure bzw. Aspirin) die Zusammensetzung der Darmbakterien positiv beeinflusst, was eine Reduktion des Darmkrebsrisikos mit sich bringt. Das bedeutet nicht, dass Sie täglich ASS einnehmen sollten, denn das Medikament kann zu inneren Blutungen führen. Es soll lediglich zeigen, wie unterschiedlich Medikamente, die alle Schmerzen reduzieren, sich auf das Mikrobiom auswirken.[34]

Prof. Dr. Figeys ist daher der Meinung, Medikamente sollten zwei Etiketten tragen. Das eine für die Auswirkungen auf die Physiologie, das andere für die Veränderungen im Mikrobiom.[35]

TIPP 35

Der Darm ist stressempfindlich

Unter Stress werden verschiedene Stresshormone wie Cortisol und Adrenalin ausgeschüttet. Außerdem steigt die Anzahl freier Radikale, was zu chronischen Entzündungsreaktionen führt. Sowohl Hormone als auch chronische Entzündungsreaktionen wirken sich wiederum negativ auf die Zusammensetzung des Mikrobioms aus. Bislang wurden leider viele dieser Zusammenhänge nur an Mäusen und Ratten untersucht. Es ist aber davon auszugehen, dass Ähnliches beim Menschen passiert. So gilt der Einfluss von Stress auf Darmerkrankungen wie Morbus Crohn, Reizdarmsyndrom oder Blähungen als erwiesen.

Dauerstress ist das Problem

Während Flucht- oder Angriffsreaktionen werden Darmaktivitäten zurückgefahren. Mit gutem Grund, denn sie benötigen viel Energie. In einer gefährlichen Situation wird diese Energie für wichtigere Abläufe benötigt: für einen schnelleren Herzschlag, erhöhte Aufmerksamkeit und vermehrte Muskelkraft. Wenn der Stress nur kurz anhält, ist das kein Problem. Die Verdauung pausiert. Ist die gefährliche Situation nach einigen Minuten oder Stunden vorbei, geht es mit den Darmaktivitäten weiter.

Menschen sind seit Urzeiten Stress ausgesetzt. Stress wurde vor allem durch Gewitter oder andere extreme Wetterereignisse, dem Überwinden steiler Hänge oder tiefer Bäche, Nahrungsmangel, Angriffe gefährlicher Tiere oder Konflikte mit anderen Stämmen ausgelöst. Dieser Stress kam und ging. Heute leben hingegen viele Menschen im Dauerstress. Ihre Terminkalender sind voll, ihre eigenen Ansprüche an die Betreuung und Förderung ihrer Kinder sind hoch, man engagiert sich vielleicht noch im Musik- oder Sportverein, das Geld muss reichen, um Kredite abzuzahlen und vieles mehr. Dieser Stress bleibt über Monate, über Jahre oder Jahrzehnte. Dieser Stress reduziert dauerhaft die Verdauung und damit die Aufnahme von Nährstoffen.

Stress verändert Darmbakterien in kürzester Zeit

Bei Stress bildet sich sofort vermehrt Dopamin, Noradrenalin und Adrenalin. Der Organismus wird dadurch kurzfristig in die Lage versetzt, auf die erhöhten Anforderungen der Stresssituation zu reagieren. Diese drei Neurotransmitter wirken aber auch auf das Mikrobiom. Einige gesundheitsschädliche Bakterien können sich in nur 14 Stunden um das 10 000-Fache vermehren und drängen damit gesundheitsfördernde Bakterien zurück.

Neben kurzfristigem Stress wirkt sich vor allem Dauerstress negativ auf das Mikrobiom aus. In einer Studie an Ratten wurde die Zusammensetzung der Bakterien von gestressten und nicht gestressten Tieren verglichen. Es zeigten sich signifikante Unterschiede. Vor allem wies das Mikrobiom der gestressten Ratten insgesamt weniger Masse auf und auch seine Diversität war geringer. Es ist davon auszugehen, dass es beim Menschen ähnlich ist.

Stress hat viele Auswirkungen: Blähungen, Bauchschmerzen, Verstopfung oder Durchfall

Jeder Mensch reagiert etwas anders auf Stress. Aber viele Veränderungen im Magen-Darm-Trakt sind ein Stresssignal. Der eine hat plötzlich Blähungen, wenn er sich in einer ungewohnten Umgebung befindet. Die andere bekommt Bauchschmerzen vor einem Bewerbungstermin. Wieder andere leiden aufgrund von beruflichem oder familiärem Stress über Monate oder Jahre an Verstopfung oder Durchfall.

Erst Stress dann Leaky Gut

Wiederum an Ratten wurde festgestellt, dass Dauerstress die Darmdurchlässigkeit erhöht. Insbesondere werden die Tight Junctions angegriffen. Ob dies durch die Veränderungen in der Zusammensetzung der Darmbakterien hervorgerufen wird, durch stressbedingte chronische Entzündungsreaktionen oder aufgrund eines anderen Mechanismus geschieht, ist bislang nicht geklärt. Wahrscheinlich nimmt die Barrierefunktion aufgrund verschiedener negativer Veränderungen ab. Klar ist allerdings, dass es passiert. Das wurde in mehreren Studien, sogar an Menschen gezeigt. In einer Untersuchung wurde beispielsweise festgestellt, dass die Durchlässigkeit des Darms zunahm, wenn Probanden eine Rede vor Publikum halten mussten. In einer anderen Studie wurden Paare mit Beziehungsproblemen untersucht. Auch sie wiesen eine erhöhte Darmpermeabilität, also Durchlässigkeit, auf.

Vom undichten Darm zum undichten Gehirn

Tight Junctions befinden sich nicht nur zwischen den Zellen der Darmschleimhaut, sondern auch zwischen den Zellen der Blut-Hirn-Schranke. Das ist eine spezielle Schicht, die die Blutgefäße im Gehirn umkleidet. Sie stellt sicher, dass nur Stoffe ins Gehirn gelangen, die dort keinen Schaden anrichten können.

Verlieren die Tight Junctions im Darm ihre festen Verbindungen, tun es die Tight Junctions der Blut-Hirn-Schranke im Gehirn ebenso. Wahrscheinlich führen auch hier verschiedene gesundheitsschädliche Veränderungen zum Auflösen der festen Verbindungen.

Ist die Schranke nicht mehr dicht, gelangen vermehrt Giftstoffe und entzündungsfördernde Botenstoffe ins Gehirn. Sie verändern die Wirkungsweisen von Neurotransmittern und Nervenzellen und können somit zu negativen Emotionen führen.[36]

Schlafmangel ist ebenfalls Stress

Chronischer Schlafmangel wirkt ähnlich wie Termindruck oder zu lange To-do-Listen. Der Cortisolspiegel sowie andere Stresshormone sind erhöht, Darm und Blut-Hirn-Schranke leiden.

SELBST-CHECK

Bin ich zu sehr gestresst?

Ich bin schnell gereizt.	j	n
Ich fühle mich häufig überfordert.	j	n
Ich leide an Kopfschmerzen.	j	n
Ich habe Schlafstörungen.	j	n
Ich bin häufig erkältet oder habe andere Infektionskrankheiten.	j	n
Ich bin häufig nervös und unruhig.	j	n
Ich habe ein geringes Selbstwertgefühl.	j	n
Ich bin oft erschöpft.	j	n
Ich habe Heißhungerattacken auf Süßes.	j	n
Ich habe häufiger das Gefühl, die Kontrolle im Leben zu verlieren.	j	n
Ich leide an Verdauungsproblemen.	j	n
Meine Gelenke oder Muskeln schmerzen.	j	n
Ich habe den Drang Alkohol zu trinken oder andere Drogen einzunehmen.	j	n

Je häufiger Sie mit Ja geantwortet haben, umso wahrscheinlicher sind Sie chronisch gestresst.

TIPP 36

Leaky Gut aufspüren

Die Löcher in einem undichten Darm sind mikroskopisch klein, aber groß genug, dass Stoffe vom Darm in die Blutbahn wandern können, die dort nicht hingehören. Diese Stoffe werden zur Diagnose des Leaky Gut im Blut genutzt. Seit Jahren werden unterschiedliche Parameter diskutiert, die alle ihre Vor- und Nachteile haben.

Ein verräterisches Protein

Der aktuell am besten geeignete Marker zur Diagnose eines Leaky Gut ist I-FABP (*Intestinal-fatty acid binding protein*). Das Protein kommt nur in Darmzellen vor. So etwas ist selten. Die meisten Proteine oder Enzyme kommen in einer ganzen Reihe verschiedener Zellen vor. I-FABP wird nur freigesetzt und gelangt in den Blutkreislauf, wenn Darmzellen beschädigt sind. Das ist bei einem Leaky Gut der Fall. Daher eignet sich das Protein als Marker sehr gut.

Leaky Gut hat viele Ursachen

Der Marker ist auch nach körperlichem Stress, wie er bei extremsportlicher Belastung auftritt, im Blut nachweisbar. Denn Extremsport führt zu kurzzeitigem Leaky Gut mit beschädigten Darmzellen. Nach der extremen körperlichen Belastung erholt sich die Darmschleimhaut jedoch wieder. Belastungen mit giftigen Metallen sowie Antibiotikabehandlungen lassen den Darm ebenfalls undicht werden. Eine Glutensensitivität führt ebenfalls zu einem Leaky Gut. I-FABP wird nachweisbar. Außerdem zeigen Personen, die an entzündlichen Darmerkrankungen oder an Depressionen leiden, erhöhte I-FABP-Werte.

Ausmaß der Erkrankung und Heilungsprozess

Der Marker eignet sich auch zur Einschätzung des Ausmaßes der Durchlässigkeit. Je höher die I-FABP-Werte, umso mehr Stoffe gelangen in den Körper, die dort nicht hingehören.

Die Blutuntersuchung eignet sich zudem für die Beobachtung des Heilungsprozesses. I-FABP wird von den Nieren zeitnah ausgeschieden. Sinkende Werte weisen auf das Gesunden der Darmschleimhaut hin.

Weitere verwendete Marker

Oft wird neben I-FABP auch Zonulin im Blut gemessen. Das Protein wird von den Darmzellen freigesetzt, wenn Tight Junctions beschädigt werden. Die Messung des Zonulins kann jedoch widersprüchliche Ergebnisse liefern. Stark geschädigte Zellen, wie sie bei chronischen Darmentzündungen vorkommen, setzen kein Zonulin mehr frei. Daher eignet sich dieser Maker eher, um beginnende Darmentzündungen festzustellen. Hat sich die Erkrankung bereits manifestiert, werden niedrige Werte festgestellt, trotz hoher Durchlässigkeit.[37]

PRAXISTIPP

Laboruntersuchung Leaky Gut

Lassen Sie I-FABP in einem Labor untersuchen.

Die Analyse kostet etwa 35 Euro.

Ihr Wert sollte unter 1827 pg/ml liegen.

TIPP 37

Lebensmittelsensitivitäten selbst aufspüren

Lebensmittelsensitivitäten sind weitverbreitet. Jeder, der an irgendwelchen Arten von Unwohlsein, seien es Kopf- oder Gelenkschmerzen, chronisch weichem oder zu festem Stuhl, Schlafproblemen, Stimmungsschwankungen, Übergewicht oder Hautproblemen leidet, sollte Lebensmittelsensitivitäten in Betracht ziehen.
Lebensmittelsensitivitäten führen zu bestimmten Reaktionen des Immunsystems. Nimmt man ständig Nahrung zu sich, die das Immunsystem aktivieren, kommt es zu leichten chronischen Entzündungsreaktionen. Sie können wiederum zu vielen verschiedenen Symptomen und zu chronischen Erkrankungen führen.

Lebensmittelsensitivitäten auf die Spur kommen

Man sollte sich einige Wochen bis Monate Zeit hierfür nehmen. Es lohnt sich! Wer die für sich schädlichen Lebensmittel herausfindet und sie fortan nicht mehr verzehrt, steigert die eigene Energie und das eigene Konzentrationsvermögen. Auch können chronische Krankheiten verschwinden. Das Leben fühlt sich einfach besser an.

Der Ablauf

Eine Eliminierungsdiät besteht aus zwei Phasen: aus der Eliminierung potenziell problematischer Lebensmittel und der Wiedereinführung. Die Eliminierung sollte drei Wochen dauern. Während dieser Zeit werden nur ganz bestimmte Lebensmittel, vorwiegend Gemüse und hochwertiges Fleisch, Geflügel und Fisch verzehrt. Potenziell problematische Lebensmittel werden weggelassen. Dazu zählen alle Getreideprodukte, Eier, Milchprodukte, Hülsenfrüchte, Zitrusfrüchte, Hefe, Nüsse, Samen, alles Zuckerhaltige und Nachtschattengewächse, wie z. B. Tomaten, Auberginen, Paprika, Chili und Kartoffeln. Gemüse, die zu den

Nachtschattengewächsen zählen, enthalten Lektine. Das sind Stoffe, mit denen sich Pflanzen gegen Fressfeinde schützen. Für Insekten und andere kleine Lebewesen werden sie ungenießbar. Lektine reduzieren wie Gluten die Barrierefunktion des Darms.

Das ist natürlich nicht ganz einfach für jemanden, der bis zum Beginn der Eliminierungsdiät täglich Brot, Nudeln oder Süßigkeiten gegessen hat. Die meisten Menschen leiden heute an einer Kohlenhydratabhängigkeit, ohne es zu wissen. Wahrscheinlich wird es daher während der Eliminierungsphase zu Entzugserscheinungen kommen. Sie können Ähnlichkeiten mit denen eines Alkoholentzugs haben. Es kann zu schlechter Laune und Kopfschmerzen, zu Muskelschmerzen, Herzrasen und Schlafproblemen kommen. Auch Heißhungerattacken auf Süßes können vorkommen. Einfacher ist eine Eliminierungsdiät für diejenigen, die bereits Low Carb leben.

Nach den drei Wochen Eliminierung werden gezielt einzelne Nahrungsmittel getestet, indem man sie an einem Tag mehrmals verzehrt und danach intensive Selbstbeobachtungen durchführt.

Lebensmittel während der Eliminierungsphase

Folgende Lebensmittel können während der Eliminierungsphase verzehrt werden:

Gemüse:

- Artischocken
- Asia-Salate
- Avocados
- Blumenkohl
- Brokkoli
- Chinakohl
- Erbsen
- Fenchel
- Grüne Bohnen
- Grünkohl
- Gurken
- Karotten
- Kürbis
- Lauch
- Mairübchen
- Mangold
- Oliven
- Pack Choi
- Rettich
- Rosenkohl
- Rote Bete
- Salat
- Sellerie
- Spargel
- Spinat
- Stangensellerie
- Süßkartoffeln
- Weiß- und Rotkohl
- Wirsing
- Zucchini
- Zwiebeln

Reine Fette:

- Butter
- Butterschmalz (Ghee)
- Olivenöl

Proteinquellen:

- Geflügel aus ökologischer Landwirtschaft
- nicht schwermetallbelastete Seefische wie Sardelle, Sardine und Hering oder Forelle, Karpfen sowie Lachs aus ökologischer Aquakultur
- Rind und Lamm aus ökologischer Landwirtschaft
- Whey-Protein (Molkeneiweiß) von Rindern aus Weidehaltung
- Wild

Getränke:

- gefiltertes Leitungswasser
- grüner Tee
- Mineralwasser aus Glasflaschen
- schwarzer Kaffee
- Wasser mit einem Schuss Zitronen- oder Limonensaft

Süßes:

- reiner Honig (in geringen Mengen)
- heimisches Obst
- heimische Beeren[38]

Obwohl in der Eliminierungsphase fast alle Gemüsesorten und viele Obstsorten »erlaubt« sind, sollte man berücksichtigen, dass Sensitivitäten auch gegenüber Gemüse und Obst auftreten können. Besonders häufig werden Reaktionen gegenüber Karotten, Kartoffeln, Sellerie, Spinat, Tomaten, Paprika, Äpfeln, Pfirsichen, Apfelsinen und Kiwis festgestellt.[39]

Die Wiedereinführung

Nach drei Wochen exakter Eliminierungsdiät beginnt man, einzelne Lebensmittel zu testen. Wichtig ist es, sie in so reiner Form wie möglich zu testen. Eine Pizza eignet sich daher nicht. Mit ihr würde man auf einen

Schlag Getreide, Hefe, Tomaten und Milchprodukte zu sich nehmen. Stattdessen sollte man die Lebensmittel einzeln testen. Bei vielen ist das möglich, bei Bäcker- oder Brauereihefe jedoch nicht.

Die wiedereingeführten Lebensmittel sollten an einem Tag zwei- bis dreimal in normalen Portionsgrößen verzehrt werden. Anschließend beobachtet man 48 bis 72 Stunden seinen Körper und seine Emotionen. Verändert sich die Verdauung? Treten Hautprobleme oder Gelenkschmerzen auf? Fühlt man sich müder als an den Tagen zuvor? Wie gut kann man schlafen? Wie ist die Stimmung? Sind keine Symptome feststellbar, kann man das Lebensmittel weiterhin genießen. Treten hingegen negative Veränderungen auf, sollte man es meiden. Alle drei Tage kann ein weiteres Nahrungsmittel auf diese Weise getestet werden.

TIPP 38

Allergien und Hautprobleme vom Darm aus behandeln

Typisch für Allergiker sind erhöhte IgE-Werte. IgE ist ein Antikörper, der eine Schlüsselrolle bei allergischen Reaktionen wie Heuschnupfen, Neurodermitis und Asthma einnimmt. Es gibt zig verschiedene Antikörper dieser Art, sie kommen auch bei Nichtallergikern vor. Sie erkennen Fremdstoffe und bekämpfen sie. Bei Allergikern bilden sich jedoch IgE gegen harmlose Substanzen wie Pollen, Hausstaubmilben oder bestimmte Nahrungsmittel.

Niedriges sIgA, hohes IgE

sIgA ist ein anderer Antikörper, er kommt vor allem im Speichel und im Darm vor. Die Zellen der Darmschleimhaut stellen ihn her, bei gesunden Erwachsenen fast vier Gramm pro Tag. sIgA wehrt im Darm Fremdstoffe ab.

Verschiedene Wissenschaftler haben inzwischen herausgefunden, dass es einen Zusammenhang zwischen dem schützenden sIgA und überreagierendem IgE gibt. In Finnland wurden Säuglinge und Kleinkinder untersucht. Jene mit höheren sIgA-Werten im Alter von sechs Monaten entwickelten später im Leben weniger häufig Asthma, Heuschnupfen und Neurodermitis. Außerdem hatten sie niedrigere IgE-Werte.

Entzündungen im Darm führen zu IgE-Überreaktionen

Bei den Säuglingen, die später Allergien entwickelten und somit erhöhte IgE-Werte aufwiesen, fanden Forscher erhöhte Calprotectin-Werte im Stuhl. Calprotectin ist Teil des angeborenen Immunsystems. Erhöhte Werte entstehen durch eine Ansammlung weißer Blutkörperchen im

Darm. Das ist wiederum ein Hinweis auf eine entzündliche Darmerkrankung.[40]

In Südkorea wurden Kinder, die an Neurodermitis litten, ebenfalls untersucht. Auch bei ihnen waren die Werte des fäkalen Calprotectins erhöht.[41]

In einer anderen Studie wurde herausgefunden, dass eine ganze Reihe entzündlicher Veränderungen im Darm zur Bildung von IgE führen. Die IgE-Überreaktion führt dann zu Allergien gegen Pollen, Hausstaubmilben oder andere ungefährliche Substanzen.

Allergien sind heilbar

Heilt der Darm, heilen Heuschnupfen, Asthma und Neurodermitis. Das ist vielen Schulmedizinern bislang noch nicht bekannt. Wahrscheinlich liegt es daran, dass der Darm und sein Einfluss auf Allergien erst seit wenigen Jahren untersucht werden. Daher wird es noch etwas dauern, bis der Allergologe keine Antiallergika mehr verschreiben und stattdessen Zucker und Gluten verbieten sowie Gemüse und hochwertige Proteine empfehlen wird.

sIgA erhöhen

Für die Heilung von Allergien sind hohe sIgA-Werte hilfreich. Deren Synthese wird durch kurzkettige Fettsäuren stimuliert. Sie werden durch Bakterien hergestellt, die sich im Dickdarm befinden. Diese Bakterien brauchen vor allem Ballaststoffe, wie sie in Gemüse und Obst vorkommen. Außerdem wirken sich Omega-3-Fettsäuren positiv auf die Synthese von sIgA aus.

sIgA kann im Darm von Säuglingen über die Muttermilch erhöht werden. Hierzu muss natürlich die Mutter über viel sIgA verfügen. Kommt der Antikörper in ihrem Darm reichlich vor, ist seine Konzentration in der Muttermilch ebenfalls hoch.

TIPP 39

Ursachen von Autoimmunerkrankungen kennen

Mindestens zwei Mechanismen, die ihren Ursprung im Darm haben, tragen zur Entstehung von Autoimmunerkrankungen bei. Bei dem einen verändern eine gesundheitsschädliche Veränderung des Mikrobioms sowie ein Leaky Gut das Immunsystem im gesamten Organismus. Bei dem anderen siedeln sich Darmbakterien in Gelenken oder Organen an, die daraufhin vom Immunsystem bekämpft werden.

Wenn das Immunsystem falsch reagiert

Bestimmte Zellen des Immunsystems, und zwar die T-Zellen, lernen, körpereigene Proteinstrukturen von körperfremden zu unterscheiden. Das ist wichtig, damit das Immunsystem nicht fälschlicherweise eigene Strukturen angreift. Selbst in einem gesunden Organismus kommt es jedoch immer wieder vor, dass sich T-Zellen bilden, die trotzdem körpereigene Proteine angreifen. Daher gibt es eine weitere Kontrollinstanz, sogenannte regulatorische T-Zellen. Sie können die Aktivität der falsch reagierenden Zellen unterdrücken.

Leider reagieren die regulatorischen Immunzellen sehr empfindlich auf chronische Entzündungsreaktionen, wie sie durch einen Leaky Gut entstehen. Bei chronischen Entzündungsreaktionen arbeiten die regulatorischen T-Zellen nicht mehr richtig. Sie halten die falsch programmierten Immunzellen nicht mehr davon ab, körpereigene Strukturen anzugreifen. Es kommt zu Autoimmunreaktionen.

Darmbakterien am falschen Ort

Nach einer neuen Theorie gibt es einen weiteren Auslöser für Autoimmunerkrankungen. Darmbakterien, die aufgrund eines Leaky Gut in den Körper gelangen, werden vom Immunsystem bekämpft. Lagern sie sich beispielsweise in Gelenken ab, werden beim Kampf gegen die Bakterien auch Körperzellen des Gelenks in Mitleidenschaft gezogen.

Zur Bestätigung ihrer Theorie untersuchten Wissenschaftler Personen, die an systemischem Lupus erythematodes erkrankt waren. Sie fanden bei ihnen das Darmbakterium *Enterococcus gallinarum* im Lebergewebe. Das Immunsystem bekämpfte es, sie litten an Leberentzündungen. Patienten, die an anderen Arten von Autoimmunerkrankungen der Leber litten, zeigten ebenfalls diesen Befall. Bei Gesunden war das Bakterium hingegen nicht zu finden.[42]

Rheumatoide Arthritis und der Darm

Es gibt Anzeichen, dass ähnliche Mechanismen auch zu anderen Autoimmunerkrankungen führen. So wurde bei Personen, die an rheumatoider Arthritis litten, DNA des Bakterium *Prevotella* in den Gelenken gefunden. Dieser Fund lässt darauf schließen, dass entweder das Bakterium selbst oder nur einzelne Bestandteile des Bakteriums aus dem Darm in die Gelenke gelangen und dort vom Immunsystem bekämpft werden. Dabei wird auch das Gelenk selbst angegriffen. Es kommt zu den typischen Schmerzen und Schwellungen.

Bakterien, die zu MS beitragen

In einer anderen Studie wurden bestimmte Bakterienbestandteile im Gehirn von Patienten mit Multipler Sklerose nachgewiesen. Auch auf sie reagiert das Immunsystem mit Entzündungsreaktionen und zerstört dabei die Myelinschicht der Nervenzellen.

Bakterien im Pankreas und Diabetes Typ 1

In der Bauchspeicheldrüse (fachsprachlich Pankreas) von Patienten mit Diabetes Typ 1 wurden ebenfalls Bakterien, die normalerweise im Darm vorkommen, identifiziert. Das Immunsystem bekämpft sie, wobei auch das Pankreas angegriffen wird. Daraufhin kann die Bauchspeicheldrüse nicht mehr genügend Insulin herstellen.[43]

Darmbakterien, die zu Endometriose führen

Endometriose, die Wucherungen von Gebärmuttergewebe außerhalb der Gebärmutter, ist noch nicht gut erforscht. Nicht jede Frau mit nachgewiesenen Wucherungen leidet unter den für Endometriose typischen Schmerzen, die besonders während der monatlichen Regel auftreten. Andere Frauen, bei denen nur wenig zusätzliches Gewebe wuchert, leiden jedoch stark. Nach neusten Erkenntnissen sind wahrscheinlich nicht die Wucherungen an sich das Problem, sondern entzündliche Reaktionen in den Wucherungen. Diese stammen von Darmbakterien, die aufgrund eines Leaky Gut in den Unterleib gelangen und dort vom Immunsystem bekämpft werden.

Der Darm und Hashimoto

Hashimoto ist eine der häufigsten Autoimmunerkrankungen der Schilddrüse. Bisher wurde zwar noch nicht nachgewiesen, dass auch zu dieser Erkrankung entwichene Darmbakterien beitragen, aber auszuschließen ist es nicht.

Allerdings gibt es eine Vielzahl an Studien, in denen ein Zusammenhang zwischen Hashimoto und einem gestörten Darm festgestellt wurde. In Brasilien wurde beispielsweise die Zusammensetzung der Darmbakterien von 40 Hashimoto-Patienten mit der von 53 gesunden Personen verglichen. Es zeigten sich signifikante Unterschiede. Unter anderem war die Anzahl der *Bacteroides*-Arten bei den Hashimoto-Patienten erhöht und *Bifidobakterien* kamen nur vermindert vor. Zudem litten die Hashimoto-Patienten viel häufiger an einem Leaky Gut im Vergleich zu den Gesunden.[44]

Meist kommen mehrere Ursachen zusammen

Viele Autoimmunerkrankungen beginnen nach Virusinfektionen.

Aber nicht jede Virusinfektion führt zu einer Autoimmunerkrankung. Da müssen einige Faktoren zusammenkommen. Ein gesundes Immunsystem wird Darmbakterien, die im Organismus herumschwirren, schnell wieder Herr. Ist das Immunsystem jedoch geschwächt, kommt es zu einem Dauerkampf. Bei dem Kampf werden auch körpereigene Zellen beschädigt.

Darm heilen und Immunsystem stärken

Die gute Nachricht: Autoimmunerkrankungen sind somit heilbar. Beispiele dafür gibt es viele wie die berühmte MS-Patientin Terry Wahls. Sie saß einst im Rollstuhl und ist nun wieder topfit. Eine meiner Patientinnen litt an weit fortgeschrittenem Lupus. Sie saß ebenfalls im Rollstuhl. Auch sie ist wieder kerngesund. Heilung gelingt, indem man den Darm mit der richtigen Ernährung und Entspannung heilt und das Immunsystem mit Sport und den richtigen Nährstoffen stärkt.

TIPP 40

Messen Sie oxidativen Stress

Sie beißen in einen Apfel, lassen ihn liegen – und er wird braun. Das ist Oxidation. Im Fall des Apfels ist es gut so, zeigt es doch, dass er noch lebt und nicht bereits sein Apfelleben ausgehaucht hat. Ein Blick unters Auto zeigt: Rost. Oxidation. Ist die Butter arg gelb, ranzig? Oxidation. Sauerstoff hinterlässt seine Spuren. Er zerstört. Im Körper entstehen täglich freie Radikale, die alles oxidieren, was ihnen begegnet.

Nicht zu schnell: Ein wenig oxidativer Stress durch Sport ist sogar gesund, weil das den Stoffwechsel ankurbelt. Tauchen jedoch zu viele freie Radikale auf, richten sie großen Schaden an.

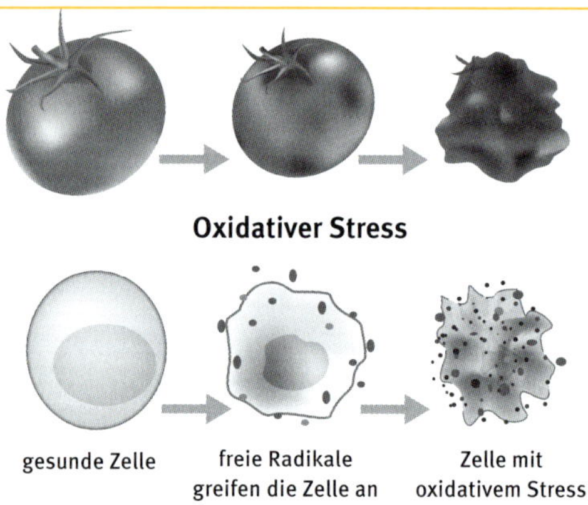

Freie Radikale attackieren Zellen, weil ihnen ein Elektron fehlt. Sobald sie eine Substanz finden, denen sie ein Elektron klauen können, tun sie das. Um ihre Elektronlücke zu füllen. Sie klauen Elektronen von Enzymen, aus der Zellwand, auch aus den Zellen der Blutgefäße oder von Proteinen, sogar von der DNA. Die beklauten Stoffe sind danach kaputt und funktionieren nicht mehr so, wie sie sollten. Das führt zu einem vorzeitigen Alterungsprozess, zu chronischen Entzündungsreaktionen und verändert sogar die Epigenetik, zum Negativen natürlich. Oxidativer Stress trägt zur Entstehung von Arteriosklerose und kardiovaskulären Erkrankungen, zu Krebs, Arthritis, Allergien und vielem mehr bei. Alle chronischen Erkrankungen gehen mit einer Erhöhung der freien Radikale, mit oxidativem Stress bzw. nitrosativem Stress einher.

Wie Antixodidantien freie Radikale entschärfen

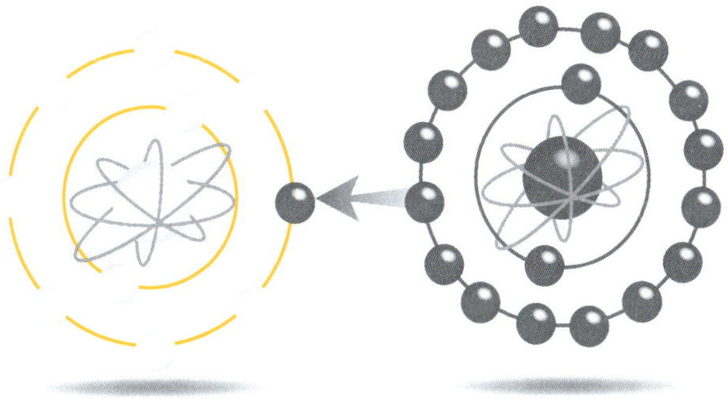

Freies Radikal mit fehlendem Elektron   Antioxidans spendet ein Elektron

Zu viele freie Radikale entstehen durch Umweltgifte oder durch Nikotin, durch Medikamente, UV-Strahlung und Ozon. Vor allem aber, wenn die Kraftwerke der Zelle, die Mitochondrien, Energie aus zu vielen Kohlenhydraten herstellen. Logische Folge: Übergewichtige haben meistens eine erhöhte Belastung mit freien Radikalen. Stellen die Mitochondrien jedoch die Energie aus Fettsäuren her, entstehen weniger freie Radikale.

Gute Nachricht: Ihr Körper kann freie Radikale unschädlich machen, wenn Sie ihm genügend Gegenmittel gönnen. Das sind vor allem Vitamin C und E, Mineralstoffe wie Selen, Kupfer, Mangan, Molybdän, sekundäre Pflanzenstoffe, Glutathion und das Coenzym Q_{10}.

Ob Sie unter oxidativem Stress leiden, können Sie im Labor untersuchen lassen. Allerdings kann man die freien Radikale nicht direkt messen. Deshalb werden Stoffe im Blut untersucht, die unter dem Einfluss vieler freier Radikale überhaupt erst in großen Mengen entstehen. Einige Labore bieten hierzu spezielle Untersuchungspakete an.

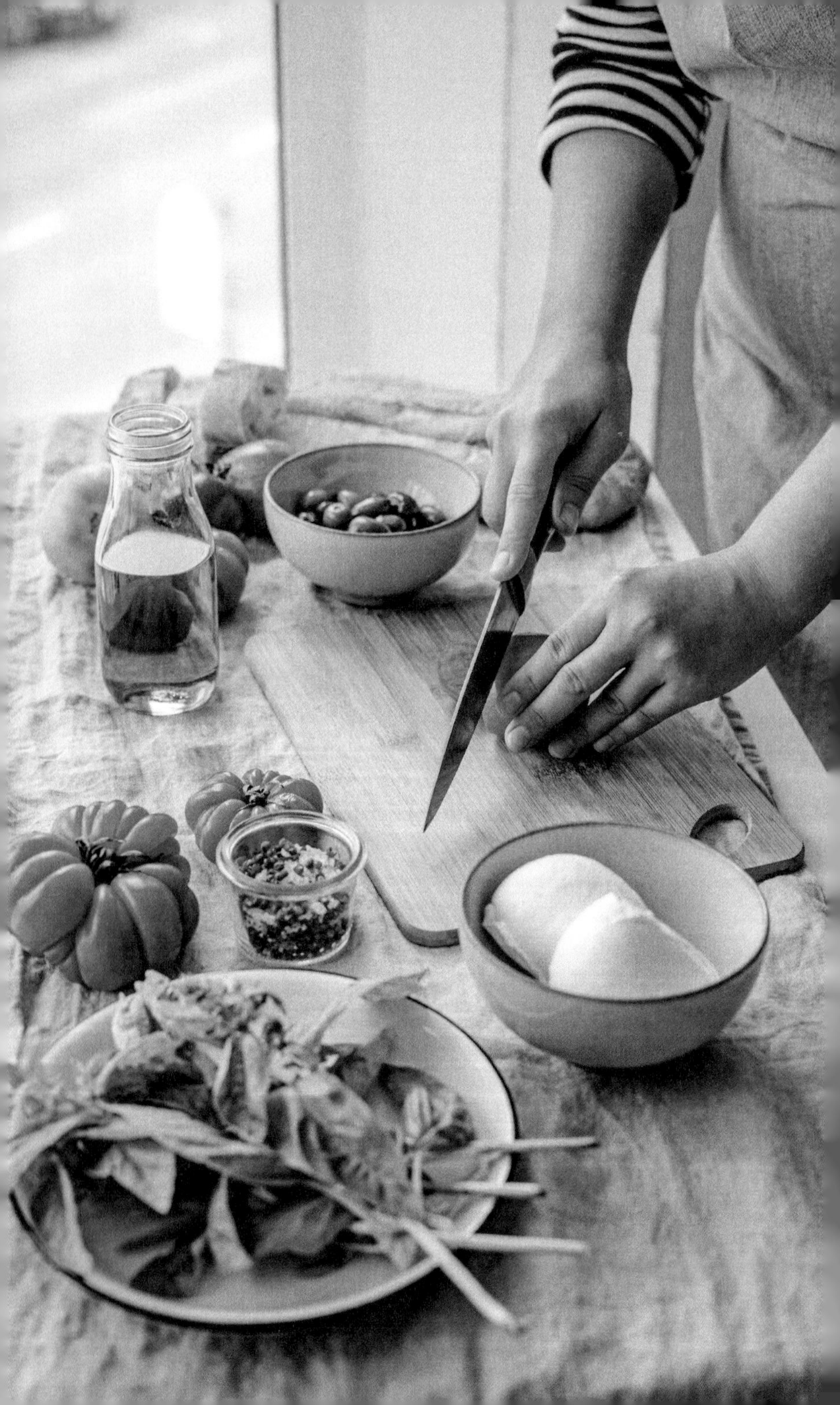

Ernährung ist das Wesentliche

Ihr Körper ist das, was Sie essen. Aus Ihrer Ernährung baut Ihr Organismus neue Zellen, bildet Botenstoffe, Enzyme und vieles mehr. Nahrungsbestandteile stellen Gene an oder aus, regulieren hormonelle Abläufe und beeinflussen die Gehirnaktivität. Eine schlechte Ernährung können Sie weder wegtrainieren noch wegdenken – Ernährung ist das Wesentliche.

TIPP 41

Kohlenhydrate bringen den Darm durcheinander

Gelangen Einfachzucker in den Dickdarm, schaden sie auf mehreren Wegen. Sie bringen die Zusammensetzung der Darmbakterien durcheinander, setzen der Schleimschicht zu und machen den Darm durchlässiger.

Eigentlich erfolgt die Resorption der Einfachzucker Glucose und Fructose im Dünndarm. Werden aber alle paar Stunden Müsli, Brot und Brötchen, Nudeln, Reis, Pizza und Süßigkeiten konsumiert, überfordert das den Darm. Die in den Produkten enthaltenen Kohlenhydrate werden im Mund, im Magen und im Dünndarm von Enzymen in Einfachzucker zerlegt. Im Dünndarm befinden sich dann jedoch so viele Einfachzucker, dass sie nicht mehr alle resorbiert werden können. Sie gelangen in den Dickdarm und bringen dort alles durcheinander.

Einfach aufgebaute Kohlenhydrate verändern das Mikrobiom

Darmbakterien sind Spezialisten. Einige können besonders gut komplexe Kohlenhydrate vergären, andere sind auf einfach aufgebaute Zucker spezialisiert. Ihre Anzahl hängt vom Nahrungsangebot ab. Gelangen sehr viele Einfachzucker in den Dickdarm, vermehren sich dort vor allem Bakterien, die zum Stamm der *Proteobacteria* gehören.

Wer zudem viel Brot, Süßigkeiten, Nudeln und Pizza isst, verzehrt auch meistens weniger Gemüse und Salat. Das vermindert die Anzahl der Bakterien, die auf die Vergärung komplexer Kohlenhydrate spezialisiert sind, noch einmal. Vor allem nimmt die Anzahl der Mikroorganismen ab, die zum Stamm der *Bacteroidetes* zählen.

Das ist ein Problem, da *Bacteroidetes* die kurzkettigen Fettsäuren Acetat und Propionat herstellen, die entzündungshemmend wirken und

Gene auf gesund stellen. Kommen sie in zu geringen Mengen vor, entwickeln sich Entzündungsreaktionen im Darm, die sich auf den gesamten Organismus ausbreiten können.

Verschwindender Schleim

Entzündungsreaktionen, die durch die veränderte Zusammensetzung der Darmbakterien entstehen, wirken sich negativ auf die Schleimschicht aus, den Mukus. Er wird immer dünner. Das setzt einen Teufelskreis in Gang. Denn der Mukus schützt die unter ihm liegenden Zellen. Nimmt er ab, werden die Zellen der Darmschleimhaut immer häufiger von Giften und schädlichen Mikroorganismen angegriffen. Das registriert wiederum das Immunsystem und kämpft dagegen an. Entzündungsreaktionen nehmen weiter zu, was den Mukus noch weiter schrumpfen lässt.[45]

Zucker macht undicht

Bakterien leben nicht lange, das ist normal. Allerdings werden beim Absterben einiger Bakterien mehr giftige Stoffe frei als bei anderen. Besonders gefährlich sind Bakterien, die einfach aufgebaute Zucker vergären. Wenn sie sterben, werden Stoffe ihrer Zelloberfläche freigesetzt, sogenannte Lipopolysaccharide, kurz LPS. Sie sind giftig. Das Immunsystem reagiert mit heftigen Entzündungsreaktionen. Allerdings werden nicht nur die giftigen Stoffe bekämpft, auch die Tight Junctions geraten durch die Entzündungsreaktionen in Mitleidenschaft. Der Darm wird undicht. Fremdstoffe gelangen aus dem Darm in den Organismus, wodurch das Immunsystem noch stärker kämpfen muss.[46]

SELBST-CHECK

Esse ich zu viele Kohlenhydrate?

Ich esse täglich Brot, Vollkornbrot oder Brötchen.	j	n
Ich trinke normale Cola, Orangenlimonade, Softdrinks oder Fruchtsäfte.	j	n
Mein Tag beginnt mit einer Schale Müsli oder Cornflakes.	j	n
Ich esse Nudeln.	j	n
Mehrmals pro Woche esse ich Mais, Maisprodukte wie Tortillas oder Kartoffeln.	j	n
Ich konsumiere Fertiggerichte und Fertigsoßen.	j	n
Ich trinke mehrmals pro Woche Bier.	j	n
Ich verzehre Fruchtjoghurts oder Fruchtquarks.	j	n
Ich süße meinen Kaffee oder Tee mit Zucker oder Honig.	j	n
Ich verwende Ahornsirup, Agavendicksaft, Rübensirup oder ähnliches zum Süßen.	j	n
Ich esse Süßigkeiten oder Kuchen.	j	n
Ich esse Kartoffelchips oder andere Knabbereien.	j	n

Je häufiger Sie mit Ja geantwortet haben, umso wahrscheinlicher essen Sie zu viele Kohlenhydrate. Bei einer strikten No-Carb-Ernährung fallen alle genannten Lebensmittel weg.

TIPP 42

Krank machende Kohlenhydrate

Zucker, Getreide, Reis und Kartoffeln sind die Lebensmittel, die viel zu viele Kohlenhydrate enthalten. Sie führen zu chronischen Entzündungsreaktionen, was wiederum das Risiko für Rheuma, Gicht und viele weitere Erkrankungen erhöht. Kohlenhydrate machen dick, und Übergewicht ist einer der häufigsten Gründe für Gelenkschmerzen. Durch leere Kohlenhydrate nimmt zudem die Mineralisation der Knochen ab, das Risiko für Knochenbrüche und Osteoporose steigt.

Chronische Entzündungsreaktionen machen krank

Ich kann es gar nicht häufig genug sagen: Der Verzehr zu vieler und besonders zu vieler leerer Kohlenhydrate führt zu chronischen Entzündungsreaktionen, die wiederum chronische Erkrankungen auslösen. Es entstehen nicht nur Muskelschmerzen oder andere Erkrankungen des Bewegungsapparates, sondern auch Krebs, Diabetes und Herz-Kreislauf-Erkrankungen. Für alle, die noch nicht wissen, wie es zu diesen Entzündungsreaktionen kommt, erkläre ich es hier noch einmal:

Kohlenhydrate lassen freie Radikale entstehen

Jede Zelle verfügt über Zigtausende Mitochondrien. Das sind Untereinheiten der Zelle, in denen Energiemoleküle hergestellt werden. Der Körper braucht für alle Vorgänge Energie, das ist eine ganze Menge. Mitochondrien können Energie aus Fettsäuren, aus Proteinen oder aus Kohlenhydraten herstellen. Proteine verwenden sie nur im Notfall, wenn nichts anderes mehr da ist. Wenn Mitochondrien Energie aus Fettsäuren herstellen, entstehen einige freie Radikale, das ist normal. Ihre Anzahl kann der Körper mithilfe von Antioxidantien neutralisieren. Die freien Radikale schaden daher kaum. Befinden sich jedoch Kohlenhydrate im System, stoppen sie die Fettverbrennung. Die

Mitochondrien schalten sofort um und stellen Energie nur noch aus Kohlenhydraten her, dabei entstehen viel mehr freie Radikale. Die Antioxidantien reichen nicht mehr aus, um sie zu neutralisieren.

Freie Radikale lassen das Immunsystem anspringen

Wenn die freien Radikale in Kontakt mit der DNA, mit Enzymen oder mit Membranen kommen, schädigen sie diese. So werden ganze Zellen in Mitleidenschaft gezogen. Das registriert das Immunsystem, denn es ist darauf spezialisiert, geschädigte Zellen aufzuspüren und zu beseitigen. Das Immunsystem fährt seine Tätigkeit hoch, dadurch entstehen nicht nur chronische Entzündungsreaktionen, sondern noch mehr freie Radikale. Ein Teufelskreis.

Übergewicht führt zu chronischen Erkrankungen

Übergewicht ist ungesund, es kann jede Menge chronische Erkrankungen auslösen. Es entsteht größtenteils durch den Verzehr zu vieler Kohlenhydrate. Sie werden in Fette umgewandelt und dann im Gewebe abgelagert. Wenn man Kohlenhydrate zusammen mit Fetten isst, wie sie in der Käsesemmel oder im Brot mit Nuss-Nugat-Creme vorkommen, werden nicht nur die Kohlenhydrate in Fette umgewandelt und eingelagert, sondern die Fette aus dem Essen gleich mit. Verzichtet man hingegen auf Kohlenhydrate und isst nur das Fett, wie es in Fleisch, Nüssen oder Ölen vorkommt, dann werden diese Fette für die Energieherstellung verwendet. Dann wird man schlank oder bleibt schlank und somit gesund.

Leere Kohlenhydrate schwächen Knochen

Zucker und Mehl reduzieren besonders stark die Mineralisation der Knochen, da sie verschiedene Abläufe verändern. Zum einen wird mehr Calcium über den Urin ausgeschieden, wenn mehr Kohlenhydrate konsumiert werden. Calcium, das dann den Knochen nicht mehr zur Verfügung steht. Zum anderen nimmt die Aufnahme von Calcium und Phosphor aus der Nahrung ab, wenn der Anteil von Zucker und Mehl in der Ernährung steigt. Neben Calcium und Phosphor reduzieren Kohlenhydrate zudem die Magnesiumkonzentration im Knochengewebe. Außerdem nimmt das Wachstum neuer Knochenzellen ab. In einer Studie an Ratten wurde festgestellt, dass ihre Knochen schneller brachen, wenn sie mehr Zucker erhielten.

Zucker, Getreide und Reis sind nicht normal

Der Mensch hat erst in den letzten 10 000 Jahren angefangen, Kohlenhydrate in größeren Mengen zu essen. Dann erst begannen die Zucht und der Anbau von Getreide und Reis. Der Homo sapiens existiert allerdings wahrscheinlich schon seit ca. 300 000 Jahren. Auch wenn es schwer vorstellbar ist, aber unser Körper und seine physiologischen Abläufe haben sich in diesen 300 000 Jahren nicht stark verändert. In den letzten 300 Jahren ist der Konsum von Kohlenhydraten noch einmal drastisch gestiegen, besonders der von Zucker. Daher ist unsere heutige als normal angesehene Ernährung nicht normal. Sie aktiviert das Immunsystem, führt zu Entzündungsreaktionen und macht auf Dauer krank.

Kohlenhydrate aus Gemüse sind gesund

Komplexe Kohlenhydrate, wie sie in den meisten Gemüsearten vorkommen, stärken hingegen das Knochengewebe, denn sie fördern die Aufnahme von Calcium aus dem Darm. Gemüse enthält Kohlenhydratarten, die nicht verdaut werden können. Sie gären im Dickdarm. Dabei entstehen verschiedene Säuren, die den pH-Wert im Darm absenken, mit positivem Effekt. Calcium wird dadurch löslicher und seine Bioverfügbarkeit steigt. Somit gelangt mehr Calcium vom Darm in den Blutkreislauf, das dann wieder den Knochen zur Verfügung steht.[47]

TIPP 43

Problem Fertigprodukte

Fertigprodukte sind beliebt. Tüte, Dose oder Karton auf, rein in den Ofen oder in den Topf, schon ist das Abendessen fertig. Später vorm Fernseher kommen Kekse oder Kartoffelchips noch hinzu. Der Großteil des Sortiments in Supermärkten besteht aus Fertigprodukten. Doch sie machen krank, weil sie zu viele leere Kohlenhydrate enthalten, weil ihnen Nährstoffe fehlen und weil sie Geschmacksstoffe sowie Konservierungsmittel enthalten. Das gilt übrigens auch für die Fertigprodukte aus dem Sortiment von Biosupermärkten.

Leere Kohlenhydrate machen abhängig

Der Anteil an Kohlenhydraten ist in fast allen Fertigprodukten zu hoch. Selbst der Salat- oder Grillsoße, dem Rotkohl oder den Gewürzgurken wird Zucker zugesetzt. Alles problemlos nachzulesen auf den Verpackungen unter den Nährwertinformationen. Leere Kohlenhydrate machen abhängig. Etwa so wie Kokain, nur ist die Wirkung geringer. Für die Hersteller von Fertiggerichten ist das genial, sie müssen nur billigen Zucker hinzufügen und schon steigt die Wahrscheinlichkeit, dass der unbewusste Konsument immer mehr von den Produkten verzehren möchte. Besonders abhängig machen Kohlenhydrate, wenn sie in einem bestimmten Verhältnis zu Fetten und Salz stehen, wie es in Kartoffelchips vorkommt. Daher enthalten viele Fertiggerichte ähnliche Verhältnisse dieser drei Zutaten.

Geschmacksstoffe gaukeln dem Gehirn Nährstoffe vor

Fertigprodukten werden künstliche Geschmacksstoffe zugefügt. Ohne diese würde sie niemand essen, sie würden fad und alt schmecken. Denn in ihnen stecken kaum Nährstoffe. Das Gehirn registriert jedoch über den Geschmack den Nährstoffgehalt von Lebensmitteln.

Daher schmeckt gutes Fleisch auch so gut! Es steckt voller wertvoller Proteine, guter Fettsäuren und Vitamine. Eine Fertigpizza enthält hingegen fast keine Nährstoffe. Viele mögen Fertigpizzen trotzdem, weil die künstlichen oder naturidentischen Geschmacksstoffe dem Gehirn vorgaukeln, es wären Nährstoffe enthalten.

Konservierungsmittel schaden dem Darm

Neben Geschmacksstoffen enthalten fast alle Fertigprodukte Konservierungsmittel. Wenn sie nicht enthalten wären, würden Salat- oder Grillsoßen nach wenigen Tagen schimmeln, wie auch der Frischkäse oder die Fleischwurst. Konservierungsmittel töten Bakterien und Pilze, die normalerweise in Nahrungsmitteln vorkommen. Bakterien und einige Pilzarten befinden sich jedoch auch im Darm. Der Mensch braucht sie für seine Verdauung. Sie bilden eigenständig wichtige Nährstoffe wie kurzkettige Fettsäuren. Der Mensch ist auf die vielen winzigen Helfer im Darm angewiesen. Konservierungsmittel wirken aber nicht nur in den Lebensmitteln, sondern genauso im Darm und töten dort wichtige Bakterien ab. Fatal, denn wirklich gesund ist man nur, wenn der Darm gesund ist.

Fertigprodukte sind Müll

Fertigprodukte enthalten nicht nur zu viele Kohlenhydrate, schlechte Fette, Geschmacks- und Konservierungsstoffe, in ihnen stecken darüber hinaus Geschmacksverstärker, Säuerungsmittel, Stabilisatoren und vieles mehr. Damit die Pampe nicht nur nach etwas schmeckt, sondern auch nach etwas aussieht. Das alles kommt in natürlichen Lebensmitteln nicht vor und schadet dem Organismus.

TIPP 44

Zusatzstoffe schaden dem Darm

Tiefkühlpizzen und andere Tiefkühlfertiggerichte, Kekse, Joghurtzubereitungen, Fertigsoßen, Chips und Knabbereien, Wurst und Käse sowie Softdrinks enthalten jede Menge Zusatzstoffe. Sie werden in unterschiedliche Klassen eingeteilt. Emulgatoren werden verwendet, damit sich Zutaten besser miteinander verbinden. Stabilisatoren sorgen dafür, dass die Konsistenz auf Dauer hält. Weiterhin werden Geschmacks- und Farbstoffe eingesetzt, damit Produkte schöner aussehen und besser schmecken. Konservierungsstoffe sorgen für die lange Haltbarkeit und Süßstoffe für eine Süße ohne Zucker.

Stoffe wurden meist in den 70er- und 80er-Jahren zugelassen

Die Europäische Behörde für Lebensmittelsicherheit (EFSA) legt in Europa fest, welche Stoffe in Lebensmitteln verwendet werden dürfen und welche nicht. In den USA ist die FDA (Food and Drug Administration) dafür zuständig. Viele der heute gängigen Zusatzstoffe erhielten allerdings ihre Erstzulassungen in den 70er- und 80er-Jahren. Damals waren die Anforderungen für eine Zulassung nicht so hoch wie heute. Es ist davon auszugehen, dass viele zugelassene Substanzen gesundheitsschädlich sind. Die Zellen der Darmwand kommen mit ihnen als Erstes in Kontakt. Erst danach werden die meisten dieser Stoffe in die Leber transportiert und abgebaut. Daher richten sie im Darm besonders großen Schaden an.

Zusatzstoffe, Colitis ulcerosa und Morbus Crohn

Seit mehreren Jahrzehnten wird eine Zunahme chronischer Darmerkrankungen wie Morbus Crohn, Colitis ulcerosa, Reizdarmsyndrom und weitere Beschwerden beobachtet. Einige Wissenschaftler gehen davon aus, dass der vermehrte Verzehr von Zusatzstoffen einer der Gründe dafür ist. Besonders interessant ist der Blick nach Asien. Lange Zeit ernährte sich dort der Großteil der Bevölkerung noch traditionell mit selbst zubereiteten Gerichten. Seitdem auch in Asien mehr verarbeitete Lebensmittel verkauft werden, steigt auch dort die Anzahl an Menschen, die an chronischen Darmerkrankungen leiden.

Emulgatoren zerstören den Schleim

Ein oft verwendeter Emulgator ist Carboxymethylcellulose, abgekürzt CMC. Er ist in der EU als Lebensmittelzusatzstoff mit der Nummer E 466 zugelassen. CMC verbessert ist Konsistenz von Speiseeis, Soßen, Marmeladen, Fruchtpürees, Gelees und Mayonnaisen. E 466 verzögert das Austrocknen von Backwaren und erhöht die Stabilität von Trockenprodukten.

Durch den regelmäßigen Verzehr dieses Zusatzstoffes vermehren sich Bakterien, die den Mukus angreifen. Die Schleimschicht wird dadurch dünner, gleichzeitig kommt es zu Entzündungsreaktionen.

Füllstoff setzt den schleimproduzierenden Zellen zu

Maltodextrin ist ein oft verwendeter Füllstoff, kommt aber auch als Verdickungsmittel zum Einsatz. Es ist in Fleisch- und Wurstwaren, in Kaffeepulver, in Fertigsuppen, Süßwaren und sogar in Babynahrung enthalten. Es ist einer der Stoffe, den die Lebensmittelindustrie einsetzt, damit Konsumenten immer mehr essen wollen. Maltodextrin ist ein Kohlenhydratgemisch, das kaum süß schmeckt, aber den Blutzuckerspiegel ansteigen lässt. Fällt er wieder ab, kommt der Hunger.

Aufgrund des schnell verfügbaren Zuckers ist Maltodextrin auch ein gängiger Bestandteil von sogenannten Sportlergetränken und -nahrungsmitteln, denn der schnelle Zucker gibt Power. Nur hält sie nicht besonders lange an. Leider dürfen Produkte, die Maltodextrin enthalten, als »zuckerfrei« gekennzeichnet werden.

Im Darm greift Maltodextrin die schleimproduzierenden Zellen an und beschädigt sie. Daraufhin bilden sie weniger Schleim. Die Darmzellen verlieren ihren Schutz, es entstehen vermehrt Entzündungsreaktionen.

Süßstoffe wirken auf das Mikrobiom

Softdrinks wie Limo oder Cola, Snacks und Milchprodukten werden häufig Süßstoffe zugesetzt. Ihre Verpackungen tragen Aufschriften wie »zuckerfrei« oder »Zero«. In Studien an Mäusen wurde jedoch festgestellt, dass die Süßstoffe die Zusammensetzung des Mikrobioms stören.

Insbesondere werden Bakterien angegriffen, die am Tryptophan-Stoffwechsel beteiligt sind. Die essenzielle Aminosäure ist jedoch Ausgangsmaterial für eine Reihe verschiedener Endprodukte. Eines davon ist Serotonin, das Glückshormon. Werden die am Tryptophan-Stoffwechsel beteiligten Bakterien in Mitleidenschaft gezogen, verschiebt sich die Stoffwechselaktivität. Es entsteht weniger Serotonin und mehr eines Stoffes namens Kynurenin. Aus ihm werden wiederum weitere Substanzen gebildet. Einige davon sind schädlich. Erhöhtes Kynurenin wird bei Alzheimer, Parkinson, Schizophrenie, Epilepsie und fortschreitendem Alterungsprozess beobachtet.

Farbstoffe erhöhen oxidativen Stress

Viele verarbeitete Lebensmittel enthalten Farbstoffe. Ohne sie würden sie sehr unappetitlich aussehen. Mittlerweile konnte jedoch festgestellt werden, dass Farbstoffe zu einer vermehrten Bildung von freien Radikalen führen, was wiederum zur Entstehung von Entzündungsreaktionen beiträgt.[48]

TIPP 45

Alkohol schädigt das Gehirn

Alkohol ist ein Zellgift und schädigt Nervenzellen im Gehirn. Viele trinken ihn, weil er entspannend wirkt. Doch das tut er nur vermeintlich. Langfristig schadet er mehr, als dass er beruhigt. Zusätzlich verändert Alkohol die biochemischen Abläufe im Gehirn. Auf Dauer verändern sich selbst Gehirnstrukturen merklich, selbst bei geringem Konsum.

Da Alkohol die Aktivität verschiedener Neurotransmitter beeinflusst, empfinden ihn viele als zunächst angenehm. Auf Dauer geht die Rechnung nicht auf. Das passiert im Einzelnen:

- **Glutamat:** Alkohol unterdrückt die Ausschüttung des aktivierend wirkenden Neurotransmitters Glutamat. Die Aktivität der Nervenzellen nimmt ab, das Gefühl der Entspannung entsteht.
- **GABA:** Durch Alkohol verstärkt sich die beruhigende Wirkung des Neurotransmitters GABA. Medikamente mit dem Wirkstoff Benzodiazepin wirken ebenfalls auf die Aktivität von GABA. Die Einnahme des Medikaments zusammen mit Alkohol reduziert die Aktivität des Herzens und der Atmung so stark, dass Lebensgefahr droht.
  Die veränderten Aktivitäten von Glutamat und GABA verlangsamen Gedanken, Sprache und Bewegungen. Diese Veränderungen lassen Volltrunkene taumeln, lallen oder fallen.
- **Dopamin:** Alkohol wirkt nicht nur beruhigend, sondern aktiviert zudem das Belohnungszentrum. Er erhöht die Ausschüttung von Dopamin. Das steigert die Stimmung. Daher greifen viele Menschen zu Alkohol, wenn sie gestresst sind oder emotionale Probleme haben. Für einen kurzen Moment fühlen sie sich besser. Auf Dauer aber schadet Alkohol mehr, als dass er entspannend wirkt. Denn je häufiger Alkohol konsumiert wird, umso weniger reagiert das Dopaminsystem. Für das gleiche angenehme Gefühl muss immer mehr ge-

trunken werden. Bis die Dopaminausschüttung durch Alkohol vollkommen erlischt. Die veränderte Aktivität der drei Neurotransmitter kann zu Stimmungsschwankungen bis hin zu Depressionen führen.

Alkoholkonsum schädigt Nervenzellen direkt. Insbesondere sind die Dendriten, die Fortsätze der Zellen, mit denen sie sich untereinander vernetzen, betroffen. Abnehmende Kontakte zwischen den Nervenzellen verringern Denkleistung und Erinnerungsvermögen. Wissenschaftler aus Finnland untersuchten daher den Alkoholkonsum von eineiigen Zwillingen zwischen ihrem 30. und 50. Lebensjahr sowie ihr Demenzrisiko im Alter von etwa 65 Jahren. Sie fanden einen Zusammenhang zwischen regelmäßigem Alkoholkonsum und dem Verlust kognitiver Fähigkeiten. Untersuchungsteilnehmer, die sich einmal monatlich betranken, erhöhten ihr Demenzrisiko signifikant.[49]

SELBST-CHECK

Trinke ich zu viel Alkohol?

Ich trinke mehrmals pro Woche Alkohol.	j	n
Ich betrinke mich ein- oder mehrmals pro Monat.	j	n
Ich betrinke mich ein- oder mehrmals pro Jahr.	j	n

Sobald Sie nur einmal Ja angekreuzt haben, trinken Sie zu viel Alkohol. Alkohol ist ein Zellgift und hat absolut keine positive Wirkung auf die Gesundheit. Nachzulesen in DER Studie über Alkohol, veröffentlicht in der berühmten Medizinerzeitschrift *The Lancet*.[50] Gewöhnen Sie sich den Alkoholkonsum ab!

TIPP 46

Die verborgene Gefahr durch Pestizide

Pestizide enthalten Substanzen, die je nach Anwendungsgebiet Insekten, Pilze oder unerwünschte Pflanzen töten. Die giftigen Substanzen wirken aber meist nicht nur auf eine bestimmte Pflanze oder ein bestimmtes Insekt, sondern auf alle Formen lebender Zellen. So auch auf den Menschen, nur eben nicht direkt tödlich.

Eines der am häufigsten eingesetzten Herbizide ist Glyphosat. Jeder Hobbygärtner kann es unter dem Namen *Roundup* kaufen. Es tötet jede Pflanze. Nur gentechnisch veränderte Pflanzen überleben. Sie wurden extra so hergestellt, dass ihnen das Gift nichts ausmacht. Im konventionellen Gemüse- und Obstanbau kommt Glyphosat auch in Europa oft zum Einsatz. Rückstände finden sich auf Erdbeeren und Spinat, Äpfeln und Grünkohl oder Kirschen, Sellerie und Tomaten. Das Herbizid wird vor allem im Obst- und Gemüseanbau eingesetzt, aber auch Sonnenblumen, Raps, viele Getreidesorten und Sojabohnen werden mit ihm behandelt.

Glyphosat zerstört das Mikrobiom

Die Wirkungsweise des Herbizids ist das Problem. Es zerstört ein ganz bestimmtes Enzym, welches in Pflanzen, aber auch in Bakterien vorkommt. Funktioniert dieses Enzym nicht mehr, stirbt die Pflanze. Da dieses Enzym aber auch in Darmbakterien vorkommt, verändert Glyphosat die Zusammensetzung des Mikrobioms. Besonders empfindlich reagieren vor allem gesundheitsförderliche Stämme. Sie sterben ab. Gesundheitsschädliche Bakterien, wie verschiedene *Clostridien-* und *Salmonella*-Arten, reagieren hingegen nicht so empfindlich, sie vermehren sich. Es kommt zu einer sogenannten Dysbiose, einer fehlerhaften Zusammensetzung von Darmbakterien. Es ist davon auszugehen, dass auch andere Pestizide die natürliche Balance des Mikrobioms zerstören.

Auswirkungen bis ins Gehirn

Befinden sich zu viele gesundheitsschädliche Bakterien im Darm, entstehen vermehrt giftige Stoffe, die bis ins Gehirn vordringen können. Mittlerweile gibt es einige, an Nagetieren durchgeführte Studien, die einen Zusammenhang zwischen Glyphosat und dem Auftreten von Parkinson, Schizophrenie, Depressionen oder Verhaltensänderungen zeigen.[51] Parkinsonerkrankungen treten bei Landwirten besonders häufig auf. In Frankreich und Italien wird Parkinson bei Landwirten mittlerweile als Berufskrankheit anerkannt.

Glyphosat kann man nicht sehen

Leider kann man nicht erkennen, welche Lebensmittel mit Glyphosat belastet sind. Besonders hoch ist die Gefahr jedoch bei normalem Gemüse und Obst aus dem Supermarkt, besonders wenn es aus Italien oder Spanien kommt. Biogemüse sollte hingegen keine Rückstände aufweisen, da das Herbizid im Biolandbau verboten ist.

In manchen Gegenden ist jedoch das Grundwasser mit Glyphosat und anderen Pestiziden belastet. Generell gelten in der EU Rückstände von Pflanzenschutzmittel bis zu 0,1 Mikrogramm pro Liter als unproblematisch. Man nimmt an, dass von ihnen kein gesundheitliches Risiko ausgeht. Dieser Grenzwert berücksichtigt nicht, dass viele Menschen nicht nur über das Trinkwasser, sondern auch durch den Verzehr von Lebensmitteln und Wein Pflanzenschutzmittel konsumieren. In der ländlichen Region werden einige Anwohner auch belastet, wenn die Mittel auf den Feldern ausgebracht werden.

Übrigens bieten Labore Blutuntersuchungen für Pestizidbelastungen an, insbesondere für Glyphosat. Oft kommt es bei den Ergebnissen zu Überraschungen. Da weisen Personen, die sich vor allem von ökologisch erzeugten Lebensmitteln ernähren, hohe Werte auf. Vielleicht liegt es am Trinkwasser, an einem geliebten Sojaprodukt oder dem Hobbygärtner als Nachbar.

Gefiltertes Wasser

Es gibt spezielle Wasserfilter für den Hausgebrauch, die Pestizide, Schwermetalle, Medikamentenrückstände und Mikroplastik aus dem Leitungswasser entfernen. Verwendet man für Kaffee und Tee oder zum Kochen gefiltertes Wasser, reduziert man das Risko eines gestörten Mikrobioms und eines Leaky Gut.

SELBST-CHECK

Wie viele Pestizide nehme ich auf?

Ich esse konventionelles (nicht Bio) Obst wie Äpfel, Birnen, Erdbeeren, Kirschen etc.	j	n
Ich trinke ungefiltertes Leitungswasser und verwende es auch für die Zubereitung von Kaffee, Tee und zum Kochen.	j	n
Ich oder meine Nachbarn setzen Pestizide im Garten ein.	j	n
Ich lebe nah an einer landwirtschaftlich genutzten Fläche eines konventionell (nicht Bio) arbeitenden Bauern.	j	n
Ich verzehre konventionelles (nicht Bio) Tiefkühlgemüse.	j	n
Ich esse frisches, konventionell (nicht Bio) hergestelltes Gemüse.	j	n

Je häufiger Sie mit Ja geantwortet haben, umso wahrscheinlicher nehmen Sie zu viele Pestizide auf.

TIPP 47

Kuhmilch macht häufig Probleme

Kuhmilchprodukte, vor allem von Tieren aus konventioneller Haltung, bereiten eine Vielzahl gesundheitlicher Probleme. Oft assoziieren Betroffene ihre Beschwerden aber nicht mit ihrem Milchkonsum.

Allergien, Akne, Menstruationsbeschwerden

Der Verzehr von Milch, Käse, Sahne und Joghurt erhöht das Risiko, an Allergien zu erkranken, vor allem an Neurodermitis. Aber auch Akne, Reizdarmsyndrom und eine Dysbalance des Mikrobioms können durch Milchprodukte ausgelöst werden. Kuhmilch kann sogar Menstruationsbeschwerden verstärken und den Hormonhaushalt durcheinanderbringen. Selbst das Krebsrisiko steigt durch den Konsum von Supermarktmilch. Insbesondere gilt das für Prostata-, Eierstock- und Gebärmutterkrebs.

Lange Zeit wurde uns vermittelt, dass Milch gesund ist, dass sie zur Stärkung der Knochen beiträgt und zu einer gesunden Ernährung dazugehört. Mittlerweile gibt es gegenteilige Studien. Es wurde sogar eine Zunahme an Knochenbrüchen mit zunehmendem Milchkonsum festgestellt.

Viele der gesundheitsschädlichen Wirkungen beruhen aber nicht auf Kuhmilch an sich. Das Problem ist vielmehr die heutige Art ihrer Erzeugung. Das hat mehrere Gründe.

Hochgezüchtete Milchkühe

Der Großteil der Milchkühe in Europa zählt zur Rasse der Holstein-Friesian-Kuh. Sie bringt besonders hohe Milcherträge. Bei der Zucht der Tiere hat sich die Zusammensetzung des Milcheiweißes Casein verändert. Natürlicherweise kommt in Kuhmilch Casein in zwei Formen vor, A1-Beta-Casein und A2-Beta-Casein. Durch die Züchtung hat der Anteil an A1-Beta-Casein stark zugenommen. Diese Form von Casein wirkt jedoch entzündungsfördernd und trägt zur Entstehung von Akne, Allergien, Krebs und anderen chronischen Erkrankungen bei. A2-Beta-Casein hat hingegen keine entzündungsfördernde Wirkung. In Ziegen- und Schafskäse ist nur A2-Beta-Casein enthalten und wird daher von vielen besser vertragen.

Problematische Tierhaltung

In der konventionellen Haltung stehen viele Milchkühe nur im Stall. Sie leiden an Bewegungsmangel, was bei ihnen genauso zu chronischen Entzündungsreaktionen führt wie beim Menschen. Anstelle von Gras werden sie mit Soja oder Mais gefüttert. Das ist keine artgerechte Haltung, sie macht die Kühe krank. Behandelt werden sie mit Antibiotika. All das führt zu Dauerstress. Konsumiert man Milch, Joghurt oder Käse von kranken Tieren, wirkt sich das negativ auf die eigene Gesundheit aus.

Kuhmilch ist kein essenzielles Nahrungsmittel

Die meisten Menschen brauchen keine Milchprodukte für eine ausgeglichene Ernährung. In weiten Teilen Asiens und Afrikas sind Milchprodukte kein Bestandteil der traditionellen Ernährung.

Aber nicht jeder muss auf Milch verzichten. Wenn keine Laktoseintoleranz, keine Milchallergie und keine Milchsensitivität vorliegen, kann man ruhig Kuhmilch, Joghurt, Quark, Sahne und Käse konsumieren. Allerdings sollten die Produkte aus der ökologischen Landwirtschaft stammen. Tiere werden dort artgerechter gehalten.

Einige Menschen vertragen Schafs- und Ziegenmilchprodukte besser als Produkte aus Kuhmilch. Das kann man durch Ausprobieren und Beobachten herausfinden.[52]

Allerdings sollten Milchprodukte in Maßen konsumiert werden. Einer schwedischen Studie zufolge erhöht der Konsum von drei oder mehr Gläsern Milch pro Tag die Sterblichkeit. Wurde weniger als ein Glas Milch pro Tag getrunken, gab es den Effekt nicht. Hinsichtlich der Knochenbrüche zeigten sich keine Unterschiede. Sie brachen bei denen, die viel Milch tranken genauso häufig, wie bei denen, die es nicht taten.[53]

SELBST-CHECK

Vertrage ich Kuhmilch und andere Kuhmilchprodukte?

Ich habe Akne.	j	n
Ich leide an Neurodermitis.	j	n
Ich habe häufig Kopfschmerzen oder Migräne.	j	n
Ich leide an Blähungen.	j	n
Ich habe häufig weichen Stuhl.	j	n
Ich habe Psoriasis.	j	n
Ich leide an Asthma.	j	n
Auf meiner Haut bilden sich winzige Pickelchen (Reibeisenhaut bzw. Keratosis pilaris).	j	n
Ich leide an einer Autoimmunerkrankung.	j	n
Ich habe starke Menstruationsbeschwerden.	j	n
Ich leide an Heuschnupfen oder anderen Allergien.	j	n
Mein Immunsystem ist schlecht.	j	n

Je häufiger Sie mit Ja geantwortet haben, umso wahrscheinlicher vertragen Sie Kuhmilch nicht gut.

TIPP **48**

Kaffee: Ja oder Nein?

Ständig tauchen in den Medizinnews neue Kaffeeschlagzeilen auf. Für Diabetiker gilt beispielsweise, dass Koffein den Insulinhaushalt beeinflusst und Patienten mit Altersdiabetes die Kontrolle ihres Blutzuckerspiegels erschwert – aber nur, wenn sie keine Diät einhalten. Essen Diabetiker viele Kohlenhydrate, dann lässt Koffein den Blutzuckerspiegel weiter ansteigen. Andere Studien zeigen, Kaffee beugt Diabetes vor: In *Lancet* konnte man von niederländischen Forschern lesen, dass Kaffeevieltrinker nur ein halb so großes Diabetesrisiko hätten wie Menschen, die weniger als zwei Tassen täglich tränken. Meine persönliche Meinung dazu: Es kommt viel mehr auf die Kohlenhydrate als auf den Kaffee an.

Ob Kaffee auch Blutdruck langfristig nach oben treibt oder nicht, das wollten Wissenschaftler der renommierten John-Hopkins-Universität herausfinden. Dazu beobachteten sie 1000 Männer über 30 Jahre hinweg. Das Ergebnis: Chronischen Bluthochdruck entwickelten Kaffeetrinker genauso häufig wie Abstinenzler. Wer allerdings unter Bluthochdruck leidet, sollte mit Kaffee vorsichtig sein, denn Kaffee treibt den Blutdruck ein paar Stunden lang hoch. In einer aktuellen Schweizer Studie tranken Probanden starken Espresso oder die entkoffeinierte Version. Das Ergebnis: Bei Kaffeetrinkern erhöhte nur Espresso den Blutdruck. Wer seltener Kaffee trank, sprach allerdings auf beide Sorten an (auch auf den entkoffeinierten Kaffee). Der Blutdruck stieg um 12 mmHg – kurzfristig. Nun rätseln die Forscher, welche Stoffe außer Koffein aus der Kaffeebohne der Auslöser für diese körperliche Reaktion ist.

Mancher Mensch fühlt sich durch Kaffeegenuss noch gestresster. Kein Wunder, denn das Stresshormon Epinephrin steigt bei Vieltrinkern um 32 Prozent an. Kaffee in sehr großen Mengen kann sogar Angstzustände auslösen und bei Menschen mit Angstsymptomen diese verschlimmern. Auch sie sollten mit dem Kaffeekonsum vorsichtig sein und alles dafür tun, dass Stresshormone und Blutdruck möglichst niedrig bleiben. Denn Angstkandidaten haben ohnehin schon ein erhöhtes Risiko, den plötzlichen Herztod zu erleiden.

Forschern der Mayo-Klinik (Rochester, Minnesota) zufolge hat Kaffee gesundheitsfördernde Wirkungen, beispielsweise senkt er das Parkinsonrisiko. Kaffee liefert auch Zellschutzstoffe: Der Kaffeesäure und der Chlorogensäure werden diese Fähigkeit zugeschrieben. Beide sind wirkungsvolle Antioxidantien, die Herzinfarkt vorbeugen. Kaffeesäure verhindert außerdem die schädliche Oxidation des LDL-Cholesterins und hält so die Gefäße jung. Zudem schützt die Säure erstaunlicherweise vor Magenkrebs. Eine Tasse Kaffee liefert sieben Milligramm Kaffeesäure.

Na – was denn nun: Kaffee oder kein Kaffee? Fazit: Menschen sind so verschieden. Was dem einen hilft, in die Gänge zu kommen, führt bei jemand anderem zu Angstzuständen. Einige von Ihnen reagieren so empfindlich auf Kaffee, dass sich ihr Homocysteinspiegel um 20 Prozent erhöht, wenn sie eine Woche lang jeden Tag einen Liter trinken. Gefährlich: Hohe Homocysteinwerte stehen in einem engen Zusammenhang mit verschiedenen chronischen Erkrankungen. Und eine gute Nachricht: Wer einen hohen Homocysteinspiegel hat, tut sich schon viel Gutes, wenn er seinen Kaffeekonsum komplett auf null oder zumindest auf ein bis zwei tägliche Tassen reduziert.

TIPP 49

Risikogruppe Vegetarier und Veganer

Viele Veganer und Vegetarier entscheiden sich zu dieser Ernährungsform zum Wohl der Tiere und des Klimas. Eine ehrenwerte Motivation. Doch die eigene Gesundheit sollte dabei nicht vergessen werden. Veganer und Vegetarier haben häufig Nährstoffmängel:

- **Vitamin A:** Dieses Vitamin ist für viele Funktionsweisen des Gehirns, insbesondere für den Sehnerv, aber auch fürs Lernen und das Langzeitgedächtnis wichtig. Pflanzliche Nahrungsmittel enthalten kein Vitamin A, sondern ausschließlich Carotinoide, die der Körper zu Vitamin A umbauen muss. Doch ist das System nicht sehr effektiv. In tierischen Produkten wie Leber, Fleisch und Eiern ist Vitamin A direkt enthalten. Lebertran enthält besonders viel Vitamin A.
- **Vitamin D_3:** Das Sonnenvitamin ist essenziell für die Gesundheit. Der menschliche Körper kann das Vitamin selbst herstellen, wenn er viel Sonne tankt. Dies gelingt fast niemandem, der in Innenräumen arbeitet. Und selbst Menschen, die im Freien arbeiten, erhalten in den Wintermonaten oft nicht ausreichend Sonnenlicht. Tierische Produkte wie Hering und Lachs sowie Eier enthalten Vitamin D_3. Pflanzliche Nahrungsmittel enthalten Vitamin D_2. Der Körper kann einen Teil des Vitamins D_2 in D_3 verwandeln, aber nicht genug.
- **Vitamin B_{12}:** Ohne dieses essenzielle Vitamin kann der Körper keine roten Blutkörperchen herstellen, die für den Sauerstofftransport benötigt werden. Zudem ist Vitamin B_{12} für das Nervensystem essenziell. Es ist am Aufbau einer Schicht beteiligt, mit der Nervenzellen umhüllt sind. Sie heißt Myelinschicht. Fehlt sie, kann die Weiterleitung von Nervenimpulsen gestört werden. Zusätzlich geht mit einem Vitamin-B_{12}-Mangel der Anstieg von Homocystein einher, der Nervenzellen schadet. Kein Wunder, dass mit Vitamin-B_{12}-Mangel

eine Reihe psychischer Probleme einhergehen, wie Depression, Psychosen, Gedächtnisprobleme, Manien und Veränderungen der Persönlichkeit. Eine vegane Ernährung enthält kein Vitamin B_{12}. Da auch Vegetarier nur wenige tierische Produkte wie Eier und Milchprodukte zu sich nehmen, haben auch sie meistens einen Mangel.

- **Weitere B-Vitamine:** Die Vitamine B_1 (Thiamin), B_2 (Riboflavin), B_3 (Niacin), B_5 (Pantothensäure), B_6 (Pyridoxin), B_7 (Biotin) und B_9 (Folsäure) sind alle an der Herstellung von Energiemolekülen beteiligt. Das Gehirn ist eines der Organe, das die meiste Energie benötigt. Selbst ein zeitweiser Mangel nur eines der B-Vitamine kann die Abläufe im Gehirn empfindlich stören. B-Vitamine sind zudem essenziell für die Synthese von Neurotransmittern. B-Vitamine, mit der Ausnahme von B_{12}, kommen zwar in pflanzlichen Lebensmitteln vor, besonders in Pilzen, doch in geringeren Mengen als in tierischen. Vielen Vegetariern und Veganern mangelt es daher an B-Vitaminen.
- **Jod:** Schilddrüsenhormone sind auf Jod angewiesen. Und Schilddrüsenhormone steuern wiederum wichtige Abläufe im Gehirn. Daher kann Jodmangel, besonders in jungen Jahren, zu schwerwiegenden Folgen führen. Tierische Produkte enthalten mehr Jod als pflanzliche. Selbst der Gebrauch von jodiertem Speisesalz reicht häufig nicht aus, um den Jodbedarf zu decken.
- **Eisen:** Eisen wird für die Bildung von Hämoglobin benötigt. Hämoglobin wiederum ist der entscheidende Stoff für den Transport von Sauerstoff. Das Gehirn braucht besonders viel Sauerstoff. Eisen ist zudem an der Herstellung von Neurotransmittern wie Serotonin und Dopamin beteiligt. Der Mineralstoff trägt außerdem zur Energieherstellung in den Nervenzellen bei. Bei Eisenmangel leiden das Gedächtnis und die Lernleistung. Da Eisen bei der Entwicklung des Gehirns wichtig ist, sollte im Kindes- und Jugendalter speziell auf eine gute Eisenversorgung geachtet werden. Pflanzliche Nahrungsmittel enthalten weniger Eisen als tierische. Zudem ist in ihnen eine Form von Eisenionen enthalten, die vom Körper schlechter aufgenommen wird.
- **Zink:** Das Gehirn benötigt Zink für die Synthese von Serotonin, zur Aktivierung des Vitamins B_6 und für die Übertragung von Ner-

venimpulsen. Zinkmangel kann zu Depressionen, zu Burn-out und weiteren Gehirnerkrankungen führen. Pflanzliche Produkte enthalten wesentlich weniger Zink als tierische. Eine Schweizer Studie aus dem Jahr 2017 zeigte, dass 47 Prozent der Veganer unzureichend mit Zink versorgt waren.

- **Essenzielle Omega-3-Fettsäuren DHA und EPA:** Es gibt viele verschiedene Omega-3-Fettsäuren. Für den Bau gesunder Nervenzellen sind DHA und EPA essenziell. Auch das Immunsystem ist auf diese Fettsäuren angewiesen. In einem gesunden Gehirn ist die Konzentration an DHA sehr hoch. Diese Omega-3-Fettsäuren kommen ausschließlich in tierischen Produkten vor, besonders reichhaltig sind ölige Fische. Eine normale vegane Ernährung enthält absolut kein DHA und EPA und auch bei einer vegetarischen Lebensweise ist die Aufnahme meist bedenklich niedrig. Zwar enthalten Lein- und Chiasamen einen hohen Anteil an Omega 3, jedoch in anderer Form. Im Körper müssen die Omega-3-Arten erst in DHA und EPA umgebaut werden. Das gelingt dem Körper aber nicht gut. Die Umbaurate liegt zwischen 0 und 9 Prozent. Neben tierischen Produkten enthalten jedoch Algen DHA und EPA. Daher sollte jeder, der vegan oder vegetarisch lebt, Algenöl in ausreichender Menge zu sich nehmen.[54]
- **Proteine:** Enzyme, die die Abläufe in den Nervenzellen regulieren, und Neurotransmitter, die Signale von einer Nervenzelle zur nächsten übermitteln, sind aus Proteinen aufgebaut. Das Gehirn ist daher auf eine gute Versorgung mit Proteinen angewiesen. Proteine kommen in tierischen Produkten, aber auch in Hülsenfrüchten, Buchweizen, Soja sowie Nüssen und Samen vor. Doch handelt es sich bei pflanzlichen Eiweißquellen immer um unvollständige Proteine. Das heißt, einige essenzielle Aminosäuren fehlen oder sind in zu geringer Konzentration enthalten. Anders als tierisches Eiweiß. Das ist vollständiges Protein. Es beinhaltet alle essenziellen Aminosäuren. Wer vegan oder vegetarisch lebt, sollte daher seine Ernährung mit Proteinpulver ergänzen.

TIPP 50

Schlemmen Sie Paleo

Paleo, die Steinzeitdiät, ist mittlerweile gut bekannt. Endlich! Die Deutsche Gesellschaft für Ernährung hinkt zwar mit ihren Empfehlungen noch den wissenschaftlichen Erkenntnissen hinterher, aber konzentrieren wir uns auf die positive Entwicklung: Ernährungswissenschaftler befassen sich ernsthaft mit der Steinzeitdiät.

So auch der Ernährungswissenschaftler Prof. Dr. Armin Zittermann, Leiter der Studienzentrale der Klinik für Thorax- und Kardiovaskularchirurgie am Herz- und Diabeteszentrum Nordrhein-Westfalen in Bad Oeynhausen:

»Zunehmend wird jedoch deutlich, dass eine Kost, die sich an die prähistorische Ernährungsweise anlehnt, günstige Wirkung auf das kardiovaskuläre Risikoprofil hat. Es erscheint sinnvoll, neben einem reichlichen Verzehr von Gemüse sowie einer Fettmodifikation auch eher eine knappe Kohlenhydratzufuhr und eine Erhöhung des Proteinanteils in der Ernährung anzustreben.«

Das ist rebellisch. Nicht für Forever-Young-Leser, die wissen das schon lang. Aber für den Großteil der Deutschen. Ein gesünderes Herz durch: No Carb, mehr Eiweiß und mehr Omega 3!

Das Essen der Langlebigen

Walter Willet lehrt und forscht an der Harvard Medical School. Ein ambitionierter Mediziner: Unter seiner Leitung wurden 80 000 Krankenschwestern (»Nurses' Health Study«) und 44 000 Ärzte (»Health Professionals Follow-up Study«) untersucht. Ergebnis:

Viele Kohlenhydrate, vor allem Getreide und Kartoffeln, führen zu hohen Blutfettwerten (Triglyceriden) und senken das gute HDL-Cholesterin. Erhöhen also das Herzinfarktrisiko.

Obst in moderaten Mengen und viel Gemüse senken das Herzinfarktrisiko.

Zehn Gramm mehr Ballaststoffe, enthalten vor allem in Gemüse, senken das Herzinfarktrisiko um 19 Prozent.

Bei den Krankenschwestern, die sich mit viel Eiweiß versorgten, lag das Risiko für Herzkrankheiten um 25 Prozent niedriger.

Betrachten wir unsere Geschichte als Menschheit, wird klar, warum uns unsere heutige Ernährung krank macht: Vor wohl 300 000 Jahren richtete sich einer auf und lief als Homo sapiens durch die Gegend. Und vor 10 000 Jahren begannen einige kohlenhydratreiche Lebensmittel anzubauen, von denen sie dick und krank wurden. Vorher aß der Mensch zu 65 Prozent Samen, Nüsse, Wurzeln, irgendwelche Blättchen und Grünzeug sowie winzige Früchte und zu 35 Prozent Fleisch und Fisch. Kohlenhydrate nahm er nur über Früchte auf. Getreide kannte er ja noch nicht. Milch gab's nur aus dem Busen. Dann nicht mehr. Die Kartoffel wuchs nur in Südamerika.

Wissen Sie, was der Steinzeitmensch noch mehr aß? Vitamine. Er nahm neunmal mehr Vitamin C zu sich als wir heute. 604 Milligramm. Bei uns empfiehlt man 100 Milligramm. Er kannte aber noch keine Umweltgifte und keinen Stress, die den Vitamin-C-Bedarf erheblich erhöhen. Er nahm viermal so viel Zink, sechsmal so viel Eisen, dreimal so viel Calcium auf … Und Sie haben sicherlich im Kopf: So hohe Dosen an Nahrungsergänzungsmitteln sind gefährlich. Der Strunz spinnt.

Der Braten war voller wertvoller Proteine und Omega 3. Das Wild sprang fröhlich herum, fraß Wildkräuter und Blattzeug, und es wurde nicht mit Hormonen und Antibiotika gemästet. Dieses Fleisch war gesund, es beinhaltete viel Omega 3. Der Steinzeitmensch nahm genauso viele Omega-3-Fettsäuren auf wie Omega-6-Fettsäuren. Uns mangelt es an den 3ern, und wir vergiften uns mit den 6ern. Und das macht uns krank.

Also: Der Steinzeitmensch aß kaum Ihre ach so geliebten Kohlenhydrate. Und kannte praktisch keinen Herzinfarkt. Heißt doch, logisch weitergedacht: Die Hälfte aller Todesfälle in Deutschland kann man einfach vermeiden. Indem man statt auf konservative Ernährungswissenschaftler einfach mal auf den Steinzeitmenschen hört.

TIPP 51

Proteine sind das Wesentliche

Der menschliche Körper besteht zum Großteil aus Wasser. Klammert man das Wasser aus, bleiben drei wichtige Bestandteile: Fette, Mineralstoffe und Proteine, wobei die Proteine besonders wichtig sind. Das Wort Proteine kommt aus dem Griechischen, es ist von *proteios* abgeleitet, was *grundlegend* oder *vorrangig* bedeutet. Das sagt schon alles! Umgangssprachlich wird oft von Eiweiß gesprochen.

Ideale stoffliche Zusammensetzung des menschlichen Körpers

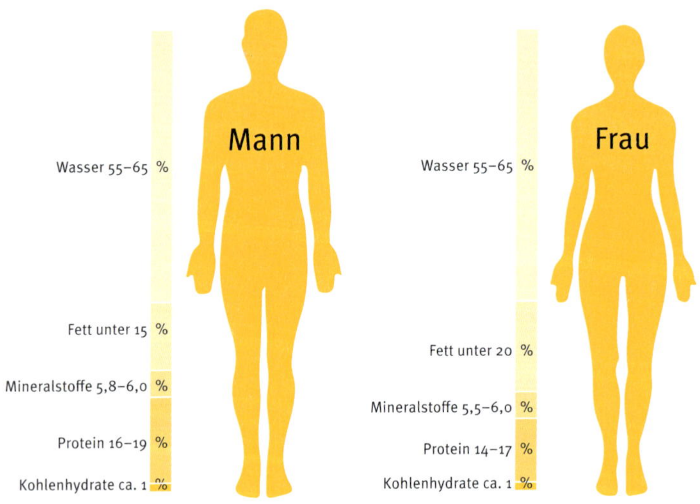

Alles im Körper hängt von Proteinen ab. Sie bilden die Matrix für Knochen, Knorpel, Sehnen und Bänder. Dank der Muskelproteine können wir uns bewegen, Proteine speichern oder transportieren wichtige

Stoffe. Der Großteil des Immunsystems besteht aus Proteinen und auch Hormone, Neurotransmitter und Enzyme sind aus ihnen aufgebaut. Damit der Körper gesund wird oder bleibt, braucht er diesen vorrangigen Nährstoff. Sie bekommen ihn, indem Sie ihn essen. Tierische Produkte sind besonders reich an Proteinen. Fast alle meiner Patienten zeigen sehr niedrige Gesamteiweißwerte. Ihnen rate ich zu Proteinshakes, acht Wochen lang, mindestens dreimal täglich.

Das Immunsystem braucht Proteine

Viele Erkrankungen gehen mit chronischen Entzündungsreaktionen einher. Oft werden die Entzündungen gar nicht diagnostiziert. Patienten haben jedoch Schmerzen und fühlen sich immerzu müde oder häufig erkältet. Was oft dahintersteckt: ein krankes Immunsystem. Ihm setzen nicht nur die vielen Kohlenhydrate und Bewegungsmangel zu, sondern oft auch Proteinmangel.

Ist das Immunsystem zu schwach, werden Viren aktiv

Das Immunsystem besteht zum Großteil aus Proteinen, vor allem Botenstoffe wie Zytokine und Antikörper sind aus ihnen aufgebaut. Bei Proteinmangel bildet der Körper weniger Antikörper, dadurch wird er anfälliger für Krankheitserreger wie Bakterien oder Viren. Die meisten Menschen sind jedoch mit mehreren Viren infiziert, wie dem Epstein-Barr-Virus oder unterschiedlichen Arten von Herpesviren. Wenn das Immunsystem zu schwach ist, werden diese Viren wieder aktiv. Es zeigt sich als Müdigkeit oder Erschöpfung, in der Medizin wird von Fatigue gesprochen. Im Zuge dessen kann es auch zu Muskelschmerzen kommen.

Proteinmangel führt zu chronischen Entzündungsreaktionen

Neben der verminderten Abwehr gegen Krankheitserreger führt Proteinmangel zur vermehrten Bildung freier Radikale.[55] Die freien Radikale schädigen Enzyme, Zellen und auch die DNA, woraufhin das bereits geschwächte Immunsystem noch aktiver werden muss, da es für die Beseitigung des Zellmülls zuständig ist. Ist das Immunsystem jedoch aktiv, entstehen weitere freie Radikale – ein Teufelskreis. Auch das führt zu chronischen Entzündungsreaktionen.

Wie viel Protein Sie brauchen

Die Deutsche Gesellschaft für Ernährung rät zu 0,8 Gramm Proteine pro Kilogramm Körpergewicht pro Tag. Meiner Erfahrung nach ist das viel zu wenig, das bewahrt Sie vor ernsthafter Mangelernährung. Wenn Sie krank sind und wieder gesund werden wollen, brauchen Sie viel mehr. Auch im Alter brauchen Sie mehr, da die Eiweißaufnahme nachlässt. Sie brauchen auch mehr, wenn Sie regelmäßig Sport treiben, was jeder Mensch, der gesund bleiben möchte, tun sollte. Auch Schwangere brauchen deutlich mehr. 1,2 Gramm bis 1,5 Gramm Proteine pro Kilogramm Körpergewicht pro Tag sind meiner Meinung nach das Minimum.

Beispielrechnungen

Eine 60 Kilogramm schwere Person, die 1,2 Gramm Proteine pro Kilogramm Körpergewicht täglich zu sich nehmen möchte, sollte mindestens 72 Gramm Proteine essen:

Nahrungsmittel	Nahrungsmittelmenge	Proteinmenge
Eier (Größe M/L)	2 Eier	ca. 16 g
Fisch	200 g	ca. 44 g
Käse	40 g	ca. 13 g
gesamte Proteinmenge		ca. 73 g

Eine 80 Kilogramm schwere Person, die 1,2 Gramm Proteine pro Kilogramm Körpergewicht täglich zu sich nehmen möchte, sollte mindestens 96 Gramm Proteine essen:

Nahrungsmittel	Nahrungsmittelmenge	Proteinmenge
Eier	4 Eier	ca. 32 g
Fisch	230 g	ca. 51 g
Käse	40 g	ca. 13 g
gesamte Proteinmenge		ca. 96 g

Zum Vergleich: Linsen enthalten pro 100 Gramm nur 11 Gramm Proteine, Erbsen noch weniger, sie enthalten 7 Gramm. Mandeln sind da eine bessere pflanzliche Proteinquelle, 100 Gramm Nüsse enthalten 24 Gramm Eiweiß. Die tägliche Proteinmenge jedoch nur mit pflanzlichen Proteinen zu decken, ist unmöglich. Rechnen Sie sich Ihre Proteinzufuhr genau aus, im Internet gibt es mehrere Nährwertrechner, mit denen Sie einen guten Überblick über die Proteinmengen unterschiedlicher Nahrungsmittel erhalten.

PRAXISTIPP

Lassen Sie Ihr Gesamteiweiß überprüfen

Ob Sie ausreichend mit Proteinen versorgt sind, können Sie letztlich nur mit einer Blutuntersuchung feststellen. Hierzu lassen Sie Ihr Gesamteiweiß untersuchen, das ist gar nicht teuer. Ihr Wert sollte zwischen 7,7 und 8,8 g/dl liegen.

TIPP 52

Proteine für ein starkes Immunsystem und eine starke Darmschleimhaut

Wie das gesamte Immunsystem besteht auch das darmeigene Immunsystem zum Großteil aus Proteinen. Aus ihnen werden Antikörper, Botenstoffe und bestimmte Strukturen der Immunzellen gebildet. Daher sind Proteine für die Gesundheit so wichtig. Proteine bestehen aus Aminosäuren. Bestimmte Aminosäuren nutzt das Immunsystem zudem als Energiequelle. Aber nicht nur das, Proteine werden auch zur Bildung von Antioxidantien verwendet. Diese reduzieren Entzündungsreaktionen. Es kommt aber nicht nur darauf an, dass man genug Proteine, in Form von Eiern, Geflügel, Fleisch, Fisch, Nüssen und Samen oder Proteinshakes zu sich nimmt. Es kommt vor allem darauf an, dass bestimmte Aminosäuren nicht fehlen dürfen!

Stimmt die Versorgung mit allen wichtigen Aminosäuren, klingen Entzündungsreaktionen ab, es werden vermehrt wichtige Abwehrzellen gebildet sowie der wichtige Antikörper sIgA.

Glutaminsäure

Glutaminsäure ist eine der am häufigsten vorkommenden Aminosäuren in der Ernährung. Sie ist nicht essenziell, aber trotzdem außerordentlich wichtig. Im Blut ist sie allerdings nur in geringen Mengen zu finden. Die Zellen der Darmschleimhaut nutzen sie als Energiequelle. Die Energie verwenden sie zur Bildung neuer Zellen und dichter Verbindungen zwischen den Zellen. Die Energie wird auch für den Transport von Nährstoffen, die Bildung von Verdauungsenzymen und zur Herstellung des Mukus (Schleim) genutzt. Aus Glutaminsäure entsteht zudem Glutamin, eine weitere Aminosäure, die für die Gesundheit des Darms außerordentlich wichtig ist.

Arginin

Das Immunsystem ist auf Arginin angewiesen. In den Abwehrzellen (Leukozyten) wird aus Arginin Stickstoffmonoxid (NO) gebildet. Die Zellen verwenden NO, um damit schädliche Bakterien oder angegriffene Zellen zu töten. Außerdem fördert NO die Bildung neuer Abwehrzellen.

Arginin unterstützt die Gesundheit des Darms über einen weiteren Weg, und zwar über die Bildung des Mukus. Steht viel Arginin zur Verfügung, nimmt die Bildung der schützenden Schleimschicht zu.

Threonin

Ebenso wie Arginin fördert Threonin die Bildung des Mukus. Die essenzielle Aminosäure erhöht darüber hinaus die Barrierefunktion. Wird ausreichend Threonin über die Nahrung aufgenommen, sind die Tight Junctions stabiler, der Darm ist dicht.

Methionin und Cystein

Die beiden schwefelhaltigen Aminosäuren tragen zur Synthese von Glutathion bei, das stärkste körpereigene Antioxidans. Glutathion wirkt somit Entzündungsreaktionen entgegen. Es wirkt aber nur, wenn auch ausreichend Selen vorhanden ist. Cystein kann im Körper aus Methionin entstehen. Trotzdem ist es sinnvoll, mit beiden Aminosäuren gut versorgt zu sein.[56]

Glutamin

Die Aminosäure Glutamin kann in einem kranken Darm Wunder bewirken. Sie fördert die Bildung des Mukus. Nimmt die Schleimschicht zu, sind die Zellen der Darmschleimhaut besser geschützt, chronische Entzündungsreaktionen nehmen ab.

Außerdem trägt Glutamin zur Heilung eines Leaky Gut bei. Ist die Aminosäure in ausreichenden Mengen im Darm vorhanden, verbinden sich die Zellen der Darmschleimhaut durch ihre Tight Junctions wieder besser. Die Barrierefunktion nimmt zu. Es gelangen keine Nahrungspartikel, Darmbakterien oder andere Stoffe aus dem Darm in den Körper.

Das Immunsystem muss nicht mehr dagegen ankämpfen, chronische Entzündungsreaktionen nehmen ab.

Anhaltender psychischer Stress gilt als häufiger Mitauslöser chronischer Darmerkrankungen. Glutamin spielt hier eine zentrale Rolle. Denn durch Stress sinkt der Glutaminspiegel im gesamten Körper, auch im Darm.

Glutamin gehört zu den nicht essenziellen Aminosäuren. Das heißt, der Körper kann sie selbst herstellen. Ob er es in ausreichender Menge tut, ist oft fraglich. Daher lohnt es sich bei Darmproblemen, aber auch bei anderen Krankheiten, Glutamin zusätzlich einzunehmen.

Tryptophan

Chronischer Stress und chronische Entzündungsreaktionen lassen den Cortisolspiegel in die Höhe schießen. Das Stresshormon aktiviert daraufhin ein Enzym, welches Tryptophan abbaut. Fehlt Tryptophan, fehlt es an Serotonin, dem Glückshormon. Der Tryptophanmangel wirkt sich auch negativ auf die Darmgesundheit aus. Er wird durchlässiger, die Zusammensetzung der Darmbakterien verändert sich, der Mukus nimmt ab und im darmeigenen Immunsystem befinden sich vermehrt entzündungsfördernde Botenstoffe.

Tryptophan ist eine der essenziellen Aminosäuren, der Körper kann sie nicht selbst herstellen. Daher muss sie über die Nahrung aufgenommen werden. Tryptophan kommt besonders reichhaltig in proteinhaltigen Lebensmitteln wie Fleisch, Fisch, Geflügel, Eiern, aber auch in Hülsenfrüchten und Sojabohnen vor.

Einige Darmbakterien nehmen Tryptophan auf und bilden daraus ein Phytohormon. Es heißt Indol-3-essigsäure und wird mit IAA (von englisch indole-3-acetic acid) abgekürzt. Bei einer hohen IAA-Konzentration werden weniger entzündungsfördernde und vermehrt entzündungshemmende Botenstoffe wie Interleukin 10 gebildet. Das trägt zur Heilung chronischer Krankheiten bei.

Proteinversorgung im Blick

Ich empfehle mindestens 1,2 Gramm Protein pro Kilogramm Körpergewicht pro Tag. Bei Sportlern liegt der Wert etwas höher, da sollten es 1,5 Gramm sein. Leistungs- und Extremsportler sollten eine höhere Menge Protein pro Tag zu sich nehmen. Es gibt Webseiten und Apps, mit deren Hilfe man den Proteingehalt der Lebensmittel herausfinden kann.

PRAXISTIPP

Lassen Sie Ihre Aminosäuren untersuchen

Viele Labore bieten die Untersuchung der Aminosäuren an.
Sie können Ihre Ergebnisse mit folgenden Empfehlungen vergleichen:

Arginin	110-180 µmol/l	19,2-31,4 mg/l
Glutamin	205-750 µmol/l	30-110 mg/l
Histidin	60-110 µmol/l	9,3-17,0 mg/l
Isoleucin	58-117 µmol/l	7,6-15,4 mg/l
Leucin	110-217 µmol/l	14,4-28,5 mg/l
Lysin	139-240 µmol/l	20,3-35,1 mg/l
Methionin	25-40 µmol/l	3,7-6,0 mg/l
Phenylalanin	51-109 µmol/l	8,4-18,0 mg/l
Taurin	54-170 µmol/l	6,8-21,3 mg/l
Threonin	118-210 µmol/l	14,1-25,0 mg/l
Tryptophan	36-125 µmol/l	7,4-25,5 mg/l
Valin	206-317 µmol/l	24,1-37,1 mg/l

TIPP 53

Gemüse in allen Formen und Farben

Gemüse und Obst sind für einen gesunden Darm essenziell. Sie enthalten viele komplexe Kohlenhydrate, die von den Darmbakterien zur Herstellung kurzkettiger Fettsäuren verwendet werden. Solche Kohlenhydratmoleküle werden Ballaststoffe genannt. Lebensmittel tierischen Ursprungs enthalten fast keine Ballaststoffe. Je mehr Gemüse und Obst verzehrt wird und somit viele verschiedene Ballaststoffe aufgenommen werden, umso höher ist die Biodiversität des Mikrobioms. Besonders gesundheitsfördernde Ballaststoffe werden auch als Präbiotika vermarktet. Nicht zu verwechseln mit Probiotika, die aus lebenden Mikroorganismen bestehen.

Gemüse- und Obstvielfalt führt zu Bakterienvielfalt

Jedes Obst und jedes Gemüse enthält leicht unterschiedliche Inhaltsstoffe und leicht unterschiedlich aufgebaute komplexe Kohlenhydrate. Das wirkt sich auf die Diversität der Bakterienarten im Darm aus. Sie alle sind auf verschiedene Stoffe spezialisiert. Die einen fermentieren Ballaststoffe, die vor allem in Brokkoli vorkommen, andere die des Spinats. Je mehr verschiedene Gemüse- und Obstsorten verzehrt werden, umso höher die Anzahl gesundheitsfördernder Darmbakterien.

Wasserlösliche Ballaststoffe

Es gibt wasserlösliche und wasserunlösliche Ballaststoffe. Im Darm führen sie zu unterschiedlichen Effekten.

Wasserlösliche Ballaststoffe quellen im Magen und im Darm auf, weil sie Wasser binden. Das ist gut so, denn dies füllt zunächst den Magen sehr stark. Die Dehnung des Magens führt zur Freisetzung des Hormons Ghrelin. Es lässt das Gefühl entstehen, satt zu sein. Außerdem führt ein gedehnter Magen dazu, dass sich sein Inhalt langsamer entleert. Kleine Portionen Nahrungsbrei werden gemächlich an den Dünndarm abgeben. Das wirkt sich wiederum förderlich auf die Verdauung aus, da für die enzymatische Zersetzung und die Nährstoffaufnahme mehr Zeit zur Verfügung steht. Im Darm angekommen, quellen wasserlösliche Ballaststoffe noch einmal auf, wodurch der Darm gedehnt wird. Die Dehnung gibt das Signal zur vermehrten Darmbewegung (Peristaltik). Wasserlösliche Ballaststoffe beugen somit Verstopfung vor. Durch den Verzehr vieler wasserlöslicher Ballaststoffe nimmt außerdem das Stuhlvolumen zu und die Stuhlkonsistenz verbessert sich.

Der Verzehr großer Mengen wasserlöslicher Ballaststoffe senkt zudem den Cholesterinspiegel, und zwar durch folgenden Mechanismus: Die Leber produziert kontinuierlich Gallensäure. Sie wird für die Aufnahme von Fetten aus dem Darm benötigt. Interessanterweise entsteht Gallensäure selbst aus Fetten, und zwar aus Cholesterin. Wasserlösliche Ballaststoffe binden Gallensäuren im Stuhl. Wird viel Gallensäure und das in ihr enthaltene Cholesterin ausgeschieden, muss die Leber vermehrt Gallensäure bilden, dabei wird wieder Cholesterin verbraucht.

Wasserlösliche Ballaststoffe stecken vor allem in Gemüse und Obst. Wobei sie auch einen kleinen Anteil an wasserunlöslichen Ballaststoffen enthalten. Damit die wasserlöslichen Ballaststoffe im Magen und im Darm gut aufquellen können, muss genügend Flüssigkeit zur Verfügung stehen. Daher ist regelmäßiges Trinken so wichtig.

Wasserunlösliche Ballaststoffe

Wasserunlösliche Ballaststoffe werden fast unverändert wieder ausgeschieden. Ganz unnütz sind sie trotzdem nicht, da allein ihr Volumen die Darmperistaltik anregt. Die vermehrten Darmbewegungen führen zu einem schnellen Weitertransport des Nahrungsbreis, wodurch auch Giftstoffe schnell abtransportiert werden. Allerdings fördern auch wasserlösliche Ballaststoffe die Darmbewegungen. Daher ist der gezielte Verzehr von wasserunlöslichen Ballaststoffen nicht notwendig. Wasserunlösliche Ballaststoffe kommen vor allem in Getreideprodukten und Reis vor. Aber auch einige Hülsenfrüchte sind reich an wasserunlöslichen Ballaststoffen. Weißmehl enthält hingegen fast keine Ballaststoffe. Sie werden bei der Erzeugung herausgesiebt.

Ballaststoffgehalt verschiedener Lebensmittel[57]

	Lebensmittel	Ballaststoffgehalt in Gramm (pro 100 Gramm Lebensmittel)
Getreideprodukte und Kartoffeln		
	Haferflocken	9,5
	Kartoffeln	1,9
	Reis (poliert/Vollkorn)	2,1/4,0
Nüsse, Samen und Kerne		
	Erdnüsse	7,1
	Flohsamenschalen	75
	Haselnüsse	7,4
	Leinsamen (ungeschält)	35
	Mandeln	9,3
	Pistazien	6,5
	Sonnenblumenkerne	63
Hülsenfrüchte		
	Kichererbsen	4,4
	Linsen	2,8
	Erbsen (gekocht)	4,1
Gemüse		
	Brokkoli	3,0
	Blumenkohl	2,9
	Grünkohl	4,8

	Lebensmittel	Ballaststoffgehalt in Gramm (pro 100 Gramm Lebensmittel)
	Gurken	0,9
	Karotten	2,9
	Paprika	2,0
	Rosenkohl	4,4
	Salat (Kopfsalat)	1,6
	Spinat	1,8
	Tomaten	1,4
	Weißkohl	3,0
Obst		
	Äpfel	2,0
	Bananen	2,0
	Birnen	2,8
	Brombeeren	3,0
	Himbeeren	4,7
	Johannisbeeren	3,5
	Orangen	2,2
	Stachelbeeren	3,4

Vom Gemüse zum Zellschutz

Ballaststoffe werden im Dickdarm von Bakterien verarbeitet. Vor allem fermentieren sie wasserlösliche Ballaststoffe. Dabei entstehen Fettsäuren wie Acetat, Butyrat und Propionat.[58] Wasserunlösliche Ballaststoffe werden meist unverändert ausgeschieden. Ballaststoffe aus Gemüse und Obst sind somit viel wertvoller als Ballaststoffe aus Vollkornbrot.

SELBST-CHECK

Esse ich ausreichend Gemüse, heimisches Obst, Nüsse und Pilze?

Ich habe täglich Stuhlgang.	j	n
Mein Stuhl gleicht einer dicken Wurst.	j	n
Ungefähr 2/3 der von mir aufgenommenen Nahrungsmenge besteht aus Gemüse, Obst, Beeren, Pilzen, Samen, Nüssen und Kernen.	j	n
Ich esse eine Vielzahl verschiedener Gemüse- und Obstsorten.	j	n
Nach einer Mahlzeit bin ich stundenlang satt. (Wobei zu beachten gilt, dass auch Proteine und Fette sehr gut sättigen.)	j	n

Wenn Sie alle Fragen mit Ja beantwortet haben, essen Sie wahrscheinlich ausreichend Gemüse, heimisches Obst, Beeren, Nüsse, Pilze und Hülsenfrüchte. Je häufiger Sie mit Nein geantwortet haben, umso größer ist die Wahrscheinlichkeit, dass Sie nicht ausreichend Ballaststoffe zu sich nehmen.

TIPP 54

Q_{10} ist pure Energie

Das Coenzym Q_{10} übernimmt eine zentrale Funktion in der Herstellung von Energiemolekülen in den Mitochondrien. Wie viel und wie schnell Energie gebildet wird, hängt in erster Linie davon ab, wie viel Q_{10} den Mitochondrien zur Verfügung steht. Da das Coenzym Q_{10} für die Energieherstellung essenziell ist, ist seine Konzentration in den Gewebearten, in denen besonders viel Energie benötigt wird, am höchsten: im Herzen, in den Nieren, in der Leber und in der Muskulatur. Außerdem neutralisiert Q_{10} freie Radikale. Neben Vitamin E ist es eines der wichtigsten fettlöslichen Antioxidantien.

Aufgrund seiner wichtigen Rolle im Energiestoffwechsel fördert Q_{10} die Kraft der Muskulatur. Außerdem schützt es vor freien Radikalen, die während des Trainings entstehen. In einer Studie wurde zudem festgestellt, dass Athleten schneller regenerieren, wenn sie gut mit Q_{10} versorgt sind.

Zellen bauen Q_{10} selbst

Damit die Zellen Q_{10} herstellen können, brauchen sie die entsprechenden Baumaterialien. Das sind einerseits die Aminosäuren Tyrosin und Phenylalanin. Wobei für die Herstellung eines Coenzyms Q_{10} nur eine Aminosäure nötig ist, entweder Tyrosin oder Phenylalanin. Die Aminosäuren werden in vier Schritten verändert und reagieren dann mit einem Zwischenprodukt aus dem Cholesterinstoffwechsel. Damit der gesamte Vorgang funktioniert, werden die Vitamine B_5, B_6, B_{12}, Folsäure, Vitamin C und Magnesium gebraucht. Zudem gibt es einen Stoff, der die Herstellung von Q_{10} ankurbelt, er heißt Betain. Betain kann wie die genannten Nährstoffe eingenommen werden. Natürlicherweise kommt Betain vor allem in Gemüse vor. Rote Bete enthält besonders viel des wertvollen Stoffs.[59]

Q_{10} muss auch gegessen werden

Neben der körpereigenen Herstellung ist die Aufnahme von Q_{10} über die Nahrung ebenfalls wichtig. Momentan wird davon ausgegangen, dass für eine optimale Gesundheit ca. 25 Prozent des benötigten Q_{10} gegessen werden sollten. Q_{10} kommt wie im menschlichen Körper vor allem in Muskulatur und inneren Organen vor. Daher sind Fleisch, Fisch und Geflügel besonders reich an Q_{10}. Auch Innereien sind gute Q_{10}-Lieferanten.

Statine hemmen die Bildung von Q_{10}

Für die Synthese von Q_{10} benötigt der Körper Stoffe aus dem Cholesterinstoffwechsel. Tragischerweise blockieren Statine, das sind Cholesterinsenker, die Bildung eines bestimmten Stoffes, nämlich von Mevalonat. Mangelt es jedoch an dieser Substanz, kann der Körper nur vermindert Q_{10} herstellen. Das spürt man, den Muskeln und allen anderen Abläufen mangelt es an Energie.

PRAXISTIPP

Energiebooster

Wer kurzfristig den Energiestoffwechsel aufgrund von Erkrankungen oder für Wettkampfleistungen ankurbeln möchte, kann 100 bis 300 Milligramm Coenzym Q_{10} pro Tag zusätzlich einnehmen.

TIPP 55

Sekundäre Pflanzenstoffe wirken entzündungshemmend

Alle pflanzlichen Nahrungsmittel enthalten jede Menge verschiedener sekundärer Pflanzenstoffe. Viele sind noch gar nicht bekannt. Ebenfalls weiß man auch nur von einigen, wie sie auf den Organismus wirken. Sekundäre Pflanzenstoffe können sehr verschieden sein. Einige sorgen für die Färbung von Obst und Gemüse, andere schützen die Pflanze vor UV-Strahlung, wieder andere wehren Schädlinge ab, weitere sorgen für die Festigkeit der Pflanzen, wieder andere schützen sie vor Feuchtigkeitsverlust und vieles mehr. All diese Stoffe entfalten aber auch Wirkungen im menschlichen Organismus.

Genschalter

Sekundäre Pflanzenstoffe verändern die Genaktivität. Bislang wurden mehrere Mechanismen festgestellt, bei denen die Pflanzenstoffe Gene auf gesund stellen. Besonders wirkungsvoll verändern sie die Gene für das Immunsystem. Unter anderem fördern sie die Bildung entzündungshemmender Botenstoffe. Besonders wirksam sind beispielsweise Quercetin, Curcuminoide (aus Kurkuma) sowie Traubenkern-Extrakt.

Indirekte Wirkung durch Veränderung des Mikrobioms

Pflanzenstoffe verändern zudem die Zusammensetzung der Darmbakterien zum Positiven. Äpfel, Beeren, reiner Kakao und Grüntee fördern beispielsweise die Vermehrung der gesundheitsfördernden *Bifido-* und *Lactobakterien*. Die Menge an *Akkermansia muciniphila* nimmt zu, wenn man Cranberrys und Trauben verzehrt. Selbst schädliche Bakterien können durch bestimmte sekundäre Pflanzenstoffe zurückgedrängt werden. Schwarzer und grüner Tee reduzieren *Firmicutes Bakterien*, Oregano drängt *Klebsiellen, E. coli* und *Enterobacter* zurück und

Äpfel, reiner Kakao sowie grüner Tee reduzieren *Clostridien*. Nimmt die Anzahl gesundheitsfördernder Bakterien zu und die gesundheitsschädlicher ab, wirkt sich das wiederum auf die Zellen der Darmschleimhaut und den Mukus aus. Der Darm heilt.

Darmbakterien stellen weitere gesundheitsfördernde Stoffe her

Einige Darmbakterien bilden aus den sekundären Pflanzenstoffen weitere Substanzen wie beispielsweise Phenolsäure. Sie wird aus dem Darm resorbiert und wirkt im gesamten Organismus antioxidativ. Phenolsäure entschärft freie Radikale und reduziert dadurch oxidativen Stress.[60]

SELBST-CHECK

Esse ich eine ausreichende Vielfalt an sekundären Pflanzenstoffen?

Ich esse täglich eine große Portion Gemüse.	j	n
Ich trinke täglich grünen oder schwarzen Tee.	j	n
Ich esse eine Vielzahl an unterschiedlichem Gemüse in unterschiedlichen Farben (hellgrün, dunkelgrün, gelb, orange, rot, violett, weiß).	j	n
Ich verspeise eine Vielzahl verschiedener Beeren.	j	n
Ich verwende beim Kochen viele verschiedene Kräuter und Gewürze.	j	n

Je häufiger Sie mit Ja geantwortet haben, umso wahrscheinlicher nehmen Sie ausreichend sekundäre Pflanzenstoffe zu sich.

TIPP 56

Passende Fette und Öle verwenden

Der menschliche Körper braucht Fett! Allerdings müssen es gesunde Öle und Fette sein. Dabei gilt es, auf feine Unterschiede zu achten.

Olivenöl wirkt heilend

Olivenöl besteht zum Großteil aus einfach ungesättigten Fettsäuren. In einigen Studien wurden mittlerweile ihre positiven Wirkungen auf die Darmgesundheit festgestellt. Der regelmäßige Verzehr von Olivenöl reduziert die Anzahl gesundheitsschädlicher Darmbakterien, erhöht die Bildung kurzkettiger Fettsäuren und wirkt sich positiv auf den Mukus sowie auf die Bildung von sIgA aus.[61]

Gesättigte und ungesättigte Fettsäuren

Der Körper benötigt beides, gesättigte und ungesättigte Fettsäuren. Zellmembranen bestehen beispielsweise aus einer Kombination beider Fettsäurearten. Allerdings sollte das Verhältnis zwischen gesättigten und ungesättigten Fettsäuren stimmen. Ein übermäßiger Konsum gesättigter Fettsäuren wirkt sich negativ auf das Mikrobiom aus. Gesättigte Fettsäuren kommen vor allem in tierischen Produkten sowie in Kokos- und Palmöl vor. Wie gesagt, die Mengen sind entscheidend. Täglich etwas Butter, Kokosfett oder Butterschmalz sind empfehlenswert.

Omega-3- und Omega-6-Fettsäuren

Der Organismus braucht besonders mehrfach ungesättigte Fettsäuren in Form von Omega 3. Omega 3 wirkt generell entzündungshemmend, beeinflusst aber auch das Mikrobiom positiv und trägt zur Heilung eines Leaky Gut bei. Die meisten Omega-6-Fettsäuren fachen hingegen Entzündungsreaktionen an und sollten gemieden werden.

Problem Transfette

Transfette werden zum Teil industriell hergestellt, damit Fette höher erhitzbar sind. Sie können aber auch in jeder Bratpfanne entstehen, wenn die falschen Öle oder Fette zum Kochen verwendet werden.

Transfette sind schädlich. Im Darm führen sie zu chronischen Entzündungsreaktionen und verändern das Mikrobiom. Sind Transfette vorhanden, werden sie zum Bau neuer Zellmembranen verwendet. Das ist ein Problem, denn es macht die Membranen unbeweglich. Besonders die Zellen der Darmschleimhaut sollten jedoch sehr beweglich sein.

Transfette meiden

Transfette kommen in Frittiertem wie Pommes frites, Frühlingsrollen oder auch frittiertem Gemüse vor. Die schädlichen Fette sind außerdem in vielen industriell hergestellten Süßwaren oder Knabbereien enthalten wie in Keksen, Donuts, Zwieback, Crackern, Kuchen, Blätterteiggebäck und Croissants oder Kartoffelchips, Popcorn oder gerösteten Nüssen. Sie stecken sogar in Frühstückscerealien und Müsliriegeln, in Panaden, Trockensuppen und Margarine. Auf diese Nahrungsmittel sollte auf jeden Fall verzichtet werden.

Versehentliche Transfette

Transfette entstehen jedoch auch, wenn natives bzw. kaltgepresstes Olivenöl über 130 °C erhitzt wird. Das ist in der Bartpfanne oder im Ofen schnell erreicht. Auch Butter darf nicht zu heiß werden. Sie sollte sich im Topf nicht bräunlich verfärben und niemals bei über 175 °C verwendet werden.

Zum Kochen und Braten sollte man daher am besten Butterschmalz oder Kokosfett benutzen. Sie bilden keine Transfette. Ghee ist übrigens nichts anderes als Butterschmalz.

TIPP **57**

Wasser: Grundlage allen Lebens

Der menschliche Körper besteht zum Großteil aus Wasser. Jede Zelle ist mit Wasser gefüllt. Auch zwischen den Zellen befindet sich Wasser. Blut besteht zudem zu einem Großteil daraus. Im Wasser laufen die meisten Stoffwechselvorgänge ab. Wasser wird für den Transport von Nährstoffen und die Beseitigung von Abfallstoffen gebraucht. Chronische Krankheiten wie Diabetes, Multiple Sklerose, Alzheimer und viele weitere sind häufig von Dehydration begleitet. In vielen Fällen trägt der Wassermangel zu der Entstehung der Krankheiten bei. In Deutschland leiden 50 Prozent der Erwachsenen an chronischer Dehydration.

Wenn der Wassergehalt im Körper nur um ein Prozent sinkt, verschlechtert sich die Funktionalität vieler Organe, auch die des Gehirns. Kognitive Fähigkeiten nehmen ab. In einer Studie wurde festgestellt, dass dehydrierten Autofahrern ähnlich viele Fehler unterlaufen wie solchen, die unter leichtem Alkoholeinfluss stehen.[62] Das Absinken des Wassergehaltes führt zu Ängsten, Sorgen, Wut, Reizbarkeit, Aggression und anderen negativen Emotionen, bis hin zur Depression. Das Problem betrifft alle Altersklassen. Kinder sind besonders gefährdet, da ihr Durstgefühl teilweise noch unterentwickelt ist. Bei guter Flüssigkeitsversorgung sind Kinder jedoch emotional ausgeglichener und laut einer Studie des Natural Hydration Councils von 2012 schneiden sie sogar bei Prüfungen besser ab. Bei älteren Menschen kann ein niedriger Wassergehalt im Körper zu demenzähnlichen Symptomen führen.

Bei Durst ist es bereits zu spät

Wenn man Durst verspürt, hat der Körper bereits ein bis zwei Prozent seines Wassergehalts verloren. Daher sollten Sie ständig trinken, unabhängig davon, ob Sie durstig sind oder nicht. Besonders aufpassen müssen Sportler und Personen, die körperlich hart arbeiten. Es gibt viele weitere Gründe, die zur chronischen Dehydrierung beitragen:

- Alkoholkonsum
- Stress
- Zu hoher Kaffeekonsum
- Chronisch weicher Stuhl
- Glutenunverträglichkeit
- Virusinfektionen
- Arzneimittel wie Antihistaminika oder Diuretika
- Zu geringe Flüssigkeitszufuhr
- Zu wenig Gemüse – eine Gurke besteht beispielsweise aus ca. 96 Prozent Wasser

Wenn Sie 30 bis 40 Milliliter Wasser pro Tag pro Kilogramm Körpergewicht trinken, haben Sie viele gesundheitliche Vorteile. Der gesamte Stoffwechsel fährt um ca. 30 Prozent hoch. Auch der Energiestoffwechsel, die Leistungsfähigkeit steigt. Wenn man viel trinkt, nimmt der Hunger ab, daher hilft Trinken gegen Übergewicht. Zudem reduzieren sich Schmerzen. Blutgefäße weiten sich, der Blutdruck sinkt.

SELBST-CHECK

Trinke ich genügend Wasser?

Ich bin häufig müde.	j	n
Ich leide an Schwindel.	j	n
Ich bin häufig unkonzentriert.	j	n

Ich habe Wasseransammlungen in Beinen, Füßen, Armen und/oder Gesicht.	j	n
Ich habe rheumatoide Arthritis.	j	n
Ich leide an Verdauungsproblemen.	j	n
Meine Haut ist trocken.	j	n
Ich habe häufig Muskelkrämpfe.	j	n
Ich habe Mundgeruch.	j	n
Ich habe häufig Kopfschmerzen.	j	n
Mein unterer Rücken schmerzt.	j	n
Ich leide an Stimmungsschwankungen.	j	n
Ich habe häufig Gliederschmerzen.	j	n
Ich leide an Fibromyalgie.	j	n
Ich habe Migräneanfälle.	j	n
Ich habe Schuppenflechte.	j	n
Ich habe Nierensteine.	j	n
Mein Urin ist dunkel.	j	n
Ich leide an Demenz.	j	n

Je häufiger Sie mit Ja geantwortet haben, umso eher leiden Sie an chronischer Dehydration.

TIPP 58

Gehirnschutz durch Ketose

In der Ketose wird Energie nicht mehr aus Kohlenhydraten, sondern aus sogenannten Ketonkörpern produziert. Sie entstehen in der Leber, und zwar aus einem zentralen Stoff des Energiestoffwechsels namens Acetyl-CoA. Mittlerweile gibt es unzählige wissenschaftliche Nachweise, die zeigen, dass viele Abläufe im Körper in der Ketose besser funktionieren. Mitochondrien finden in ihre Balance zurück, Entzündungen heilen, Blutzuckerspiegel normalisieren sich. No Carb ist der direkte Weg in die Ketose. Das heißt weniger als 50 Gramm Kohlenhydrate pro Tag! Zusätzlich sollte Ihre Ernährung einen hohen Anteil an Fetten beinhalten. Diese Form der Ernährung wird als ketogene Diät bezeichnet.

Die Ketose hat für das Gehirn viele gesundheitliche Vorteile:

- Verarbeiten die Mitochondrien Ketone anstelle von Glukose, liefern sie mehr ATP (Energiemoleküle).
- Bei der Herstellung der Energie entstehen weniger freie Radikale, deshalb nehmen Entzündungsreaktionen ab.
- Ketone fördern zudem die Durchblutung. Das ist besonders nachts hilfreich. Bei kohlenhydratreicher Kost fehlt dem Gehirn nachts Sauerstoff. Das passiert in der Ketose nicht.
- Ketone sind im Gehirn eine wesentliche Ausgangssubstanz für die Bildung von Cholesterin und Myelin. Myelin umhüllt und schützt die Nervenfasern, Cholesterin wird zur Bildung von Progesteron benötigt. Das Sexualhormon wirkt wiederum positiv auf die Bildung neuer Nervenverbindungen, macht stark gegen Stress, Angst und Depressionen, steigert das Denkvermögen und wirkt gegen Entzündungsreaktionen.

- Ketone (besonders Beta-Hydroxybutyrat oder BHB) senken die Aktivität entzündlicher Botenstoffe (Zytokine).
- Ketone wirken auf das sogenannte FOXO-Netzwerk. Sie schalten Gene an, woraufhin antioxidativ wirkende Enzyme wie SOD, Glutathion und Katalase vermehrt hergestellt werden. Das wirkt im Gehirn entzündungshemmend.
- Ketone erhöhen den BDNF (brain-derived neurotrophic factor), der die Bildung neuer Nervenzellen und Synapsen anregt. Synapsen sind wichtig für die Weiterleitung von Nervenimpulsen.
- Ketone (BHB) fördern die Umwandlung von Glutamat in die beruhigende GABA.

Die Umstellung von einer kohlenhydratreichen Ernährung zur ketogenen Diät kann mit einigen Herausforderungen einhergehen, muss aber nicht. Der Stoffwechsel braucht einige Tage bis Wochen, bis er alle Enzyme herstellt, die für die Ketose erforderlich sind. In dieser Zeit kann es zu Stimmungsschwankungen und Erschöpfung kommen.

Wenn Sie in der Ketose sind, stellen sich folgende Veränderungen ein:

- Gewichtsverlust
- Erhöhte Konzentrationsfähigkeit
- Abnahme des Appetits

Umstellung kann herausfordernd sein

Während der Umstellung kann es zu Verdauungsproblemen von Verstopfung bis Durchfall kommen, da sich die Darmbakterien erst an die neue Zusammensetzung der Nahrung anpassen müssen. Jeder Körper ist zudem etwas anders. Einige kommen sehr schnell in die Ketose, andere langsamer. Einige erreichen sie erst, wenn sie zusätzlich mehr Sport treiben. Als Richtwert gelten maximal 50 Gramm Kohlenhydrate pro Tag. Einige kommen aber auch schon bei etwas mehr Carbs in die Ketose, andere müssen ihre Kohlenhydratzufuhr hingegen noch weiter reduzieren.

Die Anstrengung lohnt sich! Denn ein Leben in Ketose fühlt sich um vieles besser an. Sie werden mehr Energie haben, Sie stehen morgens auf und freuen sich auf den Tag. Sie werden schneller und konzentrierter denken. Das Arbeiten wird somit zur Freude und nicht mehr zur täglichen Herausforderung. Und mit so viel Energie steigt auch Ihre Laune. Sie werden kaum noch Hunger verspüren und weniger essen. Das gibt das Gefühl von Freiheit. Sie sind ein neuer Mensch.

PRAXISTIPP

Schlemmen Sie ketogen

- Verzichten Sie auf Brot, Pasta, Pizza, Backwaren, Süßigkeiten, Reis, Kartoffeln und Zucker.
- Essen Sie fettiges Fleisch wie Rindersteak, Lamm, Wildschwein, Ente oder Gans.
- Und fettigen Fisch wie Lachs, Forelle und Makrele.
- Genießen Sie Eier.
- Naschen Sie Nüsse und Samen wie Walnüsse, Mandeln, Kürbiskerne, Leinsamen.
- Auch Butter und Öle, wie Olivenöl und Kokosöl, unterstützen die Ketose.

TIPP 59

Intermittierendes Fasten repariert Körperzellen

Intermittierendes Fasten, auch Intervallfasten oder Kurzzeitfasten genannt, verändert einige Abläufe im Körper, wodurch Entzündungsreaktionen abnehmen, Zellen repariert werden und sich vermehrt Mitochondrien bilden, was zu einer gesteigerten Energieherstellung führt. Es gibt unterschiedliche Vorgehensweisen beim intermittierenden Fasten. Sie können beispielsweise Ihre tägliche Nahrungsaufnahme auf einen Zeitraum von sechs bis acht Stunden beschränken. In den verbleibenden 16 bis 18 Stunden essen Sie nichts und nehmen nur Getränke zu sich, die keine Kohlenhydrate enthalten. Oder Sie verzichten wöchentlich an zwei Tagen auf Nahrung. Es gibt weitere Formen des Intervallfastens. Mein Favorit ist die tägliche Essenspause.

Weniger essen – weniger freie Radikale

Während der nahrungsfreien Zeit entstehen weniger freie Radikale. Freie Radikale schädigen Enzyme, DNA und Zellen und führen somit zu chronischen Entzündungsreaktionen. Werden freie Radikale durchs Intervallfasten reduziert, nehmen auch chronische Entzündungsreaktionen ab. Aber noch mehr passiert, denn gleichzeitig bildet der Körper in Zeiten, in denen er keine Nahrung erhält, vermehrt Antioxidantien, die freie Radikale entschärfen. Somit werden während des intermittierenden Fastens nicht nur weniger freie Radikale gebildet, sondern jene, die trotzdem entstehen, werden vermehrt durch Antioxidantien unschädlich gemacht.

Fasten lässt Reparaturmechanismen anspringen

Im Körper kommt es immer wieder zu falsch gefalteten Proteinen, zu Veränderungen an der DNA oder zu Zellschäden. Das ist ganz normal. Während des Fastens werden beschädigte Proteine, Zellen und DNA effektiver aufgespürt und beseitigt. Wenn man jedoch von morgens bis abends immer wieder isst, springt der Reparaturmechanismus nie richtig an. Somit wird der Protein- und Zellschrott nie richtig beseitigt.

Wirkungsvoll bei Autoimmunreaktionen

In einigen Studien wurde bereits festgestellt, dass Intervallfasten die Autoimmunreaktion bei Patienten mit rheumatoider Arthritis reduziert. Ramadan, der Fastenmonat der Muslime, ist im Grunde genommen nichts anderes als Intervallfasten. Jedoch wird auch auf Getränke verzichtet, was der Gesundheit schadet. Gegessen und getrunken wird nur nach Sonnenuntergang und vor Sonnenaufgang. Wissenschaftler aus Israel und Italien haben das Massenfasten genutzt. Sie untersuchten die Arthritisbeschwerden von gläubigen Muslimen während des Fastenmonats. Sie nahmen signifikant ab.[63]

Effektives Abnehmen

Der Körper stellt Energie hauptsächlich aus Kohlenhydraten oder Fettsäuren her. Nach einem Essen, das beides enthält, wie beispielsweise Nudeln mit Käsesoße oder Schnitzel mit Kartoffeln, werden die Kohlenhydrate für die Herstellung von Energie benutzt und die Fettsäuren in Triglyceride umgebaut und im Fettgewebe gespeichert. Während des Fastens werden diese Triglyceride zu Fettsäuren umgebaut und dann in den Mitochondrien für die Energieherstellung verwendet. In Zeiten des Fastens bilden sich in der Leber zudem Ketonkörper aus Acetyl-CoA. Besonders das Gehirn braucht sie für seine Energieversorgung.

Mehr Mitochondrien, mehr Energie

Während des Intervallfastens werden Gene angestellt, die die Bildung neuer Mitochondrien steuern. Ein wunderbarer epigenetischer Prozess. Je mehr Mitochondrien pro Zelle, umso leistungsfähiger sind Sie! Nicht nur im Sport, sondern auch bei geistigen Tätigkeiten. In einer Studie wurde festgestellt, dass intermittierendes Fasten die Ausdauerleistung beim Laufen verbessert.

Bessere Heilung nach Operationen

Eine Untersuchung ergab, dass Intervallfasten zwei bis drei Tage vor einer Operation die Heilung nach dem Eingriff verbessert. Denn durch das Fasten springen die Reparaturmechanismen des Körpers an. Intermittierendes Fasten beschleunigt auch die Heilung von Knochenbrüchen oder Bänderrissen.

Fasten und Essen im Wechsel

Während des Fastens, auch wenn es nur 16 oder 18 Stunden sind, bildet sich wenig neues Muskelgewebe oder andere Proteinstrukturen. Stattdessen werden vorhandene Zellen vermehrt repariert. Erhält der Körper dann wieder Nahrung, springt die Proteinsynthese wieder an und auch neue Zellen werden wieder vermehrt gebildet. Die beiden Prozesse arbeiten nach einer Fasteneinheit besonders effektiv.

Wissen, wie es geht

Wenn Sie seit Jahrzehnten dreimal täglich essen und dazwischen Snacks zu sich nehmen, die Kohlenhydrate enthalten, dann wird sich Ihr Körper umstellen müssen. In dieser Zeit kann es zu Konzentrationsstörungen, Gereiztheit und auch zu Hunger kommen. Die ersten Tage nach einer drastischen Umstellung können besonders heftig sein. Bei den meisten Menschen verschwinden die genannten Symptome nach einem Monat.[64] Wenn Sie ausreichend Proteine und Fette essen, werden Sie insgesamt viel weniger Hunger verspüren.

TIPP 60

Fleisch und Fisch: Auf die Qualität kommt es an

Fleisch ist nicht gleich Fleisch und Fisch nicht gleich Fisch. Die Qualität hängt entscheidend davon ab, wie die Tiere gelebt haben. Welches Futter sie erhielten, ob sie sich artgerecht bewegen durften und ob sie mit Hormonen oder Medikamenten behandelt wurden. Qualitativ hochwertiges Fleisch fördert die Gesundheit, minderwertiges schadet ihr.

Rotes Fleisch, wie beispielsweise Rindfleisch, ist eines der gesündesten Lebensmittel. Vorausgesetzt die Kühe durften artgerecht leben. Artgerecht heißt viel Platz auf der Weide und zu fressen gibt es ausschließlich Gras, Blumen, Büsche und etwas Heu. Rindfleisch kann ebenso gesundheitsschädlich sein, wenn die Kühe gemästet werden. Wenn sie im Stall eingesperrt sind und mit kostengünstigem Mais, Soja oder Getreide gefüttert werden – mit Kohlenhydraten.

Fleisch von gesunden Tieren

Je mehr Gras eine Kuh frisst, umso weniger entzündungsförderndes Omega 6 und umso mehr entzündungshemmendes Omega 3 ist im Fleisch enthalten. Idealerweise beträgt das Verhältnis von Omega 6 zu Omega 3 zwei zu eins. Dies ist zunächst ideal für die Gesundheit der Kuh. Sie ist damit resistenter gegenüber Krankheiten und wird nur selten oder gar keine Medikamente erhalten. Im Fleisch ist die Konzentration der wichtigen Omega-3-Fettsäuren EPA und DHA besonders hoch. Sie wirken entzündungshemmend. Rindfleisch mit einem hohen Anteil an EPA und DHA wirkt daher Entzündungsreaktionen entgegen, es wirkt heilend. Artgerecht gehalten werden Rinder meist nur in Biobetrieben oder beim Hobbybauern. Frei umherziehende Rehe, Hirsche und Damwild leben ebenfalls artgerecht. Ihr rotes Fleisch ist daher ebenso reich an Omega 3. Erhältlich ist es beim Wildhändler, Metzger oder in Biosupermärkten. Neben Omega 3 ist rotes Fleisch reich an Proteinen, Vitaminen und Mineralstoffen. Besonders nährstoffreich sind Innereien und Knochenmark.

Werden die Tiere jedoch nicht artgerecht gehalten und mit billigem Futter gemästet, verändert sich das Verhältnis von Omega-6- zu Omega-3-Fettsäuren. Es kann Werte von 25:1 annehmen! Omega-6-Fettsäuren in hoher Konzentration fördern Entzündungsreaktionen. Daher ist rotes Fleisch aus konventioneller Haltung gesundheitsschädlich.

Schlechte Studien zum Fleischkonsum

Rotes Fleisch kann somit gesundheitsfördernd oder gesundheitsschädlich sein. Entscheidend ist die Qualität. Daher lege ich Studien über den Verzehr von rotem Fleisch und dem Auftreten von Krankheiten immer sofort zur Seite. Denn es wird meist lediglich untersucht, wie viel rotes Fleisch die Probanden essen und welche Krankheiten sie haben. Es wird nicht nachgefragt, was für rotes Fleisch sie essen. Ob es vom Bio- oder befreundeten Hobbybauern stammt, ob es sich um frei laufendes Wild handelt oder um Fleisch aus industrieller Massentierhaltung.

Fisch nur mit Bio-Siegel

Hochseefische sind häufig mit Schwermetallen belastet, aufgrund dessen sollten Sie von diesen nicht zu viel verzehren. Fische aus Aquakulturen weisen andere Probleme auf. Da sie auf zu engem Raum gehalten werden, leiden sie häufig an Parasiten oder anderen Erkrankungen. Deshalb kommen in der Fischzucht viele Medikamente zum Einsatz, deren Rückstände im Fisch bleiben. Durch den Verzehr gelangen sie in den menschlichen Körper und führen zu gesundheitsschädlichen Reaktionen. In Bio-Aquakulturen ist der Einsatz von Hormonen, Antiparasitika und Medikamenten hingegen streng geregelt. Erzeugnisse dürfen nur ein Bio-Siegel tragen, wenn keine Rückstände dieser Stoffe nachweisbar sind.

TIPP 61

Der Wert des Essens

Ihr Körper besteht aus dem, was Sie essen. Das Hähnchenbrustfilet wird zur Muskulatur, zur Knochensubstanz, zum Immunsystem, zu Neurotransmittern und vielem mehr. Das Olivenöl, die Butter und die Omega-3-Kapseln bilden die Membranen neuer Zellen und umhüllen Nervenfortsätze. Außerdem wird aus ihnen Energie hergestellt, die für die Zigtausenden verschiedenen Abläufe im Organismus benötigt werden. Ein Teil des Brokkoli wird zu Energie, seine sekundären Pflanzenstoffe treiben eine Vielzahl verschiedener Abläufe an und dank der Darmbakterien entstehen aus den Ballaststoffen des Brokkoli kurzkettige Fettsäuren, die wiederum Darmzellen mit Energie versorgen und Immunzellen aktivieren.

Der Körper als Haus

Stellen Sie sich vor, Sie bauen ein Haus. Welche Materialien würden Sie zum Bau Ihres Hauses auswählen? Ordentliche Ziegelsteine, Beton, dicke Holzbalken und gut isolierte Fenster oder Pappe, Plastikfolien und krumme Äste?

Wenn es zum Bau eines Hauses kommt, ist fast allen Menschen klar, dass ein gutes Haus aus guten Baumaterialen besteht. Eine Notbehausung ist hingegen aus dem zusammengezimmert, was man gerade findet.

Merkwürdigerweise ist vielen Menschen nicht klar, dass das gleiche Prinzip auf ihren Körper anzuwenden ist. Ein gesunder, gut funktionierender Körper besteht aus qualitativ hochwertigen Lebensmitteln.

In der westlichen Welt haben viele die Wahl, ob sie ihre Körper als stabile Häuser oder anfällige Notunterkünfte bauen wollen. Aus weißem Mehl, Alkohol, Zucker, Fertiggerichten, Süßigkeiten und Knabbereien werden Notunterkünfte. Sie sind anfällig für Autoimmunerkrankungen und Herzschwäche, Krebs, Infektionskrankheiten und vieles mehr. Ein stabiles Haus hält all dem stand. Für seinen Bau braucht man viel Gemüse, am besten in Bioqualität, qualitativ hochwertige Eier, Geflügel, Fleisch und Fisch, Hülsenfrüchte, Pilze, Nüsse, Kerne und Samen, Butter, Olivenöl und Kräuter.

PRAXISTIPP

Eine Frage des Geldes

Qualitativ hochwertige Lebensmittel sind teuer, keine Frage. Das belegte Brötchen beim Bäcker und der Coffee to go aber ebenso.
Ein Selbstversuch zeigt, was Sie sich leisten können:
Notieren Sie zunächst etwa zwei Wochen lang Ihre bisherigen Ausgaben für Lebensmittel. Schreiben Sie alles auf. Von den Kosten für den Döner, den Cappuccino im Café, Ausgaben für Lebensmitteleinkäufe, Kneipen- oder Restaurantbesuche sowie die Kosten für Getränke – auch die zwischendurch.
Dann streichen Sie alle Süßigkeiten, Fertiggerichte, alkoholischen Getränke, Fertigsoßen, importiertes Obst und ernähren sich zwei Wochen lang von selbst zubereiteten Gerichten, die hauptsächlich aus Biogemüse und hochwertigem Fleisch oder Geflügel bestehen. Falls Sie zu einer Mahlzeit nicht zu Hause sind, nehmen Sie sich die Reste vom Vortag mit oder bereiten Sie extra etwas vor. Notieren Sie Ihre Ausgaben.
Vergleichen Sie die Ausgaben der ersten zwei Wochen mit denen der Wochen drei und vier.
Überlegen Sie, wie viel Geld Ihnen eine gesunde Ernährung wert ist und wie viel Sie in Zukunft dafür ausgeben möchten.

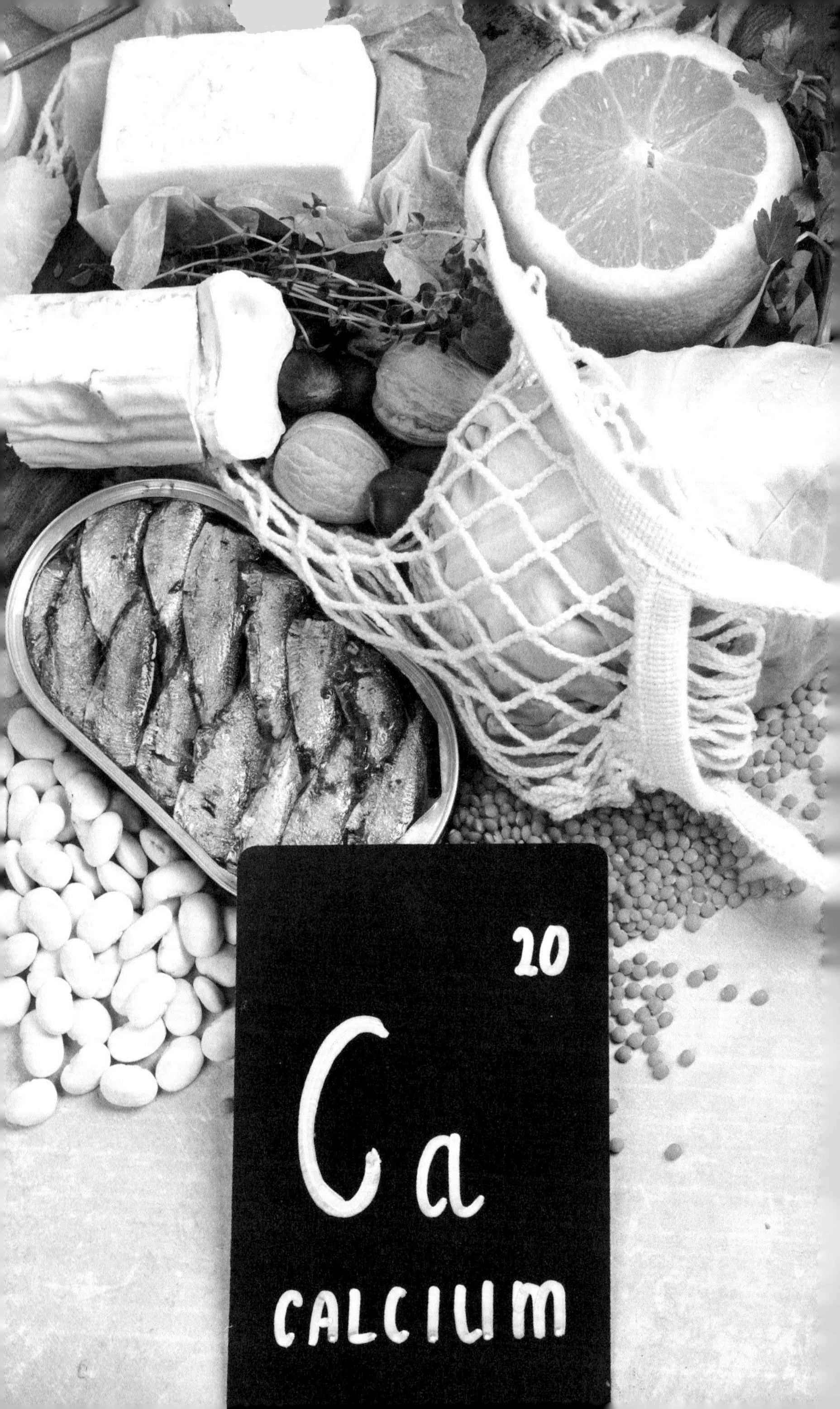
20
Ca
CALCIUM

Nährstoffe gezielt nutzen

Ernährung ist das Wesentliche. Oft reicht sie aber nicht. Lebensmittel enthalten nicht mehr alle Nährstoffe, die wir brauchen. Zudem sind Nährstofflücken bei chronischen Erkrankungen allein mit Gemüse und Fleisch nicht zu füllen. Zum Glück gibt es heute Nahrungsergänzungsmittel. Durch sie können wir Nährstoffe gezielt für ein Leben voller Energie oder zur Heilung nutzen.

TIPP 62

Nährstoffe für eine gesunde Epigenetik

Mit zunehmendem Alter verändern sich die epigenetischen Strukturen. Insgesamt nimmt die Methylierung der DNA sowie die Menge an Histonkörpern ab. Als Methylierung wird das Anhängen von Methylgruppen an die DNA bezeichnet. Methylgruppen sind übrigens kleine Moleküle, die aus einem Kohlenstoffatom und drei Wasserstoffmolekülen bestehen. Histonkörper sind hingegen viel größer, sie bestehen aus Protein. Normalerweise ist die DNA um Histonkörper gewickelt. Nimmt die Methylierung der DNA ab, liegen immer mehr DNA-Abschnitte frei. Die Reduktion an Histonkörpern führt dazu, dass immer längere DNA-Abschnitte nicht aufgewickelt sind. Die DNA verliert dadurch an Stabilität. Nicht gut, denn das führt zu Schäden. Die gute Nachricht, sowohl die Methylierung der DNA als auch die Menge an Histonkörpern hängt weniger vom Alter als vom Lebensstil ab.

- **Nahrungsproteine:** Sowohl die Histone als auch die Enzyme, die die Methylierung regulieren, sind aus Proteinen aufgebaut. Eine gute Proteinversorgung ist wichtig, damit diese Abläufe richtig funktionieren.
- **Folsäure, Vitamin B_{12}, B_6 und B_2:** Diese B-Vitamine sind indirekt für die Methylierung verantwortlich. Sie bauen Homocystein zu Methionin ab, was daraufhin zu S-Adenosylmethionin (SAM) umgebaut wird. SAM gibt anschließend Methylgruppen für die Methylierung der DNA ab.
- **Cholin und Betain:** Aus Cholin entsteht ebenfalls S-Adenosylmethionin, welches daraufhin Methylgruppen für die Methylierung zur Verfügung stellt. Cholin und Betain tragen aber auch zur Reduktion des Homocysteins bei. Sie sind Bestandteil vieler verschiedener Lebensmittel. Cholin gilt als vitaminähnliche Substanz und gilt als semiessenziell. Das heißt, der Körper kann einen Teil seines Bedarfs selbst herstellen.

Zu viel und zu wenig ist problematisch

Zwar sind eine zu geringe Methylierung und zu wenige Histonkörper typisch für das Altern, aber ganz so einfach ist es nicht. Bei vielen Krebserkrankungen sind beispielsweise Gene, die für die Herstellung sogenannter Turmorsuppressorproteine zuständig sind, zu stark methyliert. Ihre Informationen werden nicht häufig genug abgelesen. Es bilden sich zu wenige Tumorsuppressorproteine. Entartete Zellen werden nicht mehr erkannt. Depressionen und ADHS gehen häufig mit einer zu starken Methylierung der Gene einher, die für die Herstellung eines Serotoninrezeptors verantwortlich sind. Mangelt es an diesen Rezeptoren, kann sich noch so viel Serotonin im Körper befinden, die Nervenzellen reagieren nicht darauf.[65] Dies sind nur zwei Beispiele. Fast jede chronische Krankheit geht mit typischen epigenetischen Veränderungen einher. Viele davon werden gerade erst erforscht.

Low Carb und Gemüse stellen Gene auf gesund

Es hat sich gezeigt, dass Low Carb und sekundäre Pflanzenstoffe, wie sie in Gemüse und Obst vorkommen, epigenetische Schalter auf gesund stellen.

Eine Ernährung ohne leere Kohlenhydrate führt zu einer besseren Methylierung und Aktivität der Histonkörper.

Resveratrol, ein sekundärer Pflanzenstoff, welcher vor allem in Kakao, Erdnüssen und Traubenschalen vorkommt, wirkt sich positiv auf die Aktivität der Histonkörper aus und verändert damit die Epigenetik in Richtung gesund. Kohlgemüse enthält besonders viel Sulforaphan. Dieser sekundäre Pflanzenstoff verändert die Methylierung und Histonkörper ebenfalls hin zu gesund. EGG, ein Bestandteil von grünem Tee, wirkt der zu starken Methylierung von Tumorsuppressorgenen entgegen und reduziert damit das Krebsrisiko. Zwiebeln und Zitrusfrüchte sind reich an Quercetin, ein weiterer Stoff, der sich positiv auf die Histonkörper auswirkt. Dies sind nur einige Beispiele. Wahrscheinlich werden in den nächsten Jahren viele weitere Wirkungsweisen sekundärer Pflanzenstoffe entdeckt.[66]

TIPP 63

Alles für die Energieherstellung

In jeder Zelle entsteht Energie. In den allermeisten geschieht dies in den Mitochondrien, das sind winzige Untereinheiten. Jede Zelle besitzt mehrere Tausend von ihnen. Zellen sind schon winzig klein, Mitochondrien noch viel kleiner. Ohne sie ist aber kein Leben möglich. Nur wenige Zellen haben keine Mitochondrien, sie stellen Energie über einen anderen Mechanismus her. Zu ihnen gehören die roten Blutkörperchen und Zellen der Augennetzhaut.

Energie aus Kohlenhydraten, Fettsäuren oder Proteinen

Mitochondrien können Energie aus Kohlenhydraten, Fettsäuren oder Proteinen herstellen. Verwenden sie Kohlenhydrate, entstehen sehr viele freie Radikale, das schadet den Mitochondrien und trägt zu chronischen Entzündungsreaktionen bei. Stehen keine Kohlenhydrate zur Verfügung, schaltet das System um und nutzt Fettsäuren. Dann befinden sich Mitochondrien im evolutionären Normalbetrieb. Es entstehen viel weniger freie Radikale. Mitochondrien bleiben heil und es kommt auch nicht zu chronischen Entzündungsreaktionen. Stehen weder Kohlenhydrate noch ausreichend Fettsäuren zur Verfügung, können Mitochondrien sogar Energie aus Proteinen herstellen. Das ist das absolute Notprogramm, es schützt eine Zeit lang vor dem Verhungern. Für eine gesunde Energieherstellung sind vor allem Fettsäuren wichtig. Sie sollten gegessen werden. Am besten in Form von Eiern, Biofleisch, fettigem Fisch, Olivenöl, Butter, Nüssen und Samen. Haben Sie keine Angst vor Fett. Fett macht nicht fett, solange Sie keine Kohlenhydrate zum Fett essen. Fett macht auch nicht krank, wie es uns lange Zeit vermittelt wurde. Ganz im Gegenteil, gutes Fett wirkt heilend. Fette werden aber nicht nur für die Energieherstellung benötigt, sondern auch für die Mitochondrien selbst. Ihre vielen Membranen sind aus Fettsäuren aufgebaut.

Proteine für die Energieherstellung

Damit in den Mitochondrien Energie aus Fettsäuren entsteht, sind eine ganze Reihe bestimmter Proteinkomplexe und Enzyme am Werk. Sie verändern Fettsäuren schrittweise, hängen den wichtigen Phosphatrest an den Vorläufer des Energiepartikels und lassen somit ATP (Adenosintriphosphat) entstehen. Sie übertragen Energie in Form von Elektronen und lassen Sauerstoff mit Wasserstoff zu H_2O reagieren. Jedes der Proteine und Enzyme ist aus Aminosäuren aufgebaut. Sie werden ständig neu gebildet. Dafür braucht es Baumaterial in Form von Protein. Das sollte gegessen werden. Am besten in Form von Biofleisch und Biogeflügel, Eiern, Fisch, Nüssen und Samen sowie Proteinshakes bei einem erhöhten Proteinbedarf, also bei Krankheit oder Sport.

Energie braucht Mineralstoffe, Vitamine und noch mehr

Viele Proteine und Enzyme der Energieherstellung können ihre Arbeit nur vollbringen, wenn sie zuvor mit entsprechenden Cofaktoren reagiert haben. Das sind in den meisten Fällen Mineralstoffe oder Vitamine. Zu ihnen zählen Magnesium, Kalium, Thiamin (Vitamin B_1), α-Liponsäure, Eisen, Schwefel, Mangan und Kupfer.

Zum Transport der Fettsäuren in die Mitochondrien wird außerdem die Aminosäure Carnitin benötigt. Damit Vorstufen der Energiemoleküle zur Weiterverarbeitung transportiert werden können werden Niacin (Vitamin B_3) und Riboflavin (Vitamin B_2) benötigt. Außerdem spielt das Coenzym Q_{10} eine zentrale Rolle in der Weiterleitung von Elektronen für die Energieherstellung.

TIPP 64

Das braucht das Immunsystem

Gesundheit entsteht nur, wenn das Immunsystem richtig arbeitet. Es ist bei Weitem nicht nur dafür da, Viren und Bakterien abzuwehren. Das Immunsystem räumt alte Zellen beiseite, es erkennt Krebszellen und vernichtet sie und baut Giftstoffe ab. Arbeitet das Immunsystem richtig, kann es zwischen körpereigenen Zellen und fremden unterscheiden, Autoimmunerkrankungen kommen somit nicht vor. Ein gesundes Immunsystem unterscheidet auch zwischen schädlichen und unschädlichen Fremdstoffen, Allergien kommen somit ebenfalls nicht vor. Mit einem guten Immunsystem altert man langsamer, weil die Erneuerung der Zellen gut funktioniert und chronische Entzündungsreaktionen selten sind. Mit einem guten Immunsystem hat man ein wesentlich reduziertes Risiko, an Krebs, Herz-Kreislauf-Beschwerden oder anderen chronischen Krankheiten zu leiden. Mit einem guten Immunsystem wird man zudem nur sehr selten von viralen oder bakteriellen Infektionen erwischt.

Das Immunsystem braucht Nährstoffe

Das Immunsystem besteht vor allem aus verschiedenen, spezialisierten Zellen, aus Botenstoffen und einem ganzen System an Gefäßen und Knoten, dem Lymphsystem. Dazu kommen das Knochenmark, in dem neue Immunzellen gebildet werden, und der Thymus. Das ist ein zentrales Organ des Immunsystems, indem ein Teil der Immunzellen heranreift. Damit sich neue Zellen und Botenstoffe bilden und ihre Aufgaben übernehmen können, sind verschiedene Nährstoffe erforderlich. Ohne sie funktioniert das Immunsystem einfach nicht richtig. Da können Sie noch so viel Yoga zur Entspannung betreiben, beten oder in die Sauna gehen. Keine Chance, ohne die zentralen Nährstoffe wird es nichts.

- **Vitamin A** stellt Gene zur Bildung von Immunzellen an und ist an der Regulierung ihres Zellwachstums beteiligt. Außerdem organisiert es zusammen mit Vitamin D die Bildung von Botenstoffen und Antikörpern. Das Vitamin ist zudem essenziell für eine gute Schleimschicht im Darm, die einen wichtigen Schutz vor Eindringlingen bildet.
- **Vitamin B_1 (Thiamin)** ist ein wirkungsvolles Antioxidans und wirkt somit chronischen Entzündungsreaktionen entgegen. Das Vitamin beeinflusst zudem das Zusammenspiel der verschiedenen Immunzellen positiv.
- **Vitamin B_2 (Riboflavin)** ist essenziell für die Energieherstellung in den Immunzellen. Außerdem ist es an der Ausbildung und Aktivierung bestimmter Immunzellen beteiligt. Das Vitamin wirkt zusätzlich entzündungshemmend und antioxidativ.
- **Vitamin B_3 (Niacin)** ist ebenfalls an der Energieherstellung beteiligt. Darüber hinaus wirkt es auf die Epigenetik und stellt die Genaktivität auf gesund. Es entschärft freie Radikale und reduziert die Ausschüttung bestimmter Zytokine.
- **Vitamin B_{12}** ist an der Bildung der wichtigen T-Zellen beteiligt, die ganz gezielt Krankheitserreger vernichten können. Außerdem trägt das Vitamin zur Aktivierung sogenannter Killerzellen bei, die ebenfalls Fremdstoffe abwehren.
- **Vitamin C** reguliert die Genaktivität für bestimmte Proteine des Immunsystems und ist für die Übertragung von Signalen innerhalb des Immunsystems essenziell. Vitamin C entschärft freie Radikale und reduziert Entzündungsreaktionen. Das Vitamin aktiviert Fresszellen, deren Kampf gegen Viren und Bakterien wird dadurch effizienter. Außerdem fördert das Vitamin die Bildung von Killerzellen, die besonders wichtig zur Bekämpfung von Krebszellen sind.
- **Vitamin D** stellt vor allem Gene an, wodurch bestimmte Zellen des Immunsystems vermehrt gebildet werden. Außerdem kann das Vitamin Botenstoffe blockieren, wodurch Entzündungsreaktionen abnehmen. Das Vitamin fördert die Schlagkraft bestimmter Immunzellen, die sich vor allem in der Lunge befinden, und wirkt Infekten

entgegen. Außerdem reduziert das Vitamin das Wachstum von Tumorzellen und schickt Krebszellen in den programmierten Zelltod.

- **Zink** ist an der Bildung und der Aktivierung verschiedener Immunzellen beteiligt. Der Mineralstoff ist essenziell für das Gleichgewicht zwischen entzündungsfördernden und entzündungshemmenden Botenstoffen.
- **Selen** ist für Fress- und Killerzellen sehr wichtig. Nur wenn ihnen genug Selen zur Verfügung steht, funktionieren sie richtig. Außerdem entfaltet Glutathion, eines der stärksten körpereigenen Antioxidantien, seine Wirkung nur, wenn ausreichend Selen zur Verfügung steht.
- **Magnesium** wird für die Aktivierung von Vitamin D benötigt. Außerdem ist der Mineralstoff essenziell für die Energieherstellung in den Immunzellen.
- **Proteine** bestehen aus Aminosäuren und sind absolut notwendig für die Bildung neuer Proteinstrukturen wie Antikörper oder Zytokine. Beides sind wichtige Bestandteile des Immunsystems.
- **Arginin** ist der Ausgangsstoff zur Bildung von NO (Stickstoffmonoxid). Steht Fresszellen viel NO zur Verfügung, bekämpfen sie Eindringlinge besser. Die semiessenzielle Aminosäure reduziert zudem chronische Entzündungsreaktionen.
- **Cholesterin** ist Teil des angeborenen Immunsystems und kann Viren sowie Bakterien direkt vernichten.
- **Omega-3-Fettsäuren** wirken entzündungshemmend, da sie unter anderem die entzündungsfördernde Arachidonsäure abbauen. Außerdem hemmt Omega 3 die Aktivität verschiedener Botenstoffe und Immunzellen. Sie reagieren dann nicht mehr über.[67]

TIPP 65

Nährstoffe gegen Schmerzen

Schmerzen sind das Alarmzeichen des Körpers. Er zeigt damit, dass etwas nicht stimmt, und das sollten Sie ernst nehmen. Verspannungen können zu Schmerzen führen, aber auch Nährstoffmängel.

Vitamin D

Der Mangel an Vitamin D kann auf mehreren Wegen zu Schmerzen führen. Vitamin-D-Mangel geht häufig mit chronischen Entzündungsreaktionen einher, die führen zu diffusen Schmerzen, nicht bei jedem, aber bei einigen. Vitamin D reguliert zudem gemeinsam mit Vitamin K_2 die Einlagerung von Calcium in Knochen, Sehnen und Bändern. Ist dieses System aufgrund von Vitamin-D-Mangel gestört, kann das auch Schmerzen hervorrufen.

B-Vitamine

Die Familie der B-Vitamine ist überall aktiv, dabei übernimmt jedes B-Vitamin andere Aufgaben, und doch arbeiten sie häufig eng zusammen. Vitamin B_2 und B_6 helfen besonders gut gegen das Karpaltunnelsyndrom, Vitamin B_3 gegen rheumatische Arthritis, Vitamin B_{12} hilft gegen Nervenschmerzen, die durch Diabetes oder Schmerzen im unteren Rücken (Ischias) oder im Nacken entstehen. B-Vitamine aktivieren indirekt Opioidrezeptoren. Das wirkt schmerzlindernd und stimmungsaufhellend. Diese Rezeptoren sind genau die Andockstellen, an die Schmerzmittel binden und so ihre schmerzlindernde Wirkung entfalten.

Vitamin E

Das Vitamin fängt freie Radikale ab und wirkt chronischen Entzündungsreaktionen entgegen. Zudem ist Vitamin E ein natürliches Schmerzmittel bei Muskel- und/oder Gelenkschmerzen.

Magnesium

Der Mineralstoff wird für die Funktion von Nerven und Muskulatur benötigt sowie für die Herstellung von Energiemolekülen. Mangelt es an Magnesium, funktionieren viele Abläufe in den Nerven und der Muskulatur nicht mehr richtig, der Körper reagiert mit Schmerzen. Leider fehlt fast jedem meiner Patienten Magnesium.

Proteine

Muskeln, Knochen, Sehnen und Bänder sind größtenteils aus Proteinen aufgebaut. Fehlen sie, leidet der gesamte Bewegungsapparat. Es kommt zu Steifigkeit, Knochen verlieren ihre Härte und Muskelmasse schwindet. Gelenkschmerzen sind typisch. Zudem bestehen Neurotransmitter aus Aminosäuren. Sie übertragen Signale des Nervensystems auf die Muskulatur. Bei einem Mangel an essenziellen Aminosäuren kommt es zu Fehlfunktionen der Neurotransmitter, die sich in Form von Schmerzen äußern. Fehlen Proteine, entstehen zudem chronische Entzündungsreaktionen, die sich ebenfalls als Schmerzen äußern können.

Omega-3-Fettsäuren

Die beiden wichtigsten Omega-3-Fettsäuren sind EPA und DHA, sie kommen vor allem in Fisch vor. Sie wirken entzündungshemmend und reduzieren somit Schmerzen. Außerdem stimulieren sie das Wachstum von Knorpeln und tragen somit direkt zur Heilung schmerzender Gelenke bei.

TIPP 66

Vitamin D und K_2 – zwei essenzielle Stoffe

In den ersten Lebensmonaten ist Vitamin D außerordentlich wichtig für die Entwicklung eines gesunden Gehirns. Später im Leben reduziert das Sonnenvitamin Entzündungsreaktionen, wirkt Plaque entgegen und hält die Calciumkonzentration im Gleichgewicht. Das Vitamin ist überaus wichtig für die Gehirngesundheit. Leider ist Vitamin-D-Mangel weitverbreitet.

Die Gehirnentwicklung von Föten, Säuglingen und Kleinkindern braucht Vitamin D. Bei Mangel treten vermehrt Lernschwierigkeiten und Verhaltensstörungen auf. Es gibt einige Studien, die Zusammenhänge zwischen Vitamin-D-Mangel und ADHS, frühkindlichem Autismus sowie der Schizophrenie ähnlichen Verhaltensstörungen aufzeigen. Vitamin D erhöht auch bei Erwachsenen die Fähigkeit, in schwierigen Situationen kontrolliert und überlegt zu reagieren.

Vitamin D wirkt vielen Gehirnerkrankungen entgegen

Vitamin D wirkt auf die Neurotransmitter Glutamin, Noradrenalin, Dopamin und Serotonin. Fehlt das Vitamin, gerät das Zusammenspiel der Botenstoffe aus der Balance. Parkinsonpatienten leiden an Dopaminmangel, weil einige der Zellen, die Dopamin produzieren, absterben. Höhere Vitamin-D-Konzentrationen im Gehirn können das Problem reduzieren, indem die verbleibenden Zellen mehr Dopamin herstellen. Parkinsonpatienten sollten daher auf jeden Fall ihren Vitamin-D-Spiegel testen lassen und das Vitamin einnehmen. Vitamin D wirkt auch bei Depressionen. Einerseits steigt in Gegenwart des Vitamins die Serotoninsynthese, was die Stimmung aufhellt. Andererseits regelt Vitamin D gemeinsam mit anderen Stoffen den Calciumeinstrom in die Nervenzellen. Bei Personen mit Depressionen weisen Nervenzellen häufig zu viel Calcium im Zellinneren auf. Der Calciumeinstrom ist auch bei Patienten mit Multipler Sklerose gestört. Daher hilft das Vitamin bei dieser Erkrankung genauso. Vitamin D wirkt zudem gegen die Bildung von Plaque. Dessen Entstehung ist typisch für Alzheimer und andere degenerative Erkrankungen. Vitamin D schützt Nervenzellen vor diesen schädlichen Ablagerungen. Das Vitamin unterstützt aber auch die Bildung von Nervenzellen und verbessert deren Vernetzung untereinander. Denn in Gegenwart von Vitamin D wird NGF (Nerve Growth Factor) vermehrt gebildet. Dieser Wachstumsfaktor fördert die Bildung neuer Nervenzellen und hält vorhandene gesund.[68]

Fast alle Mitteleuropäer leiden an Vitamin-D-Mangel

Der Körper kann Vitamin D selbst herstellen. Jedoch nur, wenn die Haut viel Sonnenschein »tankt«. Dies gelingt aufgrund des heutigen Lebensstils fast keinem mehr. Viele verbringen ihre Tage in Büros, gehen anschließend ins Fitnessstudio und sitzen Stunden im Auto. Außerdem ist es in den meisten Teilen Deutschlands im Winter zu lange zu dunkel. Daher hat hierzulande fast jeder Vitamin-D-Mangel.

Vitamin D und Vitamin K wirken zusammen

Oft wird dazu geraten, Vitamin D nur zusammen mit Vitamin K_2 einzunehmen. Und zwar aus folgendem Grund: Die beiden Vitamine arbeiten eng zusammen – insbesondere bei ihrem Einfluss auf Calcium. Vitamin D kontrolliert unter anderem, wie viel Calcium aus dem Darm aufgenommen wird. Vitamin K_2 sorgt anschließend dafür, dass Calcium in die Knochenzellen gelangt. Wenn Sie Vitamin D in hoher Dosis ohne Vitamin K_2 nehmen, kann es passieren, dass die Calciumaufnahme ansteigt, wenn Sie aber gleichzeitig an Vitamin-K_2-Mangel leiden, bleibt das Calcium im Blut und kann hier mit zu der Entstehung von Arteriosklerose beitragen. Dadurch steigt das Schlaganfallrisiko.

Vitamin K ist wichtig fürs Gehirn

Vitamin K_2 wird im Gehirn aber auch direkt gebraucht. Insbesondere für die Membranen der Nervenzellen. Zudem ist das Vitamin an weiteren Abläufen beteiligt. Vitamin K_2 kommt in vielen verschiedenen molekularen Formen vor. Vom Körper am besten aufgenommen wird Vitamin K_2 in Form von MK-7. In tierischen Lebensmitteln kommt das Vitamin in Form von MK-4 vor, sie ist für das Gehirn besonders wichtig. In pflanzlichen Produkten ist das Vitamin K_1 enthalten. Einen kleinen Teil K_1 kann der Körper in MK-4 umwandeln. Aber das reicht meistens nicht, um den Bedarf zu decken. Der Umbauprozess kann jedoch durch den Verzehr von fermentierten Sojaprodukten (Tempeh) etwas verbessert werden.

SELBST-CHECK

Leide ich an Vitamin-D-Mangel?

	j	n
Ich nehme Vitamin D als Nahrungsergänzungsmittel ein.		

Fast alle, die Vitamin D nicht zusätzlich als Nahrungsergänzungsmittel einnehmen, leiden an einem Mangel. Falls Sie mit Nein geantwortet haben, sollten Sie einen eventuellen Mangel in Betracht ziehen.

TIPP 67

Stärkt das Immunsystem und lässt Entzündungen abklingen – Vitamin D

Vitamin D übernimmt viele verschiedene Funktionen im Organismus. Besonders bekannt ist es für seine immunfördernde Wirkung. Das bezieht sich auch auf das darmeigene Immunsystem. Das Vitamin wirkt als Genschalter, wodurch vermehrt entzündungshemmende Stoffe gebildet werden. Besonders bei entzündlichen Darmerkrankungen wie Morbus Crohn und Colitis ulcerosa trägt Vitamin D zur Heilung bei.

Interessanterweise wurde in Studien festgestellt, dass Patienten mit chronischen Darmentzündungen meist einen zu niedrigen Vitamin-D-Spiegel haben. Zudem nimmt die Symptomatik der Erkrankung zu, je größer die Vitaminlücke ist.

Vitamin D verändert das Mikrobiom

Die Einnahme von hoch dosiertem Vitamin D verändert die Zusammensetzung des Mikrobioms. Das wurde mittlerweile ebenfalls in mehreren Studien festgestellt. Meist wurden 5000 I. E. Vitamin D pro Tag verabreicht. Wie es zu der Veränderung kommt, ist allerdings noch nicht komplett geklärt. Es werden jedoch mehrere Möglichkeiten in Betracht gezogen.

Ein Weg erfolgt wahrscheinlich über die Veränderungen im darmeigenen Immunsystem. Entstehen dort weniger entzündungsfördernde Stoffe und mehr entzündungshemmende, wirkt sich das positiv auf die Zusammensetzung der Darmbakterien aus.

Ein weiterer Mechanismus liegt in der antimikrobiellen Wirkung des Vitamins. Es bildet Stoffe, die schädliche Pilze, Viren und Bakterien vernichten. Dieser Effekt verändert jedoch die Zusammensetzung des Mikrobioms.

Vitamin D in den ersten Lebensjahren

Die zusätzliche Einnahme von Vitamin D ist vor allem in den ersten Lebensjahren wichtig. Unter anderem beeinflusst sie die Zusammensetzung des Mikrobioms.

Sogar die Vitamin-D-Versorgung der Mutter wirkt sich auf das Mikrobiom des Kindes aus. Wissenschaftler nehmen an, dass sich bereits vor der Geburt Bakterien im Darm ansiedeln. Für eine gute Entwicklung des Mikrobioms ist es wichtig, dass der Fötus mit ausreichend Vitamin D über die Nabelschnur versorgt wird. Nach der Geburt beeinflusst das in der Muttermilch enthaltene Vitamin die weitere Entwicklung des Mikrobioms des Säuglings.[69]

PRAXISTIPP

Vitamin-D-Einnahme

Lassen Sie Ihren Vitamin-D-Spiegel untersuchen.

Der ideale Wert liegt zwischen 70 und 80 ng/ml.

Bei einem Mangel können zwischen 6000 und 9000 I. E. pro Tag eingenommen werden.

Lassen Sie nach etwa drei Monaten Ihren Vitamin-D-Spiegel erneut kontrollieren. Liegt der Wert über 100 ng/ml reduzieren Sie die Einnahme. Wiederholen Sie die Blutanalyse mindestens zweimal pro Jahr.

Vitamin D muss im Körper in seine aktive Form umgewandelt werden. Dazu benötigt der Organismus Magnesium. Lassen Sie daher auch Ihren Magnesiumspiegel untersuchen und nehmen Sie den Mineralstoff zusätzlich ein.

Vitamin D sollte immer zusammen mit Vitamin K_2 eingenommen werden. Beide Vitamine wirken auf den Calciumstoffwechsel, wird nur Vitamin D, aber kein K_2 in hoher Dosis eingenommen, kann es zu Kalkablagerungen in den Blutgefäßen kommen.

TIPP 68

Bauen Sie sich eine Mauer aus … Zink!

Am 19. Mai 1845 stach der britische Polarforscher John Franklin mit zwei Segelschiffen und rund 130 Mann Richtung Nordpol in See, um die Nordwestpassage zu finden. Niemand überlebte. Als Grund wurde lange Bleivergiftung vermutet, wegen der Konservendosen. Seit Keith Millar von der University of Glasgow aber den Fingernagel des Matrosen John Hartnell unter die Lupe nahm, ist klar: Es war Zinkmangel. Fehlt Zink, wird der Mensch anfällig für Infektionen, für Lungenentzündung. Im Eis führt das schnell zum Tod.

Der wichtigste Mineralstoff für das Immunsystem

Zum Leben brauchen wir Vitamine & Co. Und Co. ist zum Beispiel Zink, das Immun-Spurenelement schlechthin. Zink zählt zu den essenziellen Mineralstoffen, müssen wir also essen, macht unser Körper nicht selbst. Für das Immunsystem ist Zink so wichtig, weil es

- in mehr als 300 Enzymen enthalten ist, darunter viele mit antioxidativer Wirkung, die Zellen schützen,
- beim Aufbau neuer Zellen und beim Zellwachstum hilft (Proteinsynthese),
- bei der Wundheilung hilft (deshalb die Zinksalbe, das Zinkpflaster),
- den T-Zellen beim Reifen hilft und ihre Zahl vermehrt, sodass mehr Immunzellen Krankheitserreger vernichten, Parasiten bekämpfen, infizierte Zellen finden und entsorgen,
- bei Krebspatienten die körpereigene Bildung von Interferon erhöht (ein Zytokin, also Botenstoff, der sich auf verschiedene Zellen setzen und die Immunreaktion steuern kann),
- bei Aidspatienten die Zahl der T-Immunzellen erhöht,
- bei Herpespatienten die Heilung unterstützt,

- vermutlich sogar in der Lage ist, sich direkt an die Hüllenproteine von Erkältungsviren anzuheften, sodass diese nicht mehr in unsere Zellen eindringen und sich deshalb auch dort nicht mehr vermehren können.

Zink repariert Immunzellen

Janet King vom Nutrition and Metabolism Center (Children's Hospital Oakland Research Institute) im kalifornischen Oakland konnte in einer Studie zeigen, dass Zink das Erbgut der weißen Blutkörperchen stabilisiert. Genauer: das Erbgut der Lymphozyten (B-Zellen, T-Zellen, Killerzellen), der Monozyten (daraus entstehen die Makrophagen, die Tatortreiniger bei Infektionen) und der Granulozyten, die Krankheitserreger direkt angreifen. Die DNA dieser Immunzellen ging also weniger oft zu Bruch, und sie wurde häufiger repariert.

Um auf den Matrosen zurückzukommen: Woher kam der Zinkmangel? Nun, in Dosenfutter war damals leider mehr Blei als Zink. Zink steckt in Fleisch und Käse, auch in Meerestieren und Milch, in Gemüse, Pilzen, Sesam, Mohn und Nüssen. Vegetarier leiden oft an Zinkmangel, weil der Körper das Element aus Pflanzen schlechter aufnehmen kann als aus tierischen Lebensmitteln. Und wie bei so vielen wundersamen Vorgängen im Körper kommt es weniger auf ein einzelnes Element an als auf die Gesamtheit der immunfördernden Vitalstoffe: Neben Zink sind das vor allem Eisen und die Vitamine A, C und E.

PRAXISTIPP

Behandlung von Infekten

Nehmen Sie 10 mg Zink zusammen mit 1000 mg Vitamin C alle zwei Stunden ein. Allerdings nicht auf nüchternen Magen.
Sollten Sie Durchfall bekommen, reduzieren Sie die Dosis.

TIPP 69

Zink kurbelt die Verdauung an und macht den Darm dicht

Einige Wissenschaftler gehen davon aus, dass ungefähr 20 Prozent der Europäer von einem Zinkmangel betroffen sind.[70] Allerdings gibt es kaum Studien, bei denen der Zinkspiegel im Blut gemessen wurde. Die Schätzung beruht auf Auswertungen von Ernährungsgewohnheiten. Einige Menschen essen jedoch ausreichend Zink, ihr Darm nimmt den Mineralstoff aber nur sehr schlecht auf. Bei anderen ist die Zink-Absorption aufgrund der Einnahme von Magensäureblockern gestört. Wahrscheinlich sind daher viel mehr als 20 Prozent von einem Zinkmangel betroffen.

Zink fördert die Synthese von Verdauungsenzymen

Zink ist am Bau und der Regulation vieler Enzyme beteiligt, so auch an einer Reihe von Verdauungsenzymen. Besonders stark sind die Enzyme für die Eiweißverdauung auf eine gute Zinkversorgung angewiesen. Fehlt es an Zink oder sind die Werte etwas zu niedrig, arbeiten diese Enzyme nicht mehr richtig oder sie werden nicht in ausreichender Form gebildet.[71]

Mangelt es jedoch an Enzymen, die von Zink abhängig sind, werden Proteine nicht mehr in ihre Aminosäuren zerlegt und können auch nicht mehr vom Körper aufgenommen werden. Der Mangel an Aminosäuren schwächt das Immunsystem. Das Risiko zu erkranken steigt.

Zink stärkt Tight Junctions

Die Zellen der Darmschleimhaut sind über sogenannte Tight Junctions miteinander verbunden. Bei einem Leaky Gut lösen sich diese Verbindungen und es entstehen mikroskopisch kleine Löchlein. Viele verschiedene Darm- und Verdauungsprobleme gehen mit diesem Phänomen einher.

Bestimmte Proteine sorgen für starke Tight Junctions. Zink fördert die Herstellung dieser Proteine, wodurch sich die Verbindungen zwischen den Zellen verbessern. Der Darm wird immer dichter und erlangt seine normale Barrierefunktion zurück. Jedoch nur, wenn auf schädliche Substanzen wie Zucker, Gluten und Alkohol verzichtet wird und sich die Zusammensetzung des Mikrobioms ebenfalls verbessert.

Manchmal muss es besonders viel Zink sein

Damit sich die positiven Effekte von Zink einstellen, muss die Versorgung mit dem Mineralstoff im optimalen Bereich liegen. Um das zu erreichen, müssen einige Menschen die zwei- bis dreifache Menge der normalerweise empfohlenen Dosis einnehmen.[72] Jeder Mensch ist anders, einige nehmen Zink auch sehr gut auf. Ihnen reicht sogar weniger als die empfohlene Dosis. Klarheit bringt nur eine Blutanalyse.

PRAXISTIPP

Zinkspiegel messen lassen

Ein gesunder Zinkspiegel– gemessen im Serum – liegt zwischen 900 und 1500 µg/l bzw. 13,8 und 22,9 µmol/l.

Wird im Vollblut gemessen, so sollte der Spiegel höher liegen.

Jedes Labor misst und interpretiert Werte etwas anders, daher sollten Sie sich auch am Ergebnis Ihres Labors orientieren.

Generell sind Werte im oberen Normbereich zu empfehlen.

Nehmen Sie Zink entsprechend der Stärke Ihres Mangels ein.

Wiederholen Sie die Untersuchung nach drei bis sechs Monaten und passen Sie gegebenenfalls Ihre Dosierung an.

TIPP 70

Vitamin C: mehr als ein Antioxidans

Vitamin C heißt zu Recht das Alleskönnervitamin. Im Gehirn reduziert es oxidativen Stress, schaltet Gene zur Herstellung wichtiger Enzyme an, fördert die Synthese von Neurotransmittern und beeinflusst damit sogar unser Verhalten. Hohe Vitamin-C-Spiegel im Gehirn steigern Konzentration und Gedächtnis sowie motorische Fähigkeiten. Die Konzentration des Alleskönnervitamins ist in den Gehirnzellen um ein Vielfaches höher als in den restlichen Körperzellen. Dies zeigt, wie wichtig das Vitamin für die Gehirngesundheit ist. Selbst bei starkem Vitamin-C-Mangel versucht der Körper, möglichst viel des Vitamins im Gehirn zu halten.

Wirksam gegen Depressionen

Vitamin C wird von einigen als natürliches Antidepressivum bezeichnet, denn es fördert die Synthese von Serotonin, dem Glückshormon. Dass wir genug Vitamin C über die Nahrung aufnehmen, ist ein Mythos. Gemüse und Obst enthalten heute weniger Vitamin C als noch in den 1950er-Jahren. Schuld sind die langen Transportwege. Außerdem wird Gemüse und Obst oft geerntet, bevor es reif ist, das wirkt sich ebenfalls negativ auf den Vitamin-C-Gehalt aus. Hinzu kommt: Wer kocht schon täglich frisches Gemüse und isst Bioobst aus der Region? Kein Wunder, dass immer mehr Menschen an Depressionen leiden. Wobei Vitamin-C-Mangel nur einer der Faktoren ist, die zu Depressionen führen.

Vitamin C schützt das Gehirn

Neurodegenerative Krankheiten gehen mit erhöhtem oxidativem Stress einher. Das führt zu Entzündungsreaktionen und zum Tod von Gehirnzellen. Vitamin C entschärft freie Radikale. Auch die Blutgefäße im

Gehirn zeigen weniger Entzündungen und sind stabiler, wenn sie gut mit Vitamin C versorgt sind. Tiefe Vitamin-C-Spiegel hingegen gehen mit einem erhöhten Risiko für Alzheimer oder Schlaganfälle einher.[73] Vitamin C ist besonders wirksam, wenn es gemeinsam mit Vitamin E eingenommen wird, da sich die beiden Vitamine gegenseitig recyceln.

Umso erschreckender die Ergebnisse einer Studie aus Neuseeland. Dort wurde Vitamin C im Blutserum von mehr als 400 über 50-Jährigen untersucht. 93 Prozent der Studienteilnehmer hatten zu wenig! Zusätzlich testeten die Wissenschaftler kognitive Fähigkeiten. Probanden mit niedrigeren Vitamin-C-Spiegeln zeigten schlechtere Denk- und Erinnerungsleistungen als jene mit höheren Serumwerten.[74]

Wissenschaftler aus China haben herausgefunden, dass Vitamin C die Bildung neuer Myelinzellen fördert. Dadurch verstärkt sich die Isolierschicht, die die Nervenzellen umgibt. Dies ist insbesondere für Patienten mit Multipler Sklerose von Bedeutung, da bei ihnen die Myelinschicht angegriffen ist.[75]

TIPP 71

Mit Vitamin C gegen das gefährliche CRP

Ganz langsam beginnen wir zu begreifen, dass Prof. Linus Pauling doch recht hatte. Er hielt Vitamin C schon in einer Zeit für ein Wundermittel, in der noch kaum jemand so weit gedacht hatte. Und propagierte das Alleskönnervitamin auch gegen Herz- und Gefäßkrankheiten. Einige Gramm täglich. (Ja, Gramm. Nicht nur Milligramm.) Neue Forschungen bestätigen, dass ein Entzündungsfaktor im Blut, C-reaktives Protein oder CRP genannt und ein starker Risikofaktor fürs Herz, schon mit einem halben Gramm Vitamin C pro Tag um 24 Prozent absinkt. So eine Studie der University of California.

Übrigens: Natürlich wurde und wird Prof. Pauling heute noch verlacht. Was aber viele deutsche Ernährungsexperten nicht wissen: Selbst die berühmte Mayo-Klinik hat sich bei ihm entschuldigt.

CRP, C-reaktives Protein, ist ein Eiweiß, das Ihre Leber bildet. Ein Entzündungsparameter. Zeigt deutlich: In Ihrem Körper stimmt was nicht. Erhöhtes CRP signalisiert: Herz in Gefahr! Denn in Ihren Gefäßen finden chronische Entzündungsprozesse statt, die dafür sorgen, dass sich der Müll an den Aderwänden ablegt, was zu Arteriosklerose führt, zu Herzinfarkt, zu Schlaganfall. Ein hoher CRP-Wert zeigt auch: Das Risiko für Diabetes, ja sogar Alzheimer ist erhöht. Hohes CRP kann zur Entstehung von Krebs oder rheumatoider Arthritis beitragen sowie vielen weiteren chronischen Erkrankungen.

Ein hs-CRP-Wert, das steht für hochsensitives C-reaktives Protein, zwischen 1 und 3 mg/l bedeutet mittleres Risiko. Schon ab 2,9 mg/l steigt das Risiko für einen Herzinfarkt stark an.

Ein niedriges Risiko haben alle, die einen hs-CRP-Wert von weniger als 1 mg/l haben. Kennen Sie Ihren hs-CRP-Wert? Sie können ihn in einem Labor testen lassen.

So reduzieren Sie Ihr CRP:

- Nehmen Sie Vitamin C: Vitamin C wirkt entzündungshemmend. Am besten wirkt es zusammen mit Vitamin E. Ich empfehle zwischen einem und drei Gramm Vitamin C und 200 bis 400 I. E. Vitamin E pro Tag.
- Nehmen Sie ab: Die Fettzelle ist nicht untätig und hängt da einfach faul herum. Nein, sie produziert Botenstoffe, die Entzündungen in den Adern anfachen. Übergewicht erhöht die Wahrscheinlichkeit eines hohen CRP-Spiegels, bei Männern auf das Doppelte, bei Frauen auf das Sechsfache. Oder anders: Wenn Sie 15 Prozent abnehmen, senken Sie Ihren CRP-Spiegel um 32 Prozent. Schafft keine Pille.
- Gehen Sie laufen: Die Pharmaindustrie bastelt natürlich an einem Medikament, das die Entzündung mindert und auf diesem Weg die Arteriosklerose verhindern soll. Noch 'ne Herzschutzpille mehr. Würde mich lieber an den Rat von US-Forschern halten. Die stellten fest, dass man durch regelmäßigen Ausdauersport auch das C-reaktive Protein runterkriegt, seine Entzündungen loswird. Ich sag nur: Laufen Sie. Täglich. 30 Minuten
- Essen Sie Fisch mit Gemüse und Olivenöl: Studien zeigen: Personen, die die Mittelmeerdiät einhalten, haben weniger Entzündungs- und Gerinnungsmarker im Blut. Der CRP-Wert ist niedriger. Die Mittelmeerdiät hat einen antiinflammatorischen Effekt.

TIPP **72**

Alleskönner im Darm – Vitamin C

Das Alleskönnervitamin wirkt auch im Darm stark und vielfältig. Es unterstützt die Vernichtung von schädlichen Bakterien, Pilzen und Viren, verändert die Zusammensetzung der Darmbakterien positiv, entschärft freie Radikale und kann sogar Blähungen reduzieren.

Verbesserung des Mikrobioms

Eine gute Versorgung mit Vitamin C führt zur Abnahme schädlicher Bakterien, Pilze und Viren im Darm. Das gesamte Mikrobiom verändert sich dadurch positiv. Vor allem steigt die Anzahl an Bakterien der Gattung *Collinsella,* zu ihr gehören verschiedene Arten. Befinden sich im Darm viele *Collinsella aerofaciens*-Bakterien, nimmt das Darmkrebsrisiko ab. Interessanterweise leben im Darm von Patienten, die an chronischen Darmentzündungen leiden, oft sehr wenige Bakterien dieser Art.

Des Weiteren nimmt die Menge an Bakterien, die kurzkettige Fettsäuren synthetisieren, bei einer guten Versorgung mit Vitamin C zu.

Bei Helicobacter pylori-Infektion braucht der Körper mehr

Eine *Helicobacter pylori*-Infektion erhöht das Magenkrebsrisiko erheblich. Daher sollte alles dafür getan werden, dem schädlichen Bakterium Einhalt zu gebieten. *Helicobacter pylori* raubt Vitamin C. Wer an einer Infektion mit dem schädlichen Bakterium leidet, sollte daher mehr von dem Alleskönnervitamin einnehmen als Personen, die das schädliche Bakterium nicht in zu hoher Anzahl in sich tragen.

Vitamin C entschärft freie Radikale

Wie Vitamin E entschärft auch Vitamin C freie Radikale. Dadurch nehmen Entzündungsreaktionen ab. Vitamin C und E arbeiten miteinander. Trifft Vitamin C, nachdem es ein Elektronenpaar an ein freies Radikal abgegeben hat, auf Vitamin E, werden ebenfalls Elektronen übertragen. Vitamin C wird dadurch recycelt. Auf ein Neues kann es danach freie Radikale entschärfen. Umgekehrt funktioniert das System ebenfalls. Nachdem Vitamin E ein freies Radikal entschärft hat, kann es ein Elektronenpaar von Vitamin C erhalten. Das ist wichtig, denn Vitamin E wirkt vermehrt in fettreichen Umgebungen wie beispielsweise den Zellmembranen. Vitamin C wirkt hingegen mehr in wässrigen Umgebungen wie beispielsweise dem Inneren der Zellen.

Blähungen: Auf die richtige Menge Vitamin C kommt es an

Vitamin C kann Blähungen reduzieren, aber nur, wenn es in der richtigen Menge eingenommen wird. Wird das Vitamin in sehr hohen Konzentrationen eingenommen, kann es hingegen zu Blähungen, Durchfall oder Magenkrämpfen führen. Bei dem einen treten diese Erscheinungen früher auf als bei dem anderen. Daher muss jeder selbst ausprobieren, wo die individuelle ideale Dosis liegt.

PRAXISTIPP

Vitamin-C-Einnahme

- Gönnen Sie sich täglich Vitamin C. Jedoch nicht in homöopathischer Dosis, wie es die Deutsche Gesellschaft für Ernährung empfiehlt, sondern in medizinisch wirksamen: 1–3 g. Bitte über den Tag verteilt einnehmen.
- Nehmen Sie Vitamin C zusammen mit Vitamin E, 200 bis 400 I. E. täglich. Lassen Sie Ihren Vitamin-E-Spiegel einmal pro Jahr kontrollieren.
- Sollten Sie an Kopfschmerzen, einer Erkältung oder akuter Depression leiden, können Sie die Dosis erhöhen: stündlich 1 g. Sobald Sie Durchfall be-

kommen, wissen Sie, dass Sie Ihre individuelle maximale Dosis erreicht haben.

- Wenn Sie an Multipler Sklerose oder ersten Alzheimersymptomen leiden, lassen Sie sich Vitamin C per Infusion verabreichen. Beginnen Sie mit 7,5 g Vitamin C pro Infusion und steigern Sie die Dosierung je nach Schweregrad Ihrer Erkrankung langsam auf 30 bis 45 g Vitamin C.
- Vitamin C können Sie nicht zu hoch dosieren. Hat der Körper genug des Vitamins, scheidet er es über den Urin aus. Das Vitamin ist weniger gefährlich als Wasser.
- Wer auf hoch dosiertes Vitamin C schnell mit Durchfall reagiert, kann ausprobieren, ob er liposomales Vitamin C besser verträgt. Dabei handelt es sich um eine Verbindung aus Vitamin C und Fetten. Liposomales Vitamin C wird vom Darm leichter resorbiert.

TIPP 73

Die richtige Dosis Vitamin A

Vitamin A übernimmt eine zentrale Rolle bei der Knochenbildung. Bei Vitamin-A-Mangel nimmt die Neubildung ab. Fatal, denn Knochengewebe muss ein Leben lang erneuert werden. Außerdem gelangt bei einem Mangel weniger Calcium in die Knochenmatrix, weil auch die Einlagerung von Calcium teilweise durch Vitamin A gesteuert wird. Vitamin-A-Mangel erhöht daher das Risiko von Knochenbrüchen und Bänderrissen. Langfristig kann der Mangel zur Entstehung von Osteoporose beitragen. Aber nicht nur zu wenig Vitamin A ist für die Knochen ungesund, zu viel ist es ebenfalls.

Vitamin A steckt vor allem in tierischen Nahrungsmitteln

Vitamin-A-Mangel kann viele Ursachen haben. Besonders Vegetarier und Veganer nehmen zu wenig von dem wichtigen Vitamin über die Nahrung auf. Denn Vitamin A, auch Retinol genannt, kommt vor allem in tierischen Nahrungsmitteln vor. In Gemüse steckt hingegen Betacarotin. Nur ca. drei Prozent des Betacarotins wird überhaupt absorbiert. Daraufhin muss es im Körper in Vitamin A umgewandelt werden. Wie gut das funktioniert, ist jedoch von Mensch zu Mensch sehr unterschiedlich. Ein beachtlicher Teil der Bevölkerung ist Träger einer Genvariante, die die Umwandlung von Betacarotin in Vitamin A um bis zu 70 Prozent reduziert.[76] Dann bleibt das Betacarotin aus Mohrrüben oder Roter Bete fast ungenutzt.

Kinder brauchen besonders viel

Kinder sind oft von einem Vitamin-A-Mangel betroffen, da sie einerseits nur wenig Vitamin A speichern können und andererseits aufgrund ihres Wachstums einen hohen Bedarf haben.

Stress, Medikamente und vieles mehr sind Vitamin-A-Diebe

Auch Stress, chronische Entzündungsreaktionen, Alkohol und Nikotin sowie Umweltgifte stören die Vitamin-A-Aufnahme und dessen Stoffwechsel. Liegen bereits Erkrankungen wie Schilddrüsenüberfunktion oder eine Störung der Fettresorption aufgrund von Problemen mit der Leber, der Gallenblase oder der Bauchspeicheldrüse vor, kann es ebenfalls zu einem Vitamin-A-Mangel kommen. Selbst einige Medikamente reduzieren die Aufnahme des Vitamins oder deren gespeicherten Vorräte. Dazu gehören Cholesterinsenker und bestimmte Schlafmittel.

Brüchige Knochen durch zu viel Vitamin A

Vitamin A gehört zu den fettlöslichen Vitaminen. Sie können sich im Gegensatz zu den wasserlöslichen Vitaminen wie Vitamin C oder den B-Vitaminen im Körper anreichern. Wer über einen langen Zeitraum Vitamin A in größeren Mengen einnimmt, kann einige Abläufe im Körper durcheinanderbringen, so auch die Kollagensynthese. Kollagen ist ein Strukturprotein, es macht Knochen stabil. Es gibt unterschiedliche Arten von Kollagen. Für die Knochen ist vor allem Typ 1 wichtig. Bei einer zu hohen Vitamin-A-Konzentration sinkt die Syntheserate des Typ-1-Kollagens ab. Stattdessen bildet sich mehr Kollagen der anderen Kollagenuntergruppen. Die veränderte Zusammensetzung des Kollagens macht die Knochen brüchiger.

PRAXISTIPP

Lassen Sie Ihren Vitamin-A-Spiegel messen

Lassen Sie regelmäßig Ihren Vitamin-A-Spiegel kontrollieren. Zu wenig wie zu viel Vitamin A ist ungesund.

TIPP 74

Vitamin A für Mukus, neue Darmzellen und gegen Dauerdurchfall

Für einen gesunden Darm ist eine ausreichende Versorgung mit Vitamin A essenziell. Das Vitamin übernimmt viele verschiedene Aufgaben. Es ist an der Neubildung von Darmzellen beteiligt, reguliert die Mukussynthese, fördert indirekt die Diversität der Bakterien im Darm und wirkt chronisch weichem Stuhl entgegen.

Neue Zellen für die Heilung

Vitamin A ist im gesamten Organismus an der Bildung neuer Zellen beteiligt. Das ist besonders wichtig für einen angegriffenen Darm, bei dem normalerweise Zellen entzündet sind. Der Darm heilt, wenn sie durch neue Zellen ersetzt werden. Patienten mit chronischen Darmentzündungen benötigen daher besonders viel Vitamin A und sollten auf ideale Blutwerte achten.

Schützende Schleimschicht und Bakteriendiversität

Außerdem beeinflusst das Vitamin die Mukusproduktion. Der Schleim schützt die Zellen der Darmschleimhaut vor schädlichen Bakterien. Produzieren die Zellen Schleim in der richtigen Menge, steigt die Artenvielfalt. Vitamin A beeinflusst somit indirekt die Bakterienvielfalt.

Vitamin-A-Mangel kann zu chronischem Durchfall führen

Fehlt Vitamin A hingegen, leidet die Schleimschicht. Dadurch vermehren sich schädliche Bakterien leichter. Das kann wiederum zu chronisch weichem Stuhl führen. In mehreren Studien wurde ein Zusammenhang zwischen niedrigen Vitamin-A-Spiegeln und Durchfall festgestellt, besonders bei Kindern.[77]

Retinol und Betacarotin

Als Vitamin A werden eine ganze Reihe verschiedener Verbindungen bezeichnet. Zu ihnen gehören alle Stoffe, die im Körper zu Retinal und Retinsäure umgebaut werden. Dann erst entfalten sie ihre spezifische Vitamin-A-Wirkung. In tierischen Lebensmitteln kommen Retinol und weitere Retinolverbindungen vor. In Gemüse und Obst befinden sich Betacarotin sowie weitere Carotinoide. Sie zählen zum Provitamin A. Sowohl Retinol, weitere Retinolverbindungen wie alle Arten des Provitamins A werden im Organismus zu Retinal und Retinsäure umgebaut.

Egal ob Retinol oder Betacarotin, sie alle sind fettlöslich. Damit sie im Dünndarm resorbiert werden, braucht es Fett aus Nahrungsmitteln. Daher sollte man Möhren am besten zusammen mit Olivenöl oder Butter verzehren. Bei tierischen Produkten ist es einfacher. Sie enthalten bereits das für die Retinolaufnahme benötigte Fett.

Im Inneren der Darmzellen kann Provitamin A bereits in Retinal umgebaut werden. Ein beachtlicher Teil des Retinols und der Carotinoide verlassen jedoch im gleichen Zustand die Darmzellen und werden für den Umbau in die Leber transportiert. Dort wird das Vitamin auch gespeichert.

PRAXISTIPP

Vitamin-A-Mangel feststellen

Da ein Großteil des Vitamins in der Leber gespeichert ist, gibt der Vitamin-A-Status im Blutserum nur einen ungefähren Anhaltspunkt. Die Untersuchung ist trotzdem sinnvoll, da bei leerem Speicher auch die Verfügbarkeit im Blut abnimmt.

Idealer Blutwert Vitamin A: 300–1100 µg/L bzw. 1,0–3,9 µmol/l.

Neben dem Vitamin selbst sollte auch der Zinkstatus untersucht werden. Zink aktiviert das Enzym, welches Retinol in Retinal umbaut.

Idealer Blutwert Zink: 780–1200 µg/L bzw. 11,9–18,4 µmol/l.

TIPP 75

Vitamin E gegen Entzündungen

Entzündungen gehen mit einer erhöhten Anzahl freier Radikale einher und wirken sich vielfältig auf die Abläufe im Körper aus. Vitamin E ist ein starkes Antioxidans und macht freie Radikale unschädlich, dadurch nehmen Entzündungen ab.

Stabile Knochen bis ins hohe Alter

Knochengewebe verändert sich ständig, besonders im Alter geht häufig die Balance zwischen auf- und abbauenden Prozessen verloren. Dann verschwindet mehr Gewebe, als neues gebildet wird. Der Prozess wird häufig durch oxidativen Stress ausgelöst. In mehreren Studien wurde festgestellt, dass eine gesunde Versorgung mit Vitamin E den Abbau von Knochengewebe aufhält.[78]

Vitamin E wirkt gegen Arthritis

Die entzündungshemmende Wirkung von Vitamin E kommt auch zur Prävention und zur Behandlung von rheumatoider Arthritis zum Einsatz. Die Erkrankung ist durch Entzündungsreaktionen in den Gelenken gekennzeichnet, die durch Vitamin E abnehmen. Autoimmunreaktionen, die Gelenkstrukturen angreifen, nehmen ab und Schmerzen lassen nach.[79]

Vitamin E lässt Muskeln wachsen

Interessant ist Vitamin E auch für Sportler. Bodybuilder wussten es aufgrund ihrer praktischen Erfahrungen schon lange: Vitamin E hilft beim Muskelaufbau. Nur war der Prozess, der dem zugrunde liegt, der Wissenschaft lange Zeit nicht bekannt. Forscher aus den USA und Deutschland haben nun einige Abläufe erklären können.

Die Wissenschaftler untersuchten hierzu Ratten. In dem Experiment erhielten einige Ratten Nahrung, die zu wenig Vitamin E enthielt, die anderen wurden ausreichend mit dem Vitamin versorgt. Die Tiere mussten auf einem Laufband trainieren. Ratten, denen Vitamin E fehlte, zeigten schlechtere Laufleistungen, zudem wiesen die Untersuchungen ihrer Muskulatur Entzündungen auf. Bei Bodybuildern passiert wahrscheinlich genau das Gleiche: Fehlt ihnen Vitamin E, entzündet sich ihre Muskulatur und ihre Leistung nimmt ab.

Die Wissenschaftler gehen davon aus, dass Vitamin E besonders in den Membranen der Muskelzellen wirkt. Die Zellhüllen bestehen größtenteils aus Fettsäuren. Da Vitamin E fettlöslich ist, kann es in die Membranen eindringen und dort wirken. Denn Training geht immer mit leichten Muskelverletzungen einher. Es sind jene Verletzungen, die auch Muskelkater auslösen. Die Muskelverletzungen sind ein natürlicher Prozess, der gebraucht wird, damit sich neue, kräftige Muskulatur bildet. Wenn die Membranen leichte Verletzungen erleiden, entstehen vermehrt freie Radikale. Vitamin E entschärft sie, die Membranen heilen schneller. Durch Vitamin E steigern Sie also Ihren Trainingserfolg.

Vitamin E bei krankhaftem Muskelabbau

Die Wissenschaftler nehmen an, dass nicht nur Sportler von ihren Erkenntnissen profitieren werden. Ihrer Ansicht nach sollte Vitamin E auch bei bestimmten Erkrankungen zum Einsatz kommen. Beispielsweise leiden Diabetespatienten unter Muskelabbau, der mit Vitamin E verhindert werden könnte. Gut, das ist die Spitze des Eisberges, denn mit No Carb, Ausdauersport und allen essenziellen Nährstoffen wird niemand an Diabetes erkranken. Aber es gibt auch andere Erkrankungen, die mit dem Abbau der Muskulatur einhergehen. Laut den Wissenschaftlern aus den USA und Deutschland kann Vitamin E dem Prozess entgegenwirken.[80]

TIPP 76

B-Vitamine für die schnelle Leitung

Das Gehirn macht nur zwei Prozent des Körpergewichts aus, aber in ihm werden 20 Prozent der gesamten Energie hergestellt. Denn die Nervenzellen brauchen diese Energiemengen, damit sie einwandfrei funktionieren. Für die Energieherstellung sind B-Vitamine essenziell. Fehlen sie, nehmen Nervenzellen Schaden, das Risiko von neurodegenerativen Erkrankungen steigt. B-Vitamine sind auch für die Synthese von Neurotransmittern nötig. Bei Mangel geraten die Botenstoffe aus der Balance, das kann zu psychischen Problemen führen.

Umso erschreckender ist daher der weitverbreitete Mangel an B-Vitaminen. Natürlicherweise kommen B-Vitamine in tierischen Produkten, Pilzen, Samen und Kernen vor sowie in geringeren Mengen in pflanzlichen Lebensmitteln. Vitamin B_{12} kommt ausschließlich in Nahrungsmitteln tierischen Ursprungs vor. In Wien untersuchte die Wissenschaftlerin Dorota Majchrzak und ihr Team die Versorgung mit B-Vitaminen von Veganern, Vegetariern und Allesessern. An Folsäure mangelte es 18 Prozent der Allesesser und 10 Prozent der Vegetarier. Riboflavin (Vitamin B_2) hatten 10 Prozent der Allesesser und 30 Prozent der Vegetarier und Veganer zu wenig. Ein Drittel aller Untersuchten zeigte einen Vitamin-B_6-Mangel.[81] Ab wann Vitamin-B_{12}-Mangel herrscht, wird in der Wissenschaft derzeit diskutiert. Symptome eines Mangels können selbst bei Werten von 500 bis 600 pg/ml auftreten. Dieser Wert gilt jedoch häufig als gesund. Da der Grenzwert nicht eindeutig geklärt ist, variieren die Angaben zur Häufigkeit von Vitamin-B_{12}-Mangel von Studie zu Studie. Eine Studie der renommierten Tufts University in Boston stellte bei 39 Prozent der Probanden Vitamin-B_{12}-Mangel fest. Sie nahmen 350 pg/ml als Grenzwert.[82] Nach 25-jähriger Erfahrung weiß ich, dass der Homocysteinwert oft erst bei einem Blutwert von 2000 pg/ml sinkt. Bei diesem Wert heilen auch Nervenentzündungen. Ich gehe daher davon aus, dass

Vitamin-B_{12}-Mangel wesentlich stärker verbreitet ist als in vielen Studien angenommen. Ältere Menschen haben fast nie genug des wichtigen Vitamins. Auch Medikamente wie Magensäureblocker oder Metformin, was bei Diabetes Typ 2 häufig verschrieben wird, vermindern die Aufnahme der Vitamine. B-Vitamine arbeiten eng zusammen. Für die Gesundheit ist die Versorgung mit allen B-Vitaminen essenziell.

- **Thiamin (Vitamin B_1):** Das Vitamin spielt eine wichtige Rolle im Fettsäure- und im Energiestoffwechsel. Beides ist sehr wichtig für gesunde Gehirnzellen. Weiterhin ist das Vitamin indirekt an der Synthese von Neurotransmittern beteiligt.
- **Riboflavin (Vitamin B_2):** Dieses Vitamin ist der limitierende Faktor für die meisten enzymatischen Abläufe im Gehirn. Einerseits weil es die Vitamine Niacin, Folsäure und Vitamin B_6 recycelt und damit ihre Verfügbarkeit steigert. Andererseits, weil Riboflavin an der Synthese von Hämoglobin beteiligt ist. Sauerstoff wird mithilfe dieses Stoffes transportiert. Fehlt den Gehirnzellen Sauerstoff, reduzieren sie alle ihre Aktivitäten. Zusätzlich ist Riboflavin in den Eisentransport involviert und reguliert die Verwendung dieses wichtigen Stoffes. Viele Abläufe in den Nervenzellen sind auf eine gute Versorgung mit Eisen angewiesen, die nur funktioniert, wenn ausreichend Riboflavin vorhanden ist. Das Vitamin wirkt zudem antioxidativ und ist Teil des Glutathionstoffwechsels. Bei einer gesunden Versorgung mit Riboflavin entsteht mehr Glutathion, eines der stärksten Antioxidantien fürs Gehirn.
- **Niacin (Vitamin B_3):** Das Vitamin wirkt antioxidativ und reduziert somit Entzündungsreaktionen. Zusätzlich ist es an der Übermittlung von elektrischen Signalen der Nervenzellen beteiligt. Niacin beeinflusst viele Vorgänge, die in den Gehirnzellen ablaufen. Dazu zählen die Herstellung von Energie und die Reparatur der DNA. Sie ist unerlässlich für die Gesundheit von Gehirnzellen. Parkinsonpatienten haben häufig sehr niedrige Niacinspiegel, was spezifische Veränderungen im Gehirn hervorruft. Niedrige Niacinspiegel können zudem zu Schlafproblemen führen. 250 mg Niacin täglich eingenommen verbessern den Schlaf vieler.

- **Pantothensäure (Vitamin B_5):** Dieses Vitamin ist an dem Bau neuer Gehirnzellen sowie der Aufrechterhaltung gesunder Abläufe in den Zellen beteiligt. Jedoch nicht immer direkt, es leistet Vorarbeit. Es trägt zur Bildung von Aminosäuren und Fettsäuren wie auch Cholesterin bei. Stoffe, die die Nervenzellen brauchen. Zudem ist Pantothensäure an der Synthese vieler Neurotransmitter und Hormone beteiligt.
- **Vitamin B_6:** Das Vitamin aktiviert Folsäure und beeinflusst die Herstellung mehrerer Neurotransmitter. Es ist der limitierende Faktor für die Synthese von GABA, Dopamin, Serotonin, Noradrenalin und des Schlafhormons Melatonin. Fehlt es an Vitamin B_6, fehlt es an allen dieser wichtigen Stoffe für ein glückliches und ausgeglichenes Leben. Es kann zu Schlafproblemen, Verhaltensauffälligkeiten sowie hormonellen Problemen kommen. Vitamin B_6 reguliert zudem das Immunsystem und die Genaktivität. Außerdem ist das Vitamin einer der Stoffe, die den Glukosehaushalt im Gehirn regulieren.
- **Biotin (Vitamin B_7):** Das Vitamin sorgt für optimale Glukosespiegel im Gehirn, denn erhöhte Blutzuckerspiegel sind schädlich. Durch die bei uns als normal geltende kohlenhydratreiche Ernährung wird das System jedoch überstrapaziert. Das Gehirn benötigt dann besonders viel Biotin, um den Blutzucker zu kontrollieren. Mit No Carb erholt sich das System und der Biotinbedarf sinkt.
- **Folsäure (Vitamin B_9) und Vitamin B_{12} (Cobalamin):** Diese beiden Vitamine arbeiten untrennbar miteinander. Vitamin-B_{12} Mangel führt zu funktionalem Folsäuremangel. Folsäure liegt dann in unbrauchbarer Form vor. Um das Molekül für den Körper wieder nutzbar zu machen, wird Vitamin B_{12} für eine Umbaumaßnahme benötigt. Folsäure- und Vitamin-B_{12}-Mangel schädigen die DNA, auch in den Gehirnzellen. Auch die Myelinschicht, die isolierende Fettschicht der Nervenzellen, wird bei Vitamin-B_{12}-Mangel angegriffen. Die Weiterleitung von Nervenimpulsen ist daraufhin gestört. Weiterhin sterben bei Folsäuremangel Nervenzellen ab, insbesondere im Hippocampus. Der Mangel wirkt sich zudem negativ auf die Synthese der Neurotransmitter Serotonin, Melatonin, Dopamin, Noradrenalin und Adrenalin aus.

Das Gehirn braucht besonders viele B-Vitamine. Die Konzentration der aktiven Form der Folsäure ist beispielsweise im Gehirn viermal höher als im Blutkreislauf. Die Konzentration von Biotin und Pantothensäure ist bis zu 50-mal höher. Für die optimale Gehirngesundheit sind alle B-Vitamine wichtig. Mängel zeigen sich in Form von Depressionen, Gedächtnisstörungen, Demenz, Nervosität, Schlaflosigkeit, Schwindel, Kurzatmigkeit, Muskelkrämpfen, Krämpfen in den Blutgefäßen (kalte Hände), Krämpfen in Magen, Darm und Blase oder sexueller Unlust. Ein Drittel jener, die mit psychischen Problemen stationär behandelt werden, sind unzureichend mit B-Vitaminen versorgt.[83]

PRAXISTIPP

Lassen Sie Ihre B-Vitamine testen

Ein Mangel an Vitamin B_1, Niacin, Pantothensäure und Biotin ist selten. An den restlichen B-Vitaminen mangelt es jedoch häufig. Die folgenden Empfehlungen zur Einnahme stimmen mit jenen der European Food Safety Authority (EFSA), der Europäischen Behörde für Lebensmittelsicherheit, überein.[84]

- Riboflavin (Vitamin B_2): Empfohlener Blutwert: 85–240 µg/l. Tagesdosis bei Mangel: 1–4 mg.
- Vitamin B_6: Empfohlener Blutwert: über 42 pmol/l. Tagesdosis bei Mangel: bis zu 25 mg. Lassen Sie jährlich Ihren Vitamin-B_6-Spiegel kontrollieren.
- Folsäure (Vitamin B_9): Empfohlener Blutwert: 15–25 µg/l. Tagesdosis bei Mangel: 400–800 µg. Lassen Sie jährlich Ihren Folsäurespiegel kontrollieren.
- Vitamin B_{12} (Cobalamine): Empfohlener Blutwert: 1000–2000 pg/ml. Tagesdosis bei Mangel: bis zu 1000 µg. Lassen Sie jährlich Ihren Vitamin-B_{12}-Spiegel kontrollieren.

TIPP 77

B-Vitamine für das Mikrobiom

Der Körper und das Mikrobiom benötigen B-Vitamine. Die essenziellen Stoffe sind an der Herstellung von Energie und an der Bildung neuer Zellen beteiligt. Sie stärken das Immunsystem und vieles mehr. Darmbakterien sind auf eine gute Versorgung mit B-Vitaminen ebenfalls angewiesen.

Aufnahme von B-Vitaminen ist dosisabhängig

Enthält die Ernährung nur wenige B-Vitamine, werden sie im Dünndarm mithilfe aktiver Transportproteine aufgenommen. Steigt deren Verfügbarkeit jedoch, kommt es zu einem passiven Transport im Dünndarm. Werden B-Vitamine in einer sehr hohen Dosis eingenommen, kann der Dünndarm sie nicht mehr alle aufnehmen. Ein Teil von ihnen gelangt bis in den Dickdarm.

Nahrung für das Mikrobiom

Besonders die im Dickdarm vorkommenden Butyrat bildenden Bakterien sind auf eine gute Versorgung mit B-Vitaminen angewiesen.[85] Allerdings müssen die B-Vitamine nicht unbedingt über die Nahrung in den Dickdarm gelangen. Viele Darmbakterien stellen verschiedene B-Vitamine auch selbst her. Sie werden daraufhin von den Butyrat bildenden und anderen Bakterien aufgenommen. Die Bakterien brauchen die Vitamine für ihr eigenes Leben und ihr Wachstum.

Vitamin-Synergien

Einige Bakterien können nur bestimmte B-Vitamine herstellen. Andere Bakterienarten stellen hingegen alle her. In einer Sache unterscheiden sie sich aber nicht. Sie geben die Vitamine an ihre Umgebung ab. Jene, die bestimmte B-Vitamine nicht selbst herstellen können, erhalten dadurch Zugang zu denen, die ihnen fehlen.

Ein Teil der von den Bakterien erzeugten B-Vitaminen gelangt sogar in den Organismus. 2,3 Prozent des täglichen Thiamin-Bedarfs (Vitamin B_1) wird beispielsweise durch Darmbakterien synthetisiert. Ein minimaler Anteil, wahrscheinlich ist er für den Körper nicht von Bedeutung. Anders ist es bei Bakterien, die Riboflavin (Vitamin B_2) herstellen. Wird das Vitamin einige Tage lang nicht über die Nahrung aufgenommen, springen die Bakterien ein und produzieren es in ausreichender Menge. Fast 40 Prozent der Darmbakterien sind zudem in der Lage, Biotin (Vitamin B_7) herzustellen. Allerdings erhält der Organismus nur einen Bruchteil davon, den Großteil verwenden die Bakterien selbst. Ähnlich verhält es sich bei Folsäure (Vitamin B_9). Vitamin B_{12} wird ebenfalls von einer Vielzahl von Bakterien hergestellt. Aber noch mehr Bakterien brauchen das Vitamin für ihr eigenes Leben und Wachstum. Daher ist die Vitamin-B_{12}-Synthese im Darm für die Versorgung des Organismus mit dem wichtigen Vitamin unerheblich.[86]

Nahrungsvitamine für das darmeigene Immunsystem

Aus der Nahrung aufgenommene B-Vitamine sind essenziell für das darmeigene Immunsystem. Ein Mangel an B-Vitaminen kann zu Durchfall und chronischen Entzündungsreaktionen führen. Eine gute Versorgung mit allen B-Vitaminen reduziert hingegen das Risiko chronischer Darmerkrankungen. Ist der Darm bereits angeschlagen, unterstützen die Vitamine die Heilung.

PRAXISTIPP

Hochwertiges Vitamin-B-Komplex-Präparat einnehmen

Egal ob zur Vorbeugung oder zur Behandlung von Darmbeschwerden, ein hochwertiges Vitamin-B-Komplex-Präparat unterstützt die Gesundheit.

TIPP 78

Eisen stählt das Herz

Muskeln brauchen Sauerstoff. Das gilt für einen Skelettmuskel genauso wie für den Herzmuskel. Wie viel Sauerstoff nun von Ihrer Lunge bis zu Ihrem Herzen transportiert wird, hängt direkt ab von Ihrer Versorgung mit Eisen.

Wenn reichlich Eisenionen vorhanden sind, baut der Körper reichlich Hämoglobin – das ist das Protein, das den Sauerstoff durchs Blut transportiert. Es befindet sich in den roten Blutkörperchen, den Erythrozyten.

Auch der Sauerstofftransport innerhalb der Herz- und Skelettmuskelzellen ist auf Eisen angewiesen. Denn Eisen ist Bestandteil des Myoglobins: Das ist das für den intramuskulären Sauerstofftransport zuständige Protein.

Fehlt Eisen, machen Ihre Mitochondrien schlapp: Kommt bei Eisenmangel weniger Sauerstoff in den Muskelzellen an – und in den Herzmuskelzellen sitzen besonders viele Mitochondrien –, dann drosseln die Zellkraftwerke ihre Energieproduktion. Kein Wunder, dass eines der ersten Symptome von Eisenmangel Erschöpfung ist. Eisenmangel kann aber auch zu Herzrasen führen.

Je mehr Eisen, desto gesünder die Pumpe

Wissenschaftler aus London haben sich die Eisendaten von 48 972 Individuen angesehen. Der eine Teil der untersuchten Personen hatte Herz-Kreislauf-Erkrankungen, der andere nicht. Die Forscher untersuchten die Aktivität von drei verschiedenen Genen, die in direktem Zusammenhang mit dem Eisenspiegel im Blutserum, mit dem Ferritinspiegel und der Sättigung des Transferrins stehen.

Ferritin ist für die Speicherung von Eisen notwendig: Ist der Wert hoch, sind die Eisenspeicher voll. Mit Hilfe von Transferrin wird Eisen überallhin transportiert, beispielsweise vom Darm zum Knochenmark, wo es dann für die Herstellung des Hämoglobins und der roten Blutkörperchen gebraucht wird. Der Ferritinwert und der Sättigungsgrad des Transferrins sind daher ein gutes Maß für die Eisenversorgung.

Die Wissenschaftler fanden einen klaren Zusammenhang zwischen der Eisenversorgung und der Herzgesundheit: Je mehr Eisen, desto gesünder die Herzen. Sie schlagen sogar vor, Eisenpräparate für die Behandlung von Herz-Kreislauf-Beschwerden einzusetzen.[87]

Heute ist klar: Viel Eisen heißt wenig Herzinfarkt. Ist bewiesen. Lange wurde etwas anderes behauptet: So etwa gab es 1992 eine US-Studie, die das Gerücht verbreitete, Eisen erhöhe den oxidativen Stress im Körper. Und erhöhe damit das Herzinfarktrisiko. Unfug! Leider halten sich *Fake News* lange. Höre ich heute noch von meinen Patienten.

Eisenmangel kommt oft vor

Eisenmangel – genauer: Eisenmangelanämie – ist die häufigste Mangelerscheinung weltweit. Sie entsteht, wenn zu wenig Eisen über die Nahrung aufgenommen wird oder wenn etwas im Darm nicht stimmt und dadurch Eisen nur schlecht im Blut ankommt. Betroffen sind vor allem Frauen im gebärfähigen Alter, da sie über die Menstruation monatlich Blut und das im Blut enthaltene Eisen verlieren. Besonders gefährdet sind Frauen, die sich zudem vegetarisch oder vegan ernähren und deshalb kaum Eisen zu sich nehmen.

Weil die Resorptionsfähigkeit des Darms und der Appetit auf Essen im Laufe des Lebens abnehmen können, ist Eisenmangel ein wichtiges Thema für ältere Männer und Frauen. Zusätzlich können eine falsche Auswahl an Lebensmitteln oder Erkrankungen des Verdauungsapparates die Eisenaufnahme behindern. In Europa und den USA leiden rund zehn Prozent der über 65-Jährigen und 20 Prozent der über 80-Jährigen an Eisenmangel. Ganz ehrlich? Ich messe bei Ihnen praktisch immer zu tiefe Eisenwerte.

Neben Senioren sollten vor allem auch Schwangere auf ihre Eisenversorgung achten und damit ihr Herz schonen. Während der Schwangerschaft braucht nicht nur die Mutter, sondern auch das Kind Eisen. Zusätzlich müssen die vergrößerte Gebärmutter und die Plazenta mit Eisen versorgt werden. Der Mehrbedarf besteht vor allem in der zweiten Schwangerschaftshälfte.

Eine weitere Risikogruppe sind Sportler. Aufgrund des Sports benötigt der Körper mehr Nährstoffe. Der Mehrbedarf ist oft selbst durch eine bewusst gewählte Ernährung nicht zu decken. Dazu kommen – vor allem im Radsport – heftige Unfälle mit schweren Blutverlusten. Wer das erlebt hat und wem dann mit Eisenspritzen wirklich geholfen wurde, der weiß: Eisen ist Leben.

PRAXISTIPP

Bluttuning: Eisen

- Sie wollen fit und leistungsfähig sein? Dann brauchen Sie Eisen. Messbar am besten über Ferritin. Hier die Wunschwerte:
  - Frauen: 60–160 ng/ml
  - Männer: 120–400 ng/ml
- Liegen Ihre Werte darunter, empfiehlt sich die Einnahme von Eisenpräparaten. Die Eisenaufnahme aus dem Darm verbessert sich, wenn Sie gleichzeitig Vitamin C einnehmen. Tägliche Dosis:
  - Eisen: 10–50 mg
  - Vitamin C: 1–2 g
- Bei extremem Eisenmangel und wenn Eisentabletten schlecht vertragen werden, können Eiseninfusionen hilfreich sein.
- Präparate, die Eisen in Form von Eisenbisglycinat enthalten, werden vom Darm besonders leicht aufgenommen.

TIPP 79

Mit Eisen zum guten Gedächtnis

Eisen ist einer der wichtigsten Stoffe für die Entwicklung eines gesunden Gehirns. Im Erwachsenenalter ist Eisen für schnelles Denken und gutes Behalten essenziell. Tragischerweise ist Eisenmangel weitverbreitet. Weltweit sind fast 3 Milliarden Menschen betroffen, auch in den westlichen Nationen. 30 bis 50 Prozent der Schwangeren verfügen nicht über ausreichend Eisen. Mit erheblichen Folgen, denn Eisenmangel reduziert die Intelligenz. Im Alter kann der Mangel an Eisen zu demenzähnlichen Gedächtnisstörungen führen.

Babys leiden meist an Eisenmangel, wenn ihre Mütter nicht ausreichend versorgt sind und sie gestillt werden. Babygehirne sind jedoch besonders auf Eisen angewiesen, da der Mineralstoff für die Entwicklung der Nervenzellen wesentlich ist. Bei Mangel vernetzen sich die Zellen untereinander unzureichend. Besonders im Hippocampus. Die Fortsätze der Nervenzellen zeigen zudem unzureichende Myelinschichten. Das sind die isolierenden Fettschichten, die das Axon, den langen Arm der Nervenzellen, umkleiden. Betroffene Babys haben Schwierigkeiten, Sinneseindrücke zu verarbeitet, sowie beim Erlernen neuer Fähigkeiten. Weiterhin ist die Synthese der Neurotransmitter gestört. Dies kommt nicht nur bei Babys, sondern auch bei Kindern und Jugendlichen mit Eisenmangel vor. Das kann zu Verhaltensauffälligkeiten oder geringeren schulischen Leistungen führen.[88]

Eisenmangel macht verhaltensauffällig und dumm

Eisenmangel verringert selbst im Erwachsenenalter die Konzentration sowie die Lernfähigkeit und verändert das Verhalten. Eine Wissenschaftlerin aus Pennsylvania, USA, untersuchte mehr als 150 Frauen im Alter von 18 bis 35 Jahren. Neben ihren Eisenwerten wurden ihre kognitiven Fähigkeiten mit etablierten Tests bewertet. 42 Frauen hatten keinen Eisenmangel. Sie absolvierten den Test am besten und schnellsten. Frauen mit Eisenmangelanämie schnitten in dem Test am schlechtesten ab. Davon waren 34 Frauen betroffen. 73 Versuchsteilnehmerinnen litten zwar an Eisenmangel, aber er wurde noch nicht als Anämie bewertet. Ihre kognitiven Fähigkeiten lagen im Durchschnitt zwischen jenen mit guten Eisenwerten und jenen mit Anämie. Die Frauen, die einen Eisenmangel hatten, wurden daraufhin 16 Wochen lang mit Eisenpräparaten behandelt. Danach wurden ihre kognitiven Fähigkeiten erneut getestet. Sie schnitten fünf- bis siebenmal besser ab als im ersten Test. Die Verbesserung korrelierte stark mit dem angestiegenen Hämoglobinwert.[89] Hämoglobin enthält als zentrales Atom Eisen und ist für den Transport von Sauerstoff zuständig. Wenn die Zellen mehr Sauerstoff erhalten, verbessern sich Denk- und Erinnerungsvermögen.

Eisenmangel tritt häufig auch bei älteren Menschen auf, da die Aufnahme aus dem Darm nachlässt. Damit das Gehirn auch im Alter fit bleibt, ist die regelmäßige Kontrolle der Eisenwerte unumgänglich. Bei Mangel auffüllen! Die meisten Senioren werden zusätzliche Eisenpräparate einnehmen müssen, um ihren Eisenspiegel auf gesundem Niveau zu halten. Der Ferritinwert ist das beste Maß zur Überprüfung des Eisenwertes. Ferritin besteht aus Eiweiß und Eisen, der Körper speichert Eisen in dieser Form.

SELBST-CHECK

Leide ich an Eisenmangel?

Meine Haut ist blass und fahl.	j	n
Ich bin häufig müde.	j	n

Ich habe Selbstzweifel.	j	n
Ich leide an Depressionen.	j	n
Ich bin vergesslich.	j	n
Ich leide an Haarausfall.	j	n
Ich bin kurzatmig.	j	n
Mir ist häufig schwindelig.	j	n
Ich habe oft Kopfschmerzen.	j	n
Ich leide an Nervosität.	j	n
Ich bin ängstlich.	j	n
Häufig habe ich keinen Appetit.	j	n
Ich bin sehr kälteempfindlich.	j	n
Meine Haut ist trocken oder meine Lippen sind rissig oder meine Fingernägel sind brüchig.	j	n
Ich habe Schluckbeschwerden.	j	n
Ich leide an Sodbrennen.	j	n
Ich bin häufig erkältet.	j	n

Je häufiger Sie mit Ja geantwortet haben, umso wahrscheinlicher haben Sie einen Eisenmangel.

TIPP 80

Eine gute Magnesiumversorgung ist essenziell

Magnesium ist eines der wichtigsten Mineralstoffe für den menschlichen Organismus und somit auch für die Darmgesundheit. Dramatischerweise leiden heute sehr viele Menschen an einem Magnesiummangel. Das hat mehrere Gründe: Bei Stress steigt der Magnesiumbedarf erheblich. Viele Menschen stehen allerdings unter ständiger Anspannung. Der Körper benötigt auch mehr Magnesium, wenn viel Zucker, Weißmehl und weißer Reis konsumiert werden. Leider gilt diese Ernährungsweise heute als normal. Außerdem hat der Magnesiumgehalt in Gemüse und Fleisch in den letzten Jahrzehnten erheblich abgenommen.

Essenziell für die Energieherstellung

Magnesium ist eines der wichtigen Mineralstoffe, die an der Energieherstellung beteiligt sind. Jede Zelle benötigt Energie, so auch die Zellen der Darmschleimhaut und die Zellen des darmeigenen Immunsystems. Stehen ihnen ausreichend Magnesium und ausreichend Energie zur Verfügung, können sie ihre Aufgaben erfüllen wie die Bildung von Verdauungsenzymen oder dem Mukus. Sie haben ausreichend Energie für den Transport von Nährstoffen, die Bildung von Serotonin und vielem mehr.

Verdauungsenzyme brauchen Magnesium

Viele Enzyme funktionieren erst, wenn sie mit einem sogenannten Cofaktor eine Verbindung eingehen. Über 300 verschiedene Enzyme benötigen Magnesium als Cofaktor, darunter auch einige, die an der Verdauung beteiligt sind.

Entspannte Muskulatur gegen Verstopfung

Verstopfung zeigt sich auf unterschiedliche Weise. Typisch ist ein Stuhlgang, der nur an jedem zweiten Tag stattfindet oder sogar noch seltener. Auch eine Darmentleerung, die starkes Pressen erfordert, ist ein Anzeichen für Verstopfung, genauso wie das anhaltende Gefühl der unvollständigen Entleerung. Oft hat Verstopfung mehrere Gründe wie den Verzehr von zu wenig Gemüse und zu vielen leeren Kohlenhydraten. Aber auch ein Magnesiummangel kann zu Verstopfung führen oder sie verstärken.

Der Darm ist von einem muskulären Gewebe umgeben. Es sorgt für die Darmbewegungen, die Peristaltik. Dazu kontrahiert und entspannt sich die Muskulatur rhythmisch. Für die Entspannung ist Magnesium nötig. Fehlt es, kommt es zu Dauerkontraktionen, die Darmbewegungen nehmen ab. Das kann zu Verstopfungen führen.

Gesunde Magensäureproduktion

Der Mineralstoff wird auch für die Herstellung von Magensäure benötigt. Die Säure ist sehr wichtig. Nur wenn ihre Konzentration stimmt, können Proteine zerlegt und viele weitere Nährstoffe freigesetzt werden.

Interessanterweise leiden einige Menschen an Reflux, nicht weil sich zu viel Magensäure bildet, sondern zu wenig. Hier kann Magnesium helfen.

Außerdem trägt der Mineralstoff zur Entspannung des Ringmuskels bei, welcher sich zwischen Magen und Darm befindet. Das ist ebenfalls wichtig für Reflux-Geplagte. Nur wenn dieser Muskel entspannt ist, kann der Nahrungsbrei ungehindert aus dem Magen in den Darm übergehen. Ist dieser Muskel dauerkontrahiert, sammelt sich Nahrungsbrei im Magen an und wandert wieder nach oben in die Speiseröhre.

Risiko: chronische Darmentzündungen

Aufgrund von psychischem Stress, Umweltgiften und geringen Magnesiumkonzentrationen in der Nahrung ist das Risiko weitverbreitet, an einem Magnesiummangel zu leiden. Besonders betroffen sind jedoch Patienten mit chronischen Darmentzündungen und Leaky Gut. Die Erkrankungen mindern die Magnesiumaufnahme im Darm.

PRAXISTIPP

Magnesiumspiegel messen lassen – Magnesium richtig einnehmen

Die Untersuchung des Magnesiumspiegels ist sehr empfehlenswert und auch gar nicht teuer.
Wird der Mineralstoff im Serum gemessen, liegt ein gesunder Wert zwischen 0,9 und 1,1 mmol/l bzw. 2,2 und 2,7 mg/dl. Erfolgt die Untersuchung im Vollblut, sollte der Spiegel zwischen 1,3 und 1,8 mmol/l bzw. 3,1 und 4,4 mg/dl liegen.
Bei einem Mangel sollte man Magnesium als Nahrungsergänzungsmittel einnehmen. Die meisten Menschen benötigen zwischen 300 und 900 Milligramm am Tag, um den Mangel zu beheben.
Magnesium sollte über den Tag verteilt eingenommen werden.
Magnesium wird in vielen verschiedenen Formen angeboten. Magnesiumcitrat wird besonders gut auf natürlichem Weg aufgenommen. Es hilft auch gut gegen Verstopfung. Bei einem starken Mangel bieten sich Produkte an, die Magnesiumbisglycinat enthalten. Durch die Verbindung aus dem Mineralstoff und Bisglycinat wird Magnesium nicht über seine speziellen Transporter aufgenommen, sondern kann ohne deren Hilfe die Membran der Darmschleimhaut überwinden. Oft bietet sich auch die Einnahme von Kapseln an, die verschiedene Magnesiumformen enthalten.
Durchfall tritt auf, wenn die Dosis zu hoch ist. Der Darm entspannt zu stark. Das ist nicht weiter schlimm. Man sollte lediglich die Dosis reduzieren.
Einige Personen vertragen die kombinierte Einnahme von Calcium und Magnesium im Verhältnis 2:1 besonders gut.

TIPP 81

Magnesium für mehr als Zufriedenheit

Jede einzelne Körperzelle braucht Magnesium. Der Mineralstoff ist an über 300 enzymatischen Reaktionen im Stoffwechsel beteiligt. Es ist eines der zentralen Stoffe für die Gehirngesundheit und ein leistungsstarkes Immunsystem. Tragischerweise ist Magnesiummangel weitverbreitet. Ca. 80 Prozent der Bevölkerung in den westlichen Industrienationen haben zu wenig. Das führt zu Stimmungsschwankungen, Schlafproblemen, Migräne, sogar Nervenzellen können absterben.

Ich nenne Magnesium das Salz der inneren Ruhe. Wie es das macht? Es schaltet den erregenden Neurotransmitter Glutamat aus, indem es seine Rezeptoren blockiert. Die Gehirnzellen reagieren dann nicht mehr auf die Erregungen, bleiben ganz ruhig. Bei Patienten mit Migräne, chronischen Schmerzen, Epilepsie, Alzheimer, Parkinson, Depressionen oder Angststörungen sind häufig die Glutamatrezeptoren besonders aktiv. Werden Gehirnzellen über lange Zeiträume zu stark erregt, können sie sogar sterben. Magnesium schaltet Rezeptoren aus und schützt somit Nervenzellen vor Übererregung und Tod.[90] Bei guter Versorgung mit Magnesium nehmen Kopfschmerzen und Schmerzen ab, die Stimmung steigt, genauso wie das Erinnerungsvermögen. Zellen bleiben gesund, daher beugt Magnesium Alzheimer und Parkinson vor.

Gut schlafen mit Magnesium

Magnesium ist zusätzlich an der Herstellung des Glückshormons Serotonin beteiligt. Je höher der Serotoninspiegel, desto besser die Stimmung. Das Salz der inneren Ruhe wird zusätzlich für die Synthese des Schlafhormons Melatonin benötigt. Guter Schlaf ist die Voraussetzung für Leistungsfähigkeit und Gelassenheit sowie für ein gesundes Gehirn – ein Leben lang. Denn während des Schlafs werden Informationen gespeichert, Zellen repariert und Schadstoffe aus dem Gehirn gespült.

Am nächtlichen Hausputz im Hirn ist Magnesium zweifach involviert. Einerseits lässt es tiefer und länger schlafen, das steigert die Aktivität des gehirneigenen Immunsystems, welches für den nächtlichen Hausputz verantwortlich ist. Andererseits ist der Mineralstoff direkt an der körpereigenen Entgiftung beteiligt. Es macht Abbauprodukte aus den Stoffwechselvorgängen, Säuren, Giftstoffe oder andere Fremdstoffe unschädlich.

Besser denken und entscheiden

Der Alleskönner-Mineralstoff verstärkt auch die Aktivität der Synapsen im Hippocampus, dem Ort, an dem Kurzzeitinformationen in Langzeitinformationen umgewandelt werden. Magnesium steigert daher Gedächtnisleistungen. Sogar das Treffen von Entscheidungen fällt mit ausreichender Magnesiumversorgung leichter.

Auf das Verhältnis zu Calcium kommt es an

Intelligenz, Schlaf, Schutz vor Alzheimer, Zufriedenheit – an allem ist Magnesium beteiligt. Doch fast niemand ist ausreichend versorgt! Das hat mehrere Gründe. Die heute als normal geltende Ernährung ist arm an Magnesium, aber reich an Calcium. Vor der Industrialisierung lag das Verhältnis von Calcium zu Magnesium bei 1:1, heute liegt sie häufig bei 5:1. Fünfmal mehr Calcium als Magnesium. Wenn in Stoffwechselabläufen Magnesium fehlt, wird stattdessen Calcium benutzt. Aber die Abläufe funktionieren dann nicht mehr so gut. Das trägt zu der Entstehung chronischer Erkrankungen bei.

Stress frisst Magnesium

Zusätzlich brauchen heute viele Menschen mehr Magnesium als vor der Industrialisierung. Weil der psychische Stress zugenommen hat – und Stress frisst Magnesium. Außerdem gibt es heute mehr Giftstoffe. Für deren Abbau wird Magnesium benötigt. Autoabgase, Pestizidrückstände auf Lebensmitteln, Inhaltsstoffe von Reinigungsmitteln und Textilien lassen den Magnesiumbedarf stark ansteigen.

Magnesium nur dank der B-Vitamine

Neben dem veränderten Verhältnis von Magnesium zu Calcium in der Ernährung und dem erhöhten Bedarf aufgrund von Stress und Giftstoffen führen zwei weitere Probleme zu Magnesiummangel: zu wenige B-Vitamine und zu viele Kohlenhydrate. Magnesium kann aus dem Darm nur aufgenommen werden, wenn der Körper ausreichend mit den Vitaminen B_1 und B_6 versorgt ist. Was oft nicht der Fall ist. Weiterhin steigert kohlenhydratreiches Essen und Alkohol den Magnesiumbedarf. Denn Zucker, Brot und Nudeln, Fertigprodukte, Fruchtsäfte und Alkohol übersäuern. Der Körper steuert dem entgegen, und zwar mit Magnesium, denn der Mineralstoff ist basisch. Verstärkt wird Magnesiummangel dann häufig auch noch durch Medikamente wie Magensäureblocker, Antibabypille, Antidepressiva, Betablocker und Diabetesmittel.

Blutmessungen richtig verstehen

Nur ein Prozent des Magnesiums befindet sich im Blut, 99 Prozent ist in den Körperzellen. Einige Ärzte sind daher der Meinung, dass Blutmessungen sinnlos sind, denn die Blutwerte sagen wenig über die Versorgung der Zellen aus. Vor allem weil der Körper immer versucht, bei Mängeln zumindest im Blut bestmögliche Zustände aufrechtzuerhalten. Schließlich ist das Blut die zentrale Verteilerstelle aller Nährstoffe. Aus meiner über 25-jährigen Erfahrung weiß ich, dass bei einem Blutspiegel von 1,0 bis 1,1 mmol/l (Serum) Menschen gesund werden. Bei diesem Wert sind alle Zellen ausreichend versorgt. Blutmessungen geben ein genaues Bild, denn erst wenn alle Zellen genug Magnesium haben, steigt der Spiegel sichtbar an.

TIPP 82

Selen: ein Muss für die Gehirngesundheit

Selen ist essenziell für das Immunsystem und wirkt Entzündungsreaktionen im Gehirn entgegen. Das Erinnerungs- und Denkvermögen hängt von der Versorgung mit Selen ab, genauso wie Motorik und Koordination. Der Mineralstoff ist weiterhin an der Synthese von Neurotransmittern beteiligt. Selen ist einer der zentralen Stoffe für die Gesundheit und trägt zum Schutz vor Alzheimer, Parkinson, Epilepsie und Depressionen bei.

In Neuseeland untersuchten drei Wissenschaftlerinnen 978 junge Erwachsene. Mit etablierten Fragebögen wurde ihr Depressionsrisiko eingeschätzt. Zusätzlich wurden ihre Selenspiegel im Blut untersucht. Diejenigen jungen Erwachsenen mit den niedrigsten Selenspiegeln waren am häufigsten von Depression betroffen. Aber auch bei denen, die sehr hohe Selenspiegel hatten, zeigten sich leicht vermehrte Depressionen. Jedoch wirkten sich niedrige Selenwerte viel stärker auf die Stimmung aus als zu hohe. Neuseeländische Ackerböden sind arm an Selen. Daher steckt zu wenig Selen im lokalen Gemüse, in Eiern, Geflügelfleisch, Rind- und Lammfleisch.[91] Die Böden in Europa sind ebenfalls sehr arm an Selen. Daher ist der Mineralstoff nur unzureichend in den heimischen Lebensmitteln enthalten. Das führt so weit, dass fast jeder Deutsche an Selenmangel leidet. Doch fast keiner weiß es, weil der Mineralstoff nicht regelmäßig untersucht wird. Wenn Sie Ihren Selenspiegel untersuchen lassen, sollten Sie den Referenzwert Ihres Labors kritisch betrachten. Denn die Referenzwerte werden aus dem Mittelwert der Blutproben einer geringen Menge vermeintlich gesunder Menschen gebildet. Da hierzulande fast jeder Selenmangel hat, sind somit sogar die Referenzwerte bei uns niedriger als in anderen Ländern. Die WHO rät zu höheren Werten. Tragisch, denn Selen ist so wichtig für ein gesundes Gehirn.

Selen gegen oxidativen Stress

Selen wird für die Herstellung von Glutathion benötigt. Glutathion ist eines der wichtigsten Antioxidantien. Niedrige Glutathionspiegel treten häufig zusammen mit Alzheimer oder Parkinson auf. Selbst wenn die Erkrankungen schon ausgebrochen sein sollten, wirkt Selen positiv. Die Symptome nehmen ab. Das ist das Ergebnis mehrerer Studien. Auch Epileptiker profitieren von der Einnahme von Selen.

Selen wirkt sogar beruhigend. Und zwar auf zwei Wegen. Erstens fördert es die Synthese von GABA, einem der wichtigsten beruhigend wirkenden Neurotransmittern. Einige Nervenzellen produzieren besonders viel GABA. Fehlt Selen, büßen sie Teile ihrer Funktion ein. Zweitens hemmt Selen die Aktivität von Gehirnzellen, die Glutamat herstellen. Glutamat wirkt aktivierend. Überreaktionen dieser Zellen sind typisch für Alzheimer und Parkinson. Selen beruhigt die Nervenzellen wieder.

Selen schützt das Gehirn auch vor Giftstoffen und freien Radikalen. Gehirnzellen, die Dopamin herstellen, sind gegen freie Radikale resistenter, wenn sie mit ausreichend Selen versorgt sind. Bei Selenmangel hingegen bewirken freie Radikale mehr Schaden. Selen ist ein Muss für ein gesundes Gehirn. Doch zu viel Selen kann schaden.

TIPP 83

Selen für eine starke Darmschleimhaut

Bei verschiedenen Darmerkrankungen wie Colitis ulcerosa, Morbus Crohn oder Reizdarmsyndrom sind Zellen der Darmschleimhaut entzündet. Angegriffen werden sie von Zellen des körpereigenen Immunsystems. Viele Patienten werden daher mit Immunsuppressiva behandelt, wobei etwa 20 Prozent auf die Medikamente überhaupt nicht ansprechen. Ihre Beschwerden bleiben unverändert. Bei anderen verbessern sich zwar die Darmprobleme, die Einnahme von Immunsuppressiva bringt aber etliche Probleme mit sich. Eine erhöhte Infektanfälligkeit und ein erhöhtes Krebsrisiko sind typisch. Außerdem kommt es durch die Medikamente meist zu einer Erhöhung des Blutdrucks und des Blutzuckers. Eine lang anhaltende Einnahme schädigt Nieren, Nerven und Leber.

Selen wirkt antioxidativ

Selen ist ein natürlicher Mineralstoff, der für den Menschen essenziell ist. Selen wirkt entzündungshemmend, da es Bestandteil von Glutathion, einem der stärksten körpereigenen Antioxidantien, ist.

Patienten, die unter Colitis ulcerosa oder Morbus Crohn leiden, weisen meist eine verminderte Glutathion-Aktivität und niedrige Selenwerte auf. Die Einnahme des Mineralstoffs sorgt für Abhilfe.

Der Mineralstoff reduziert Entzündungsreaktionen

Im Darm kann Selen über einen zusätzlichen Weg entzündungshemmend wirken. Selen aktiviert einen bestimmten Rezeptor (PRARγ). Durch dessen Aktivierung nehmen Entzündungsreaktionen ab. Insbesondere sind T-Zellen nicht mehr so aktiv. Außerdem nimmt die Bildung entzündungsfördernder Botenstoffe ab. Selen kann man somit als natürliches Immunsuppressivum bezeichnen, nur dass der Mineralstoff keine negativen Nebenwirkungen hat.[92] Natürlich wirkt Selen allein keine Wunder. Die Einnahme anderer Nährstoffe ist ebenso wichtig wie eine Ernährung reich an Gemüse und Proteinen.

Selenmangel ist weitverbreitet

Die europäischen Böden sind relativ arm an Selen, daher steckt in unserem Gemüse nicht genug von dem Mineralstoff. Dem Tierfutter wird teilweise Selen zugesetzt. Tierische Lebensmittel sind daher eine verlässlichere Selenquelle. Außerdem sind Paranüsse und einige Pilzsorten reich an Selen.

PRAXISTIPP

Lassen Sie Ihren Selenspiegel untersuchen

Egal ob Sie an einer Darmerkrankung leiden oder nicht, Sie sollten Ihren Selenspiegel messen lassen.
Ein gesunder Wert liegt zwischen 150 und 200 µg/l.
Bei einem Mangel sollten Sie 100 bis 200 µg Selen pro Tag einnehmen.
Lassen Sie Ihren Spiegel nach drei Monaten erneut untersuchen. Zu hohe Selenwerte sind genauso ungesund wie zu niedrige. Passen Sie Ihre Dosis entsprechend Ihrem Ergebnis an. Haben Sie weiterhin einen Mangel, erhöhen Sie die Dosis. Liegen Ihre Werte über 200 µg/l, reduzieren Sie die Einnahme.

TIPP 84

Calcium muss in den Knochen bleiben

Wenn es um die Gesundheit von Knochen geht, wird schnell über Calcium gesprochen. Allerdings brauchen nicht nur Knochen Calcium, auch Bänder, Sehnen und Knorpel sind auf den Mineralstoff angewiesen. Calcium ist einer der zentralen Stoffe im menschlichen Körper, selbst das Herz braucht ihn, damit es regelmäßig schlägt. Auch die Muskelbewegungen sind auf ihn angewiesen, und zwar auf zwei Arten: Einerseits ist Calcium an der Signalweiterleitung in den Nervenzellen beteiligt, die den Bewegungsablauf der Muskulatur steuern. Andererseits kann sich die Muskulatur nur in Gegenwart von Calcium zusammenziehen. Calcium spielt selbst bei Verletzungen eine zentrale Rolle. Der Mineralstoff ist an der Blutgerinnung beteiligt.

Bei Mangel borgt sich der Körper Calcium von den Knochen

Obwohl so viele Abläufe auf Calcium angewiesen sind, stecken 99 Prozent des Mineralstoffs im Knochengewebe. Alle anderen Funktionen müssen mit den restlichen ein Prozent auskommen. Sinkt der Calciumspiegel im Blut allerdings unter einen bestimmten Wert, signalisiert ein Hormon den Knochen, dass sie Calcium ans Blut abgeben sollen. Was daraufhin auch prompt geschieht. Damit die Knochen nicht zu viel Calcium verlieren, aktiviert das gleiche Hormon auch Vitamin D. Das Vitamin verstärkt daraufhin die Aufnahme von Calcium aus der Nahrung. Als Drittes informiert das Hormon die Nieren, die daraufhin weniger Calcium ausscheiden. Steigt der Calciumspiegel im Blut wieder an, lässt die Aktivität des Hormons nach. Das in den Knochen gespeicherte Calcium wird nicht weiter abgezogen. Das System funktioniert natürlich nur bei guter Vitamin-D-Versorgung. Aufgrund meiner Messungen seit 25 Jahren weiß ich, dass nur die Menschen ausreichend mit Vitamin D versorgt sind, die es zusätzlich einnehmen.

Bei Calciummangel aufgrund unzureichender Calciumaufnahme über die Nahrung wird den Knochen kontinuierlich Calcium entzogen. Steigt die Calciumaufnahme und ist gleichzeitig die Versorgung mit den Vitaminen D und K_2 auf gesundem Niveau, steigt normalerweise die Einlagerung von Calcium ins Knochengewebe wieder. In einigen Fällen geschieht dies jedoch nicht, daher ist es besser, wenn man erst gar nicht in einen Calciummangel gerät.

Calcium aus Kohlgemüse wird besser aufgenommen als das aus Milch

Um Calciummangel vorzubeugen, wird meist zum Verzehr von Milchprodukten geraten, weil diese eine hohe Konzentration des Mineralstoffes aufweisen. Das ist allerdings zu kurz gedacht. Denn wenn viel Calcium in Lebensmitteln drinsteckt, heißt das noch lange nicht, dass genauso viel im Körper ankommt. Calciumverbindungen sind meist recht groß, daher kann der Darm sie nicht besonders gut aufnehmen. Bei Milchprodukten sind es beispielsweise nur ca. 30 Prozent. In 100 Milliliter Milch stecken 125 Milligramm Calcium. Im Körper kommen davon aber nur ca. 40 Milligramm an. Die Aufnahmerate wird als Bioverfügbarkeit bezeichnet. Viele Kohlsorten enthalten zwar weniger Calcium als Milch, aber die Bioverfügbarkeit ist höher. 100 Gramm Chinakohl enthalten beispielsweise 92 Milligramm Calcium im Durchschnitt. Die Bioverfügbarkeit beträgt 54 Prozent. Wer somit 100 Gramm Chinakohl isst, nimmt ca. 50 Milligramm Calcium auf. Spinat ist hingegen ein ganz schlechter Calciumlieferant. Er enthält zwar sehr viel, aber die Bioverfügbarkeit liegt bei nur fünf Prozent.

TIPP 85

Jod – essenziell, doch oft ignoriert

Jod ist ein essenzieller Mineralstoff. Laut Schätzungen einer Expertengruppe der Europäischen Union leiden ungefähr 80 Prozent der Europäer an einem Jodmangel. Die WHO spricht für Europa sogar eine Warnung aus. Auf europäischer Ebene gibt es ein Projekt, das für das Problem sensibilisieren soll. Es heißt EUthyroid. Kennen Sie es? Wahrscheinlich nicht. Schade, denn der Großteil jener, die an einem Jodmangel leiden, ahnen nichts davon. In Hausarztpraxen wird fast nie die Jodversorgung untersucht und vor allem auch nicht zur zusätzlichen Einnahme von Jod als Nahrungsergänzungsmittel geraten. Eher wird davor sogar gewarnt. Lediglich Jodsalz wird empfohlen, aber das reicht oft nicht. Die Folgen spüren viele, können sie aber oft nicht richtig einordnen.

Jod wird vor allem für die Herstellung der Schilddrüsenhormone gebraucht. Ungefähr sieben Prozent dieser Hormone liegen im Organismus in der aktiven Form vor. Sie heißt T3 und wirkt als Genschalter. Unter anderem sorgt T3 dafür, dass vermehrt Fettsäuren in die Mitochondrien transportiert und dort zur Energieherstellung verwendet werden. T4 ist die inaktive Form des Hormons. Gerät die Produktion der Schilddrüsenhormone oder die Umwandlung von T4 in T3 aus der Balance, wird das Leben anstrengend und bringt keine Freude mehr. Viele Betroffene sind kälteempfindlich, leiden an morgendlicher Trägheit, Verstopfung, Haarausfall, heiserer Stimme, muskulärer Schwäche und Krämpfen oder trockener Haut. Chronische Erschöpfung und Müdigkeit sind typisch. Es kann sogar zu Gedächtnisstörungen kommen. Das passiert im Seniorenalter besonders häufig. Ein Jodmangel erhöht zudem das Risiko, an Brust- oder Prostatakrebs zu erkranken, kann zu Eierstockzysten und zu Fruchtbarkeitsstörungen führen. Auch ADHS bei Kindern, Jugendlichen und Erwachsenen kann durch einen Jodmangel mit ausgelöst werden.

Struma und Knoten

Anhaltender Jodmangel schadet der Schilddrüse. Dem liegt ein epigenetischer Prozess zugrunde. Der Mangel führt in der Hirnanhangdrüse (Hypophyse) zur vermehrten Bildung eines Hormons. Dieses gibt das Signal zur Bildung eines weiteren Hormons, des sogenannten Thyreoidea-stimulierenden Hormons, kurz TSH. Der erhöhte TSH-Spiegel hat wiederum zur Folge, dass sich die Schilddrüsenzellen vergrößern. Es können sich einerseits Knoten bilden oder die gesamte Schilddrüse schwillt an. Man spricht dann auch von einer Struma oder einem Kropf. Ungefähr 30 Prozent der Mitteleuropäer leiden an einer Struma, viele wissen nichts davon. Schilddrüsenknoten sind noch häufiger verbreitet, besonders unter den Senioren. Fast immer hervorgerufen durch Jodmangel. Das zeigt, wie weitverbreitet das Problem ist.

Hashimoto und Jodmangel

Hashimoto ist eine der häufigsten Autoimmunerkrankungen. Die Schilddrüse wird dabei vom Immunsystem angegriffen. Oft geht der sogenannten Hashimoto-Thyreoiditis ein Jodmangel voraus. Allerdings müssen weitere Faktoren hinzukommen, wodurch die Autoimmunreaktion ausgelöst wird. Oft ist es eine Glutenunverträglichkeit, ein Leaky Gut und Darmbakterien, die aufgrund eines Leaky Gut in das Schilddrüsengewebe einwandern und dort vom Immunsystem bekämpft werden. Auch Schwermetall- oder Pestizidbelastungen sowie der Kontakt mit anderen Giftstoffen kann zur Entstehung von Hashimoto beitragen.

Jod wird täglich gebraucht

Jod konzentriert sich in der Schilddrüse. Ungefähr 70 bis 80 Prozent des im Körper enthaltenen Jods befinden sich dort. Bei einer guten Jodversorgung sind das zwischen 15 und 20 mg. Circa 80µg werden täglich für die Herstellung von Schilddrüsenhormonen gebraucht. Allerdings landet nur ein Teil des Jods, welches wir mit der Nahrung aufnehmen, überhaupt im Organismus. Eine beachtliche Menge wird direkt wieder mit dem Urin ausgeschieden. Daher empfiehlt selbst die Deutsche Gesellschaft für Ernährung die Aufnahme von 200 µg Jod pro Tag. Das schafft fast keiner in Deutschland. Selbst die, die fleißig Jodsalz verwenden. Auch Hashimoto-Patienten können Jod zusätzlich einnehmen. Es sollten aber auf keinen Fall mehr als 200 µg Jod pro Tag sein.

Jod kommt vor allem in Algen und in Meeresfisch vor. Algen weisen bei Weitem die höchste Konzentration des wichtigen Mineralstoffes auf. Bei uns sind Algen kein Bestandteil der normalen Ernährung. Ganz anders sieht es in Japan aus, dort gehören sie in viele klassische Gerichte. Schilddrüsenerkrankungen kommen in dem Land der Hundertjährigen viel seltener vor als bei uns.

Es braucht noch mehr als nur Jod

Jod kann in der Schilddrüse nur seine volle Wirkung entfalten, wenn die Versorgung mit folgenden weiteren Nährstoffen ebenfalls ausreicht:

- **Selen:** Der Mineralstoff wird für die Umwandlung des Hormons T4 in die aktive Form T3 benötigt. Ein Selenmangel ist sehr weitverbreitet.
- **Vitamin D:** Das Sonnenvitamin stellt Gene zur Herstellung von Schilddrüsenhormonen an. Außerdem wirkt es Autoimmunerkrankungen entgegen. Auch an einem Vitamin-D-Mangel leiden sehr viele.
- **Magnesium:** Der Mineralstoff fördert die Herstellung des Hormons T4 und ist an der Aktivierung hin zu T3 beteiligt. Mit Magnesium ist fast keiner ausreichend versorgt, der den Mineralstoff nicht zusätzlich einnimmt.

Die Jodversorgung messen lassen

Es ist gar nicht so leicht festzustellen, ob man ausreichend mit Jod versorgt ist oder nicht. Sowohl die im Blut als auch im Urin gemessenen Werte zeigen die Jodaufnahme eines nur kurzen Zeitfensters vor der Probennahme. Mit einer Blut- oder Urinprobe kann man die im Organismus gespeicherte Jodmenge nicht messen. Doch darauf kommt es an.

Der Jodsättigungstest ist da schon etwas genauer. Er sollte nur von Ärzten oder Therapeuten durchgeführt werden. Dem Patienten wird einmalig eine sehr hohe Dosis Jod verabreicht. Anschließend wird die über den Urin ausgeschiedene Menge analysiert. Dieser Test sollte nicht durchgeführt werden, wenn ein Eisen- oder Selenmangel vorliegt. Außerdem bietet er sich auch nicht an, wenn die Schilddrüse bereits angeschlagen ist. Da sowohl Eisen- und Selenmangel sowie Schilddrüsenprobleme weitverbreitet sind, ist dieser Test oft nicht sinnvoll.

Auch die Messung der Schilddrüsenhormone T3, T4 und TSH geben keinen Aufschluss über die Jodversorgung, da sie auch bei einem Jodmangel noch sehr lange im normalen Bereich bleiben. Erst wenn die Schilddrüse ernsthaften Schaden genommen hat, zeigen sich Abweichungen von den Normwerten.

Als neuer Marker für die Jodversorgung gilt mittlerweile Thyreoglobulin. Bislang wurde der Marker oft nur zur Kontrolle bei Schilddrüsenkrebs eingesetzt. In einigen Studien wurde jedoch seine Eignung zur Abschätzung der Jodversorgung beschrieben. Im Gegensatz zur Messung von Jod im Urin oder im Blut kann laut Weltgesundheitsorganisation mit der Messung von Thyreoglobulin die Jodversorgung der vergangenen Monate bis Jahre abgeschätzt werden. Momentan gilt ein Wert von unter 20 µg/l als gesund. Eine Limitierung besteht jedoch. Bei erhöhten Thyreoglobulin-Antikörpern, wie es für Hashimoto-Thyreoiditis typisch ist, funktioniert die Messung nicht.

Der Thyreoglobulin-Wert steigt, wenn die Schilddrüse anschwillt, wie es bei einem Jodmangel typisch ist. Der Wert steigt auch an, wenn die Schilddrüse entzündet ist.[93]

TIPP 86

Omega 3 für gesunde Knochen, Muskeln und Gelenke

Omega-3-Fettsäuren gehören zu den essenziellen Stoffen, der Körper stellt sie nicht oder nur in unzureichender Menge her. Die Fettsäuren übernehmen viele unterschiedliche Funktionen, daher sind sie auch für die Gesundheit von Knochen, Muskeln und Gelenken essenziell. Leider weisen fast alle meine Patienten miserable Omega-3-Werte auf.

Omega 3 lässt neue Knochenzellen entstehen

Omega-3-Fettsäuren beeinflussen den Knochenstoffwechsel. Es gibt viele verschiedene Omega-3-Fettsäuren, jedoch sind EPA (Eicosapentaensäure) und DHA (Docosahexaensäure) besonders wichtig. Sie kommen vor allem in Fisch vor. Wenn der Körper reichlich über die beiden Fettsäuren verfügt, bilden sich mehr neue Knochenzellen, außerdem sind sie aktiver. Das heißt, sie stellen unter anderem mehr Kollagen für das Knochengewebe her. Omega-3-Fettsäuren werden auch in die Membranen der Knochenzellen eingebaut, ihre Elastizität steigt dadurch. Membranen bilden nicht nur die Hülle der Zellen, sondern übernehmen jede Menge anderer Funktionen. Sie lassen beispielsweise bestimmte Stoffe rein und schleusen andere heraus. Sie leiten auch Informationen von der Außenseite der Membran ins Zellinnere. Einige dieser Funktionen verbessern sich, wenn mehr Omega-3-Fettsäuren in den Membranen vorhanden sind. Die Omega-3-Fettsäuren beeinflussen zudem den Calciumstoffwechsel im Knochengewebe zum Positiven. Außerdem wirken Omega-3-Fettsäuren entzündungshemmend, auch das verbessert die Knochengesundheit.[94]

Mehr Muskeln durch Omega 3

Die beiden Omega-3-Fettsäuren EPA und DHA kurbeln die Proteinsynthese an. Dadurch entstehen vermehrt neue Muskelproteine. Muskelmasse wird ständig abgebaut und wieder neu gebildet, das ist der natürliche Prozess. Omega 3 vermindert jedoch den Abbau. Außerdem verbessert es die Energieherstellung in den Mitochondrien, was die Muskulatur wiederum leistungsfähiger macht. Die Fettsäuren werden auch in die Membranen der Muskelzellen eingebaut. Wie in den Knochenzellen verbessern sich dadurch einige Funktionen der Membranen. Insbesondere bei älteren Menschen, die häufig Muskelmasse verlieren, zeigten sich positive Veränderungen, wenn sie Omega 3 einnahmen.[95]

Omega 3 gegen Rheuma

Im Iran untersuchten Wissenschaftler 60 Patienten, die an rheumatoider Arthritis litten. Die Schwere ihrer Erkrankung wurde anhand von Fragebögen und durch medizinische Untersuchungen festgestellt. Die Probanden wurden in zwei Gruppen eingeteilt. Die einen erhielten täglich 1,8 Gramm EPA und 2,1 Gramm DHA, die anderen erhielten ein Placebo. Weder die Versuchsteilnehmer noch die betreuenden Wissenschaftler wussten, wer in welcher Gruppe war. Nach zwölf Wochen zeigten die Patienten der Omega-3-Gruppe deutliche Verbesserungen. Einige konnten sogar die Dosis ihrer Medikamente reduzieren. Die Wissenschaftler gehen davon aus, dass Omega 3 in ausreichender Dosis das Risiko, an Rheuma zu erkranken, reduziert.[96]

TIPP **87**

Omega 3 fürs Herz

Omega 3 ist *das* Molekül für ein gesundes, leistungsstarkes Herz. Es lässt das Herz ruhig schlagen, sorgt für eine störungsfreie Übertragung von Nervenimpulsen und setzt das Risiko eines plötzlichen Herztodes herab. Es wirkt auch direkt im Blut: reduziert Blutfette, macht das Blut gerade richtig dünn, wirkt entzündungshemmend, hilft beim Aufbau neuer Zellen und macht das Immunsystem stark. Omega 3 ist ein essenzieller Stoff, der praktisch überall in Ihrem Körper einen Unterschied macht. Essenziell heißt: entsteht nicht von allein. Müssen Sie essen. Ausreichend essen.

Machen Sie typischerweise nicht. Nur fünf Prozent der deutschen Bevölkerung nimmt regelmäßig Omega 3 ein, und fast niemand isst genügend fettigen Fisch, um auf eine gesunde Menge zu kommen.

Omega-3-Fettsäuren reduzieren die problematischen Blutfette

Fett reduziert Fett – das hört sich im ersten Moment absurd an. Ist es aber nicht. Haben Sie viele Omega-3-Fettsäuren im Blut, werden weniger Triglyceride gebildet, also Speicherfette. Stichwort Schwabbelbauch. Eine hohe Konzentration von Omega 3 sorgt auch für höhere Werte beim HDL-Cholesterin. Brauchen Sie: HDL-Cholesterin transportiert Plaque ab, macht die Arterien wieder frei.

Fett ist nicht gleich Fett! Omega 3 bringt die Fettsäuren wieder in ein gesundes Gleichgewicht. Es lässt mehr gesunde Fettsäuren entstehen und reduziert die schlechten. Dem liegen mehrere Mechanismen zugrunde, die noch nicht komplett erforscht sind. Wichtig ist, dass es funktioniert und das können Sie selbst ausprobieren.

Stellen Sie konsequent Ihre Ernährung um und lassen dann Ihre Blutfettwerte untersuchen.

Omega 3 macht Blutkörperchen fit

Omega 3 wirkt sogar direkt auf Ihre roten Blutkörperchen: Es macht die Zellmembranen der Erythrozyten elastischer. Der Grund: Zellmembranen bestehen größtenteils aus Fettsäure, die fein säuberlich nebeneinanderliegen. Gesättigte Fettsäuren sind gerade gebaut, und ungesättigte Fettsäuren, wie Omega 3, sind etwas kurvig. Liegen da viele dieser kurvigen Omega-3-Fettsäuren nebeneinander, entstehen größere Abstände zwischen den Fettsäuren. Das sorgt für die Elastizität. Reicht der Vorrat an Omega-3-Fettsäuren nicht, nimmt sich der Körper zum Bau der Membranen, was da ist: Zur Not auch Transfette – also künstlich gehärtete Fette. Stecken typischerweise in Kartoffelchips und Industriekuchen. Transfette sind besonders starr. Gelangen sie in eine Zellmembran eines roten Blutkörperchens, verwandelt es sich in einen harten Drops.

Ganz schlecht fürs Herz: Harte, dicke Blutkörperchen passen nicht durch die kleinsten Kapillaren Ihrer Blutgefäße, die jede Zelle Ihres Körpers versorgen. Auch Ihr Herzmuskel ist von einem riesigen Kapillarnetz durchzogen. Wenn Ihre Erythrozyten dort geschmeidig ankommen, versorgen sie Ihre Zellen problemlos mit Sauerstoff. Bleiben sie aber stecken, erhalten die einzelnen Herzmuskelzellen weniger Sauerstoff. Fehlt Sauerstoff, geht die Leistung in den Keller. Einzelne Zellen können sich nicht mehr so gut rhythmisch zusammenziehen und wieder entspannen. Leiden viele Herzmuskelzellen unter dem Versorgungsengpass, nimmt die Leistungsfähigkeit des Herzens insgesamt ab. Also herzschwach wegen Kartoffelchips? Muss doch nicht sein!

Omega 3 nutzt übrigens auch gegen Thrombosen. Sogenannte Thrombozyten bilden nützliche Klumpen, wenn Sie sich verletzt haben. So stoppen sie die Blutung. Bei zu wenig Omega 3 im Blut verklumpen die Thrombozyten auch dann, wenn sie es gar nicht sollen. Diese Blutklumpen sind gefährlich. Ärzte verschreiben dagegen gerne Acetylsalicylsäure, bekannt als ASS. Die regelmäßige Einnahme kann jedoch zu Magenblutungen führen. In Großbritannien sterben 3000 Menschen jährlich daran, so eine Studie. Omega 3 verhindert die Klumpenbildung und lässt den Magen in Ruhe.

Omega 3 gegen Herzrhythmusstörung

Ihr Herz schlägt, weil Nervenimpulse kontinuierlich Signale zum Zusammenziehen der Herzmuskelzellen senden. Diese Signale müssen sich jedoch über den gesamten Herzmuskel ausbreiten, Milliarden an Herzmuskelzellen erreichen. Bei der Übermittlung des Signals spielt die Zellmembran eine entscheidende Rolle. Durch die Membran führen spezielle Kanäle, die Natrium- und Kaliumionen in die Zelle lassen. Ohne diesen Ionenstrom funktioniert die Weiterleitung des Signals nicht. Wissenschaftler gehen derzeit davon aus, dass die Omega-3-Fettsäuren aus der Membran die Aktivität der Ionenkanäle positiv beeinflussen. Wenn die Ionenkanäle gut funktionieren, klappt es auch mit der Signalübermittlung, das minimiert wiederum das Risiko von Herzrhythmusstörungen.

Omega 3 wirkt entzündungshemmend

Fast alle chronischen Erkrankungen gehen Hand in Hand mit Entzündungen. So auch Herz-Kreislauf-Erkrankungen. Omega 3 heilt Entzündungen, denn es stärkt auf vielerlei Wegen das Immunsystem. So geht sogar Arteriosklerose zurück, und auch die schädliche Oxidation von LDL-Cholesterin reduziert sich.

Fakt ist: Omega 3 heilt Entzündungen, Omega 6 dagegen produziert Entzündungen. Zwar ist auch Omega 6 für uns essenziell, doch die überlebensnotwendige Menge ist sehr schnell gedeckt. Alles Zuviel an Omega 6 wirkt dann schädlich. Die meisten von uns verpassen sich versehentlich eine 15-fache Überdosis an Omega 6. Täglich! Grund ist der viel zu hohe Omega-6-Anteil in Milchprodukten und in Fleisch aus der konventionellen Landwirtschaft. Wobei das wiederum kein Wunder ist: Die Tiere können sich im Stall nicht bewegen, sie werden nicht artgerecht gefüttert (Mais statt Gras!), sind krank. Zu viel Entzündung im Körper. Wenn wir krankes Fleisch essen, werden wir ebenfalls krank. Logisch.

Die Medizin ist sehr daran interessiert, immer wieder neue Biomarker zu finden. Einer der wirklich sinnvollen ist der Omega-3-Index. Hier wird der proportionale Anteil von Omega 3 an der Gesamtmenge aller Fettsäuren in den Zellmembranen der roten Blutkörperchen gemessen. Genauer: der Anteil der Omega-3-Fettsäuren EPA und DHA. Das sind die Varianten an Omega-3-Fettsäuren, die der Körper besonders gut aufnimmt.

Der Wert zeigt direkt, wie elastisch die Erythrozyten sind. Warum überhaupt deren Zellwände unter die Lupe kommen? An diese Zellen kommt man leichter und sicherer heran als an die Herzmuskelzellen – deshalb schlussfolgert man aus der Fitness der roten Blutkörperchen, wie gesund die Membranen der Herzmuskelzellen sind.

Herzgesund ist messbar

Wissenschaftler haben einen Zusammenhang zwischen dem Omega-3-Index und der Herzgesundheit gefunden. Haben wir mehr als acht Prozent Omega 3 im Blut, ist das Risiko für einen tödlichen Herzinfarkt am geringsten. Kommen wir auf weniger als vier Prozent, wird es gefährlich:[97] Dann haben wir ein zehnfach höheres Risiko für einen plötzlichen Herztod. Als optimaler Bereich gilt ein Omega-3-Index zwischen acht und zwölf Prozent.

Wenige Triglyceride, flüssiges Blut, eine gute Signalübertragung durch die Herzmuskelzellen, weniger Arteriosklerose und oxidiertes LDL-Cholesterin machen das Herz stark und lassen den Blutdruck unten – all diese Omega-3-Effekte machen den plötzlichen Herztod unwahrscheinlich. Verlängern unser Leben! Nur: Wie kommen wir an mehr Omega 3?

Probates Mittel: Fischöl! Dabei sind die Produkte mit einem besonders hohen Anteil an EPA und DHA am besten. Sie haben die höchste Bioverfügbarkeit, das bedeutet, dass sie besonders gut vom Körper aufgenommen werden. Nun schmeckt dieses Fischöl pur gewöhnungsbedürftig. (Um nicht zu sagen: eklig …). Wer's nicht runterkriegt, greift zu Kapseln.

Weshalb ich Ihnen das alles aufschreibe? Weil ich Ihre Einstellung ein bisschen verändern möchte. Weg von der Abscheu vor der Kapsel, hin zur Liebenswürdigkeit der Natur, die uns mit solch essenziellen Stoffen reichlich verwöhnt. Wenn wir die Kapseln nicht hätten, hieße das übersetzt: Kaltwasserfisch. Hieße übersetzt: Lebertran. Oder Algen. Wollen Sie das? Und wenn ja: Woher kriegen Sie das? Sehen Sie Kapseln einfach als komprimierte Natur.

Omega-3-reiche Lebensmittel wie Lachs, Makrele, Sardinen und Hering sind als zusätzliche Omega-3-Quelle zu empfehlen. Auch Lamm vom Biohof enthält viele Omega-3-Fettsäuren sowie Wild.

PRAXISTIPP

Lassen Sie Omega 3 messen!

- Je mehr Omega 3 in Ihrem Blut, desto gesünder Ihr Herz. Ab acht Prozent Omega-3-Anteil sind Sie auf der sicheren Seite. Wie Sie nun feststellen, ob Sie wirklich da angekommen sind? Messen. Spezialisierte Labore können das und liefern Ihnen schnell Ihre Ergebnisse.
- Bei weniger als acht Prozent brauchen Sie die Omega-3-Fettsäuren DHA und EPA. Sie kommen besonders häufig in Fischöl vor. Wichtig zu wissen für Veganer: Omega-3-Fettsäuren aus pflanzlichen Quellen werden nur sehr schlecht vom Körper verwertet.
- Wie viel Sie brauchen? Häufig wird die Einnahme von ein bis zwei Gramm EPA und DHA empfohlen, damit Herz-Kreislauf-Beschwerden erst gar nicht entstehen. Wenn Sie bereits Beschwerden haben, empfehle ich vier bis sechs Gramm EPA und DHA täglich.

TIPP 88

Nervenzellen brauchen Fettsäuren

Ihr Gehirn ist auf gute Fettsäuren angewiesen. Es braucht sie für den Aufbau der Zellmembranen der Nervenzellen. Zudem besteht die isolierende Schicht, die Myelinschicht, hauptsächlich aus Fettsäuren. Omega-3-Fettsäuren verstärken die Wirkung von Serotonin, machen also glücklich und beugen Depressionen vor. Fettsäuren leiten elektrische Impulse weiter und sind an der Aktivität der Synapsen beteiligt. Omega 3 macht intelligent.

Omega-3-Mangel macht depressiv

Prof. J. Hibbeln vom NIH, der weltweit führenden medizinischen Forschungseinrichtung, hat die Omega-3-Fettsäure DHA im Blut Tausender Amerikaner im öffentlichen Dienst gemessen. Und findet einen Zusammenhang zwischen Omega 3 und Selbsttötung. Je tiefer der DHA-Spiegel, desto häufiger der Suizid. Prof. Hibbeln berichtet, dass 95 Prozent der amerikanischen Soldaten zu wenig DHA im Blut haben. Die Spiegel sind so niedrig, dass sie auf ein erhöhtes Suizidrisiko schließen lassen. Deswegen plant die amerikanische Verteidigungsbehörde, das Essen der amerikanischen Soldaten mit Omega 3 anzureichern.[98]

Omega 3 für Mütter und Babys

In einer weiteren amerikanischen Studie von Prof. Kim, ebenfalls vom NIH, wurde gezeigt, dass die Omega-3-Fettsäure DHA bei Embryonen und Säuglingen das Wachstum der Axone fördert. Diese Fortsätze der Gehirnzellen sind für die Vernetzung der Nervenzellen verantwortlich. Die Bildung eines starken Nervenzellennetzes ist essenziell für die Entwicklung des Gehirns. Die meisten Gehirnzellen werden in den ersten zwölf Lebenswochen gebildet. DHA fördert das Wachstum und macht somit intelligent. Zwar entstehen auch noch neue Nervenzellen und neue Verbindungen im Erwachsenenalter, aber wesentlich weniger als in den ersten Lebenswochen.

Neben den Babys sind auch Mütter massiv auf Omega 3 angewiesen. In Deutschland ist fast jede zehnte Frau vom »Babyblues«, der postnatalen Depression, betroffen. Sie tritt vermehrt bei niedrigen Omega-3-Spiegeln auf. In Ländern, in denen viel Fisch konsumiert wird und somit mehr Omega 3, treten postnatale Depressionen bis zu 30-mal seltener auf.

Omega 6 macht krank

Der Gegenspieler von DHA, von Omega 3, ist Omega 6. Bestandteil von billigen Kochölen und Margarine, die in Fertigprodukten und Backwaren verwendet werden. Auch in billigem Fleisch und billigen Milchprodukten aus Massentierhaltung ist der Omega-6-Anteil zu hoch. Omega 6 verdrängt Omega 3 und verändert dadurch die Abläufe im Gehirn. Es kann zu Depression, Gedächtnisverlust, Schizophrenie, ADHS und vielen weiteren Gehirnerkrankungen kommen. Unsere moderne Ernährung macht daher depressiv und aggressiv.

Omega 3 wirkt heilend

Die Myelinschicht, die Schutzschicht der Nervenzellen, besteht ebenfalls größtenteils aus Fettsäuren, vor allem aus der Omega-3-Fettsäure DHA. Je mehr Omega 3 zur Verfügung steht, umso gesunder ist die Myelinschicht. Bei Multipler Sklerose ist diese isolierende Schicht angegriffen. Wissenschaftler der Charité in Berlin haben herausgefunden, dass sich die Myelinschicht erholt, wenn mehr Omega-3-Fettsäuren aufgenommen werden.[99] Omega 3 wirkt bei Multipler Sklerose auf zwei Wegen heilend: Einerseits wird Omega 3 direkt in die Myelinschicht eingebaut, andererseits reduziert Omega 3 die für MS typischen Entzündungen.

Bei Depressionen und Angststörungen wirkt Omega 3 ebenfalls auf mindestens zwei Wegen: Wiederum nehmen Entzündungsreaktionen ab. Außerdem verändert Omega 3 Eigenschaften der Zellmembranen, wodurch sich die Sensitivität der Serotoninrezeptoren erhöht. Dadurch wirkt vorhandenes Serotonin stärker, die Stimmung steigt und Angst nimmt ab.

Selbst die Synapsen funktionieren besser, wenn die DHA-Konzentration hoch ist. An den Synapsen werden Informationen von einer Zelle zur nächsten übertragen. Aktive Synapsen erhöhen die Denkfähigkeit und das Erinnerungsvermögen.

Mängel sind häufig

Der Großteil der Bevölkerung in Mitteleuropa nimmt täglich weniger als 0,1 Gramm Omega 3 zu sich. Viel zu wenig! Selbst die europäischen Gesellschaften für Ernährung empfehlen 0,5–1,5 Gramm Omega 3 pro Tag. Schwangere haben einen weit höheren Bedarf. In meiner Praxis messe ich erschreckend tiefe Omega-3-Werte. Um diese Lücken aufzufüllen, brauchen viele meiner Patienten sogar mehr als 1,5 Gramm pro Tag. Traditionell lebende Inuits essen täglich 10 Gramm. Omega 3 ist einer der essenziellen Nährstoffe des Menschen. Mängel führen immer zu gesundheitlichen Problemen. Das Gehirn braucht besonders viel Fettsäuren, daher leidet es bei Omega-3-Mangel besonders.

SELBST-CHECK

Bin ich ausreichend mit Fettsäuren versorgt?

Meine Fingernägel sind trocken, dünn oder brüchig.	j	n
Ich habe trockene, schuppige, juckende oder fleckige Haut.	j	n
Mein Ohrenschmalz ist hart.	j	n
Ich leide an Haarschuppen.	j	n

Meine Gelenke sind häufig steif.	j	n
Ich bin fast immer durstig.	j	n
Ich leide an Verstopfung.	j	n
Mein Stuhl hat eine helle Farbe, ist hart oder riecht faulig.	j	n
Ich leide an Depressionen, ADHS oder an Vergesslichkeit.	j	n
Ich habe Bluthochdruck.	j	n
Ich leide am prämenstruellen Syndrom (PMS).	j	n
Mein LDL-Cholesterin und die Triglyceride sind erhöht, der HDL-Wert ist tief.	j	n

Je häufiger Sie mit Ja geantwortet haben, umso eher sind Sie unzureichend mit Fettsäuren versorgt.[100]

TIPP 89

Glutamin – die Alleskönner-Aminosäure

Die Aminosäure Glutamin kann in einem kranken Darm Wunder bewirken. Sie fördert die Bildung des Mukus. Nimmt die Schleimschicht zu, sind die Zellen der Darmschleimhaut besser geschützt, chronische Entzündungsreaktionen nehmen ab.

Außerdem trägt Glutamin zur Heilung eines Leaky Gut bei. Ist die Aminosäure in ausreichenden Mengen im Darm vorhanden, verbinden sich die Zellen der Darmschleimhaut durch ihre Tight Junctions wieder besser. Die Barrierefunktion nimmt zu. Es gelangen keine Nahrungspartikel, Darmbakterien oder andere Stoffe aus dem Darm in den Körper. Das Immunsystem muss nicht mehr dagegen ankämpfen, chronische Entzündungsreaktionen nehmen ab.

Stress »klaut« Glutamin

Anhaltender psychischer Stress gilt als häufiger Mitauslöser chronischer Darmerkrankungen. Glutamin spielt hier eine zentrale Rolle. Denn durch Stress sinkt der Glutaminspiegel im gesamten Körper, auch im Darm. Der Mukus wird geschwächt. Bakterien, Viren, andere Fremdkörper und auch Nahrungspartikel dringen daraufhin bis zur Zellschicht des Darms vor. Es kommt zu chronischen Entzündungsreaktionen.

Durch den niedrigen Glutaminspiegel wird der Darm immer durchlässiger. Stoffe, die eigentlich nur in den Darm gehören, gelangen in den restlichen Körper.[101]

Glutamin fördert die Bildung von sIgA

Zum Schutz des Darms trägt vor allem sIgA bei. Dieser spezielle Antikörper schützt die Darmzellen vor den Angriffen von Bakterien, Viren oder anderen Krankheitserregern. In einem gesunden Darm kommt er üppig vor. In einem kranken mangelt es oft an sIgA. Glutamin steigert die körpereigene Produktion von sIgA.

Nicht essenziell, aber trotzdem wichtig

Glutamin gehört zu den nicht essenziellen Aminosäuren. Das heißt, der Körper kann sie selbst herstellen. Ob er es in ausreichender Menge tut, ist oft fraglich.

Einige Wissenschaftler finden die Einteilung in essenzielle und nicht essenzielle Aminosäuren ungünstig. Oft genug kommt es zu der Situation, dass der Körper eine Aminosäure zwar herstellen kann, dies aber nicht in ausreichenden Mengen tut. Die Wissenschaftler würden Aminosäuren lieber anhand ihrer Funktionen klassifizieren. Zu den funktionellen Aminosäuren zählen all jene, die eine oder mehrere Funktionen im Organismus übernehmen. Ganz egal ob der Körper sie selbst herstellen kann oder nicht. Glutamin zählt klar zu den funktionellen Aminosäuren.[102]

PRAXISTIPP

Glutamin richtig einnehmen

Nehmen Sie zur Unterstützung Ihrer Darmgesundheit täglich L-Glutamin ein.
Die Dosis sollte etwa 10 Gramm betragen.
Sie sollten die Aminosäure in mehreren Portionen über den Tag verteilt einnehmen.

TIPP 90

Gut schlafen mit GABA und Co.

Schlaf ist für die Gehirngesundheit unabdingbar. Schlafdefizit reduziert die Fähigkeit, Probleme zu lösen, die Aufmerksamkeit sinkt, es kommt zu Erinnerungslücken sowie weiteren kognitiven Problemen. Während des Schlafs werden Gehirnzellen repariert sowie Giftstoffe und Abbauprodukte aus dem Gehirn gespült. Bei Schlafstörungen helfen häufig Aminosäuren oder GABA. Denn der Neurotransmitter GABA wirkt beruhigend. Einige Aminosäuren reduzieren direkt die Aktivität der Nervenzellen, aus anderen entstehen Neurotransmitter, die wiederum den Schlaf fördern.

GABA (Gamma-Aminobuttersäure)

GABA wirkt beruhigend und fördert dadurch den Schlaf. Der Körper stellt GABA selbst her, wenn er über genügend Nährstoffe zur Herstellung des Stoffes verfügt. GABA entsteht aus Glutaminsäure. Für den Umbau ist Vitamin B_6 nötig. Mit GABA schlafen Sie schnell ein, schlafen durch und Tiefschlafphasen verbessern sich. Die sind für die Regeneration des Gehirns besonders wichtig. Sie können GABA als Nahrungsergänzungsmittel direkt einnehmen.

Glutamin

Die Aminosäure Glutamin hilft gegen Schlafstörungen, da sie die Stimmung hebt. Und mit positiven Gefühlen schläft man besser ein. Grübelei und Angst halten hingegen wach. Zusätzlich steuert Glutamin Nervenzellen, die Dopamin produzieren. Niedrige Dopaminspiegel können ebenfalls zu Schlafproblemen führen. Der Körper kann Glutamin selbst herstellen, und zwar aus Glutaminsäure, aus der auch GABA hergestellt wird. Bei erhöhtem Stress reicht die körpereigene Produktion an Glutamin jedoch nicht aus. Sie können die Aminosäure als Nahrungsergänzungsmittel einnehmen.

Glycin

Glycin wirkt wie GABA beruhigend. Die Aminosäure hilft zu entspannen. Glycin wirkt besonders auf Zellen der Gehirnregion, die mit der inneren Uhr assoziiert ist. Somit fördert die Aminosäure einen gesunden Tag-Nacht-Rhythmus.

Wenn Sie schlecht schlafen, essen Sie viele Proteine in Form von Fleisch, Fisch, Milchprodukten und Hülsenfrüchten oder als Proteinshakes. Zusätzlich verbessern B-Vitamine den Schlaf.

SELBST-CHECK

Verfüge ich über ausreichend GABA?

Ich bin häufig emotional angespannt.	j	n
Ich fühle mich schnell gestresst.	j	n
Mein Körper ist steif.	j	n
Mir mangelt es häufig an Energie.	j	n
Laute Geräusche oder viel Aktivität in meinem Umfeld stören mich.	j	n
Ich fühle mich ängstlicher oder gestresst, wenn ich eine Mahlzeit ausfallen lasse.	j	n
Ich konsumiere Zuckerhaltiges, Alkohol oder Drogen, um zu entspannen.	j	n

Je häufiger Sie mit Ja geantwortet haben, umso wahrscheinlicher haben Sie zu wenig GABA.[103]

TIPP 91

Nahrungsergänzungsmittel – ein Geschenk

Medien berichten immer wieder hämisch über Vitaminpillen, die angeblich nichts bewirken. Tenor: »Weder Herzinfarkte noch Krebserkrankungen lassen sich mit Vitaminpräparaten verhindern, geschweige denn heilen.«

Die Faktenlage sieht jedoch ganz anders aus.

Positive Studien

US-Forscher gaben 520 Probanden täglich 136 I.E. Vitamin E und 250 Milligramm Vitamin C. Und nach drei bzw. sechs Jahren stellten sie fest, dass die Arteriosklerose bei den Menschen, die Vitamine bekamen, viel langsamer fortschritt als bei denen, die keine bekamen. Meine Erfahrung zeigt, dass erst 400 I. E. Vitamin E und zwei bis drei Gramm Vitamin C ernst zu nehmende Dosen sind. Ich hoffe auf Studien, die nicht nur ein langsameres Fortschreiten, sondern einen Rückgang von Arteriosklerose zeigen.

Falsche Dosis

Kein Mensch würde die Wirkung einer Unterdosis Aspirin testen. Aber bei Vitaminen legt man Studien genauso falsch an – und beweist, dass Vitamine nichts bewirken.

Richtige Kombinationen

Hohe Dosen einzelner Vitamine helfen – manchmal. Vitamine, Spurenelemente, sekundäre Pflanzenstoffe arbeiten immer zusammen. Ein Orthomolekularmediziner wird immer mehrere sich gegenseitig unterstützende Antioxidantien in den richtigen Dosen verschreiben. Und dazu gleich noch eine Studie: die SuVi-Max-Studie mit 13 000 Teilnehmern.

Dort gab man Präparate mit Betacarotin, Vitamin C und E, Selen und Zink. In der Vitamingruppe sank das Krebsrisiko um 31 Prozent, die Sterberate um 37 Prozent.

Passende Versuchsteilnehmer

Es ist ein Unterschied, ob man eine Gruppe Kranker untersucht oder eine Gruppe Gesunder. Beim Kranken ist manchmal vieles zu spät. Nach 30 Jahren schweren Rauchens werden ihm 20 Milligramm Betacarotin natürlich nichts mehr helfen.

Zielsetzung

Und es ist eine Frage, was man untersucht. Meist wird eine Wirkung daran gemessen, ob das Vitamin vom Sterben abhält oder nicht. Ich finde, es ist auch schon eine Wirkung, wenn es vor dem zweiten Infarkt schützt. Und das tut Vitamin E in der CHAOS-Studie (Cambridge Heart Antioxidant Study).[104] Oder wenn Sie einfach ein besseres Immunsystem haben.

Die Wissenschaftswelt verändert sich: In der Fachzeitschrift *Circulation: Cardiovascular Quality and Outcomes* erschien im Juli 2018 eine Metaanalyse zu der Frage, ob Nahrungsergänzungsmittel vor Herz-Kreislauf-Erkrankungen schützen. Analysiert wurden 18 Studien mit über zwei Millionen Teilnehmern. Ergebnis: Schützt nicht.[105] *DER SPIEGEL* (Ausgabe 37/2018) springt auf den Zug auf: »Nutzlose Vitaminpillen« heißt die kurze Meldung. In derselben Ausgabe von *Circulation: Cardiovascular Quality and Outcomes* wird die Metastudie jedoch schon kritisiert: Es wurden nicht alle Aspekte berücksichtigt, die zu einer Erkrankung beitragen, wie beispielsweise Lebensmittelqualität und Lebensstil. Dazu wurde nicht gemessen, sondern nur befragt.[106] Diese prompte und korrekte Kritik lässt hoffen.

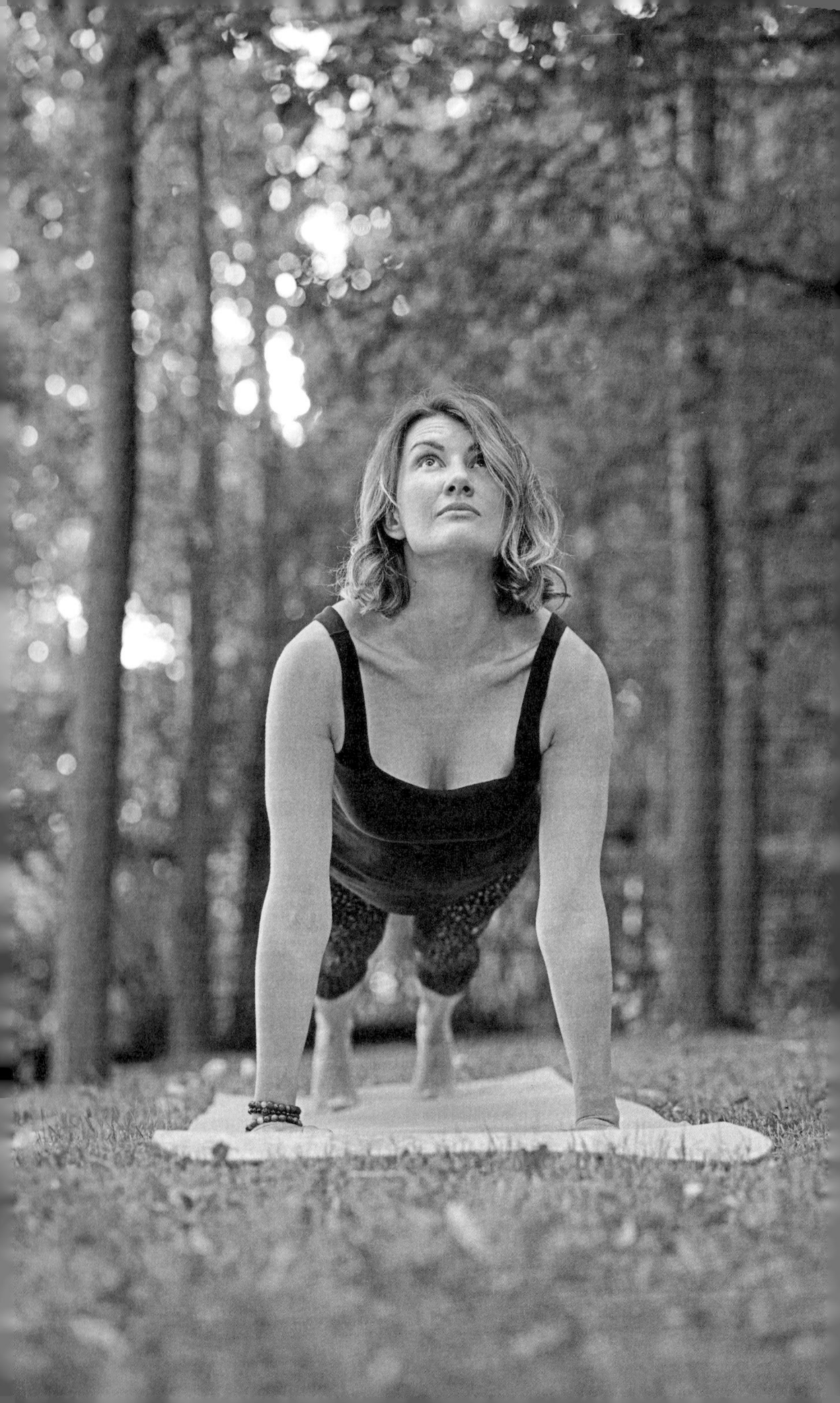

Der Mensch braucht Bewegung

Wir wurden nicht als Sitzmenschen geschaffen. Wir sind Lauf-, wir sind Bewegungsmenschen. Bewegung ist so essenziell wie Ernährung und die Luft zum Atmen. Nur mit körperlicher Anstrengung verändert sich die Epigenetik in Richtung gesund.

TIPP **92**

Sport macht schlau

Sport erhöht die Lernfähigkeit bei Kindern, Jugendlichen und Erwachsenen. Sport beugt Alzheimer vor. Wer Sport treibt, trifft leichter Entscheidungen und hat bessere Kommunikationsfähigkeiten. Hört sich an wie eine Wunderdroge, ist es auch.

Sport gegen Lernschwierigkeiten und Alzheimer

Eines der erstaunlichsten Experimente hierzu findet seit den 1990er-Jahren an der Napervill Central High School in Chicago statt. Die Schüler starteten ihren Schultag mit einer Stunde Sport. Die schulischen Leistungen steigerten sich signifikant. Heute hat die Schule mehrere Fitnessstudios, sie bietet Kickboxing Yoga, Tanzen sowie traditionelle Sportarten an. Das Sportprogramm ist so abgestimmt, dass alle mitmachen. Schüler mit Lernschwierigkeiten in bestimmten Fächern absolvieren zusätzliche Trainingseinheiten vor dem Unterricht, in dem sie Schwierigkeiten haben. Die Idee dahinter: Durch den Sport werden Neurotransmitter ausgeschüttet, die wach und aufmerksam halten. Zusätzlich stimuliert der Sport das Wachstum neuer Nervenzellen und deren Vernetzung untereinander. Das sind ideale Voraussetzungen zum Lernen. Denn zur Speicherung von Informationen müssen sich Nervenzellen neu vernetzen. Sport beschleunigt den Vorgang und erhöht die Rate neuer Vernetzungen.

Sport hilft nicht nur Schulkindern und Studenten, Sport ist eines der effektivsten Mittel gegen Alzheimer. Das Prinzip dahinter ist das gleiche: Durch den Sport bilden sich neue Nervenzellen, die sich untereinander verbinden. Das Gehirn wird stimuliert. Bei Alzheimer passiert nämlich das Gegenteil, Gehirnzellen sterben ab.

Sport stellt Gene zur Herstellung von Wachstumsfaktoren an

Mittlerweile weiß die Wissenschaft in etwa, warum sich Nervenzellen bei Sport neu bilden und sich neu vernetzen. Sport stimuliert den neurotrophen Wachstumsfaktor (brain-derived neurotropic factor, kurz BDNF). Wahrscheinlich ist es der wichtigste Faktor für die Bildung neuer Nervenzellen. Wenn die Konzentration von BDNF steigt, werden Dendriten, die vielen kleinen Ärmchen der Nervenzellen, länger und dicker, zudem werden sie vermehrt gebildet. Damit nimmt die Verknüpfung zwischen den Nervenzellen zu. BDNF wirkt aber auch auf die Synapsen, die Verbindungsstellen zwischen zwei Nervenzellen. In Gegenwart von BDNF arbeiten sie effektiver. Das wirkt sich positiv auf das Lern- und Erinnerungsvermögen aus.

Sport regt außerdem die Bildung eines weiteren Wachstumsfaktors an, des Vascular Endothelial Growth Factor (VEGF). Er lässt neue Blutgefäße wachsen. Wenn sich mehr Blutgefäße durch das Gehirn ziehen, gelangen mehr Sauerstoff und Nährstoffe zu den Nervenzellen. Das steigert die Gehirnaktivität.

Sport stimuliert zudem den Fibroblasten-Wachstumsfaktor 2 (FGF-2). Dieser Wachstumsfaktor lässt ebenfalls neue Gehirnzellen entstehen und fördert deren Vernetzung. Zusätzlich verbessert sich durch ihn die Effektivität der Synapsen.

Sport in geringer oder moderater Intensität stimuliert nur den neurotrophen Wachstumsfaktor. Intensives Training (> 65 % der VO_2max) hingegen lässt alle drei Wachstumsfaktoren ansteigen.

PRAXISTIPP

Körperlich anstrengen für die Intelligenz

- Gehen Sie mehrmals wöchentlich laufen, schwimmen oder Fahrrad fahren.
- Steigern Sie Ihr Tempo, sodass Sie für einige Zeit das Gefühl haben, dass Ihr Sport richtig anstrengend ist.

TIPP 93

Wunderbare Mitochondrien-Erneuerung

Mitochondrien, die Mini-Kraftwerke, die in fast jeder Zelle vorkommen, sind essenziell für die Gesundheit. Sie stellen Energie her, damit die Zellen ihre Aufgaben erfüllen können. Damit sich Skelett- oder Herzmuskeln zusammenziehen, damit Leberzellen lebensnotwendige Stoffe synthetisieren, Immunzellen den Körper aufräumen oder Krankheitserreger abtöten oder Nervenzellen Signale weiterleiten. Nur mit ausreichender Energie funktioniert das alles.

Altern und chronische Erkrankungen gehen mit mitochondrialer Dysfunktion einher. Das heißt, die Mitochondrien funktionieren nicht mehr richtig, stellen weniger Energie her, die den Zellen dann fehlt. Sie geraten in Energiekrisen und kommen ihren Aufgaben nicht mehr nach. Mitochondriale Dysfunktion trägt zur Entstehung chronischer Erkrankungen wie Krebs, Demenz, Herz-Kreislauf-Beschwerden, Diabetes und vielen mehr bei.

Sport gibt das Signal zur Bildung neuer Mitochondrien

Sport ist anstrengend. Da muss besonders viel Energie hergestellt werden, natürlich in den Mitochondrien. Anstrengender Sport wirkt als epigenetischer Schalter. Es werden Gene angeschaltet, die die Informationen zur Bildung neuer Mitochondrien tragen. Super System, denn bei der nächsten Anstrengung stehen dem Organismus bereits mehr Mitochondrien zur Verfügung. Die Leistungsfähigkeit ist gestiegen.

Strengt man sich jedoch körperlich nicht an, werden die Gene zur Neubildung der Mitochondrien nicht angeschaltet. Noch schlimmer, verbringt man seine Tage zum größten Teil am Schreibtisch, vor dem Fernseher, im Auto, im Zug oder im Flugzeug, nimmt die Menge der Mitochondrien sogar ab. Aber nicht nur das, die verbleibenden Mitochondrien fangen an zu kränkeln, die mitochondriale Dysfunktion ist da.

Körperliche Anstrengung erneuert Mitochondrien

Sport, also roter Kopf, tiefe Atmung und das Gefühl, dass es echt anstrengend ist, repariert Mitochondrien. Auch hierbei handelt es sich um einen epigenetischen Vorgang. Durch den Sport werden bestimmte Gene angeschaltet. Ihre Aktivität führt dazu, dass beschädigte Mitochondrienteile erkannt und abgespalten werden. Der entfernte Schrott wird anschließend in seine Bestandteile zerlegt und recycelt. Obwohl den Mitochondrien danach ein Stückchen fehlt, geht es ihnen besser als zuvor. Schnell entwickeln sie wieder ihre ursprüngliche Größe. Sie sind wieder voll und ganz gesund und funktionsfähig.

Bei Bewegungsmangel werden beschädigte Mitochondrienteile weder erkannt noch entfernt. Auf Dauer gehen immer mehr Mini-Kraftwerke in die Knie, die mitochondriale Dysfunktion ist da.

Sport lässt Mitochondrien zusammenarbeiten

Geht es den Mitochondrien gut, schließen sie sich zusammen und bilden mehrere Riesen-Mitochondrien. Sie können dadurch noch mehr Energie herstellen. Geht es den Mitochondrien aber nicht so gut, wie es oft bei Bewegungsmangel der Fall ist, zerfallen die Riesen-Mitochondrien in viele kleine Einzelteile. Das ist sinnvoll, denn somit steigt die Chance, dass zumindest einzelne Mitochondrien nicht in Mitleidenschaft gezogen werden. Würden sie hingegen in ihrem Verbund zusammenbleiben, können sich die Schäden viel leichter auf das gesamte Riesen-Mitochondrium ausbreiten. Liegen Mitochondrien aber als viele kleine Einzelteile in den Zellen, stellen sie insgesamt weniger Energie her.[107]

TIPP 94

Wie Training Entzündungen heilt

Sport ist gut für die Gesundheit. Weiß jeder. Aber warum Sport gesundheitsfördernd ist, das wissen nur wenige. Oft wird vor allem der positive Effekt auf das Herz-Kreislauf-System in den Vordergrund gestellt. Was stimmt, doch Sport wirkt besonders positiv auf das Immunsystem. Da jede chronische Erkrankung mit Entzündungsreaktionen einhergeht, trägt Sport zur Heilung chronischer Krankheiten bei. Krebs, Autoimmunerkrankungen, Alzheimer, Diabetes oder Herz-Kreislauf-Beschwerden können somit auch wieder verschwinden.

Sport verändert die Anzahl der Abwehrzellen und Botenstoffe

Durch Sport verringert sich die Anzahl entzündungsfördernder Botenstoffe, vor allem der Zytokine. Zudem nimmt die Bildung von Makrophagen ab, das sind Fresszellen. Diese Fresszellen stellen normalerweise den Tumornekrosefaktor (TNFα) her, ein weiterer entzündungsfördernder Stoff. Wenn sich die Anzahl der Makrophagen reduziert, entsteht weniger TNFα. Das hat enorme Wirkung. Sinkt die Konzentration an TNFα, nehmen Entzündungen ab. Bewegungsmangel löst im Immunsystem hingegen ähnliche Reaktionen aus wie Fremdkörper, Viren oder Bakterien. Täglicher Sport bringt das System zurück ins Gleichgewicht.

Durch Muskelkontraktion entstehen entzündungshemmende Botenstoffe

Wenn der Muskel hart arbeitet, wird in seinen Zellen fast 100-mal so viel Interleukin-6 gebildet, als wenn er ruht. Interleukin-6 (IL-6) ist ein Botenstoff des Immunsystems. Steigt IL-6 an, werden mehrere andere Zytokine, die entzündungshemmend wirken, ebenfalls vermehrt gebildet. Zusätzlich hemmt IL-6 die Produktion von TNFα. Außerdem verändert sich die Genaktivität von Muskelzellen, wenn sie gefordert werden. Insbesondere sind dann Gene aktiv, die Bauanleitungen für antioxidativ wirkende Enzyme enthalten. In erster Linie entschärfen diese Enzyme freie Radikale, die natürlicherweise während des Sports entstehen. Jedoch entstehen mehr Enzyme, als für die Entsorgung der neu entstandenen Radikale gebraucht werden. So entsteht ein Überschuss. Sport hat daher insgesamt eine antioxidative Wirkung.[108]

Sport ist die bessere Medizin

2013 wurde in dem renommierten *British Medical Journal* eine Studie veröffentlicht, in der die Wirkung von Sport gegenüber der Einnahme von Medikamenten untersucht wurde. Die Wissenschaftler kamen zu dem Ergebnis, dass der Schutz durch Medikamente nicht besser ist als der durch Bewegung. Bei Erkrankungen der Herzkranzgefäße war Sport ähnlich effektiv wie häufig verordnete Medikamente, darunter Statine und Betablocker. Bei der Behandlung von Schlaganfallpatienten übertraf der Sport sogar die Medikamente. Das ist beeindruckend. Doch in Wahrheit wurde die Wirkung des Sports gar nicht ausreichend untersucht. Dies wird an den Studiendaten zu Schlaganfall deutlich. Der Effekt von Bewegung wurde nur bei 227 Patienten untersucht, die Wirkung von blutverdünnenden (lebensgefährlichen!) Mitteln hingegen bei weit mehr als 70 000 Menschen. Die Wissenschaftler schreiben erstaunlich selbstkritisch: »Die einseitige, auf Medikament konzentrierte Forschung führt möglicherweise dazu, dass die effektivsten Therapien unerkannt bleiben.«[109]

Sport bringt den Körper zurück in sein natürliches Gleichgewicht. Das Immunsystem wird schlagkräftiger, chronische Entzündungsreaktionen verschwinden. Medikamente können das nicht. Sie unterdrücken lediglich Symptome, doch die Auslöser der Erkrankung bleiben bestehen.

TIPP 95

Stress-weg-Sport

Bei chronischem Stress ist der Cortisolspiegel ununterbrochen erhöht. Mit fatalen Folgen, denn das Stresshormon ist einer der ärgsten Feinde des Gehirns. Beruf und Familie verlangen heute viel von den Menschen. Nicht jeder kann sofort kürzertreten, um Stress zu vermeiden. Sport hingegen funktioniert sofort und schützt das Gehirn.

Vielleicht haben Sie davon gehört, dass durch Sport das Cortisol ansteigt. Wie passt das damit zusammen, dass er auch den Cortisolspiegel senken soll? Experten sprechen vom Cortisol-Paradox. Wissenschaftler aus Japan fanden heraus, dass erhöhte Cortisolspiegel nach Sport anders wirken als die, die durch Termindruck verursacht werden. So kommt es nach dem Sport zur verbesserten geistigen Leistungsfähigkeit, während bei beruflichem Stress das Erinnerungsvermögen und die kognitiven Fähigkeiten abnehmen. Die Wissenschaftler machen vor allem die Wirkung des Cortisols auf die Dopaminsynthese dafür verantwortlich. Das Cortisol, das durch Sport freigesetzt wird, kurbelt die Herstellung von Dopamin an. Der höhere Dopaminspiegel wirkt wiederum motivierend und stimmungsaufhellend. Das führt zur Entspannung. Zudem nimmt das Gefühl zu, allen Anforderungen gewachsen zu sein. Erhöhte Cortisolspiegel nach beruflichem Stress haben dagegen keinen Effekt auf die Dopaminproduktion.[110] Stattdessen passiert etwas anderes: Die Myelinschichten werden dicker, zu dick! Das stört die Weiterleitung von Nervenimpulsen. Veränderungen in dieser Form werden auch bei Depressionen, Selbstmordgefährdung, ADHS, posttraumatischen Belastungsstörungen und weiteren Gehirnerkrankungen beobachtet. Weiterhin vermindert Cortisol die Bildung neuer Nervenzellen und deren Vernetzung. Dies könnte eine der Erklärungen sein, warum unter Dauerstress das Erinnerungsvermögen nachlässt.[111]

Glück durch Anstrengung

Sport steigert zudem die Produktion von Endorphinen. Das sind körpereigene Opioidpeptide. Sie wirken stimmungsaufhellend und entspannend. Nach Sport entsteht ein angestrengt-positives Körpergefühl. Da körperliche und psychische Gefühle sich gegenseitig bedingen, wirkt sich das verbesserte Körpergefühl auf die Stimmung aus. Stress nimmt ab. Zudem schläft man besser nach dem Sport. Das reduziert ebenfalls Stress.

Mehr bringt mehr

Die WHO rät zu mindestens 150 Minuten moderatem Sport pro Woche, das sind ca. 20 Minuten pro Tag. Oder zu 75 Minuten intensivem Training. Wissenschaftler aus Schweden und den USA sind der Frage nachgegangen, ob mehr Sport sogar besser wirkt. Auch wollten sie wissen, ab welcher Trainingsintensität Sport schaden könnte. Dazu werteten sie Daten von sechs Studien aus, in denen die sportliche Aktivität von insgesamt 661 137 Europäern und Amerikanern erfasst wurde. Durchschnittlich liefen die Studien über einen Zeitraum von 14 Jahren. In dieser Zeit wurden auch die Sterbefälle gezählt. Im Mittel lag das Alter bei 62 Jahren. Die Hälfte der Probanden waren Männer. Es zeigte sich, dass die empfohlenen 150 Minuten moderaten oder 75 Minuten intensiven Trainings zwar gut sind, aber dass mehr noch besser ist! Jene, die sich ungefähr den Empfehlungen entsprechend wöchentlich anstrengten, hatten ein um 20 Prozent reduziertes Sterberisiko im Vergleich zu Personen, die sich nicht sportlich betätigten. Wer hingegen ca. 45 Minuten täglich trainierte, reduzierte sein Sterberisiko um 31 Prozent im Vergleich zu den sportlich Inaktiven. Wer täglich sogar ca. eine Stunde Sport trieb, reduzierte es um stolze 37 Prozent. Selbst 3,5 Stunden pro Tag wirken immer noch gesundheitsförderlich. Allerdings unterschied sich das Sterberisiko nicht mehr sehr von denjenigen, die sich pro Tag eine Stunde sportlich betätigten. Es lag bei 39 Prozent im Vergleich zu den 37 Prozent. Die Wissenschaftler schließen daraus, dass 150 Minuten moderater Sport pro Woche das Minimum ist, besser ist das Drei- bis Fünffache. Das sind zwischen 8 und 12,5 Stunden Sport pro Woche.[112]

TIPP 96

Muskeln halten jung

Muskeln sind die treibende Kraft für den Energiestoffwechsel. Dabei geht es um viel mehr als nur um das Verbrennen überflüssiger Pfunde. Wenn der Energiestoffwechsel steigt, steht jeder Zelle mehr Energie zur Verfügung. Das Herz pumpt besser, in allen Zellen werden vermehrt Enzyme oder andere Stoffe, die der Körper für die vielen Stoffwechselabläufe braucht, gebildet. Kranke Zellen werden schneller repariert oder entsorgt. Doch damit sich ausreichend Muskulatur für diese positiven Effekte bildet, ist Sport Voraussetzung.

Mehr Muskeln – längere Telomere – längeres Leben

Wer Muskeln hat, der hat längere Telomere. Telomere sind eine bestimmte Art von DNA, die sich an den Enden der Chromosomen befinden, also an den Enden der aufgewickelten und verknäulten DNA. Die Telomere stabilisieren die Chromosomen. Im menschlichen Körper werden unentwegt neue Zellen gebildet, auch noch im hohen Alter. Neue Zellen entstehen, indem sich bestehende Zellen teilen. Bei jeder Teilung verkürzen sich die Telomere. Es gibt eine kritische Länge oder besser gesagt Kürze. Liegt die Länge der Telomere unterhalb dieses kritischen Werts, leitet die Zelle den programmierten Zelltod ein. In der Wissenschaft wird von Apoptose gesprochen. Im Alter sterben immer mehr Zellen durch Apoptose ab. Oder anders formuliert, immer mehr Zellen sterben, weil ihre Telomere zu kurz sind. Wäre da nicht ein Enzym, die Telomerase, sie verlängert die Telomere wieder. In mehreren Studien wurde mittlerweile festgestellt, dass muskulöse Sportler längere Telomere besitzen als gleichaltrige Bewegungsmuffel. Dieser Effekt besteht unabhängig von Geschlecht und Alter.[113]

Ich spürte es sofort

Längere Telomere, längeres gesundes Leben. Das ist sehr theoretisch. Können Sie etwa die Länge ihrer Telomere direkt wahrnehmen? Ich nicht. Das ist Wissenschaft. Lebenserfahrung sieht etwas anders aus. Als ich mit dem Triathlon begann, spürte ich richtig, wie ich von Monat zu Monat und von Jahr zu Jahr mehr Energie hatte. Energie, die ich so gar nicht mehr kannte. Energie, wie ich sie in meiner Jugend hatte. Ich spürte förmlich, wie ich jünger wurde. Unzählige meiner damaligen Seminarteilnehmer und Patienten kamen in den gleichen Genuss. Damals wussten wir noch nicht, dass sich unsere Telomere verlängerten. Die Entdeckung der Telomerase, des Enzyms, welches Telomere wachsen lässt, wurde erst 2009 mit dem Nobelpreis der Medizin ausgezeichnet.

Mehrere Mechanismen am Werk

Inzwischen gehen Wissenschaftler von mehreren unabhängigen Mechanismen aus, die zur Verlängerung der Telomere führen. Einer der wichtigsten Faktoren ist Sport. Er wirkt als Genschalter und erhöht die Aktivität der Telomerase. Telomere wachsen daraufhin. Den Telomeren setzen aber auch oxidativer Stress und chronische Entzündungsreaktionen zu. Diese nehmen ab, wenn man sportlich aktiv ist. Telomere werden nicht mehr so stark angegriffen, sie schrumpfen weniger. Außerdem wird davon ausgegangen, dass Insulinresistenz den Telomeren schadet. Sport wirkt der Insulinresistenz entgegen und schützt somit Telomere.[114]

TIPP 97

Der Darm braucht Sport

Sport ist gesund, das weiß man schon lange. Dass Sport sogar die Zusammensetzung der Darmbakterien und die Darmbewegungen positiv beeinflusst und die Barrierefunktion steigert, ist allerdings erst seit einigen Jahren bekannt.

Positiver Hitzestress und Minderdurchblutung

Durch körperliche Anstrengung, vor allem durch Ausdauersport, kommt es zu sogenanntem Hitzestress im Darm. Es herrschen leicht höhere Temperaturen als im Ruhezustand. Außerdem wird der Darm weniger gut durchblutet. Sauerstoff und Nährstoffe werden vor allem in der Muskulatur gebraucht. Hitzestress und Minderdurchblutung hören sich für den Darm schädlich an. Genau das Gegenteil ist der Fall. Wissenschaftler gehen davon aus, dass sich beides positiv auf die Zusammensetzung der Darmbakterien auswirkt und vor allem pathogene Bakterien durch Hitze und Minderdurchblutung absterben. Viele schädliche Bakterien wie beispielsweise *Helicobacter pylori* brauchen geringe Mengen Sauerstoff. Die meisten gesundheitsfördernden Bakterien sind hingegen anaerob, das heißt, sie benötigen keinen Sauerstoff. Daher ergibt die Beobachtung der Wissenschaftler Sinn. Nimmt die Sauerstoffversorgung aufgrund einer Minderdurchblutung der Darmwand ab, leiden vor allem gesundheitsschädliche Bakterien.

Erst durchlässig, dann superdicht

Hinsichtlich der Barrierefunktion des Darms verhält es sich ebenfalls interessant. Während des Sports nimmt zunächst die Permeabilität zu. Das heißt, es dringen vermehrt Stoffe aus dem Darm direkt in den Körper ein. In den Ruhephasen ist der Darm von Sportlern hingegen viel dichter als der von Personen, die nicht körperlich aktiv sind.

Einer der Gründe sind wahrscheinlich sogenannte Hitzeschockproteine. Ihre Aufgabe besteht darin, anderen Proteinen zu helfen, ihre Form unter extremen Bedingungen beizubehalten. Hitzeschockproteine machen aber noch mehr. Unter anderem schützen sie die Tight Junctions. Wissenschaftler gehen davon aus, dass der durch Sport induzierte Hitzestress die Bildung von Hitzeschockproteinen fördert. Sind mehr von ihnen vorhanden, wirkt sich das positiv auf die Tight Junctions aus. Hitzeschockproteine machen den Darm dicht.

Äußere Bewegung bewegt das Innere

Die Peristaltik, die Darmbewegungen, ist für eine gute Verdauung essenziell. Sport regt das autonome Nervensystem an, welches daraufhin dem Darm das Signal zu mehr Bewegung gibt. Durch Sport nimmt insbesondere die Verweildauer des Nahrungsbreis im Dickdarm ab. Da im Nahrungsbrei auch viele schädliche Stoffe enthalten sind, ist der schnelle Transit für die Gesundheit förderlich.

Sport stärkt das darmeigene Immunsystem

Ausdauer- wie auch Krafttraining wirken als Genschalter des Immunsystems. Im darmeigenen Immunsystem nimmt die Bildung entzündungsfördernder Botenstoffe nach sportlicher Anstrengung ab. Gleichzeitig werden vermehrt entzündungshemmende Zytokine gebildet. Außerdem werden spezielle Gene aktiv, was zur Herstellung antioxidativ wirkender Enzyme führt. Dadurch nehmen Entzündungsreaktionen im Darm weiter ab. Sport stärkt zudem den Mukus.[115]

TIPP **98**

Plank – die magische Übung

Plank heißt wörtlich übersetzt Planke. Die Übung heißt so, weil Kopf bis Fersen so gerade wie eine Planke gehalten werden sollen, während man sich auf den Unterarmen abstützt. Im Deutschen wird auch vom Unterarmstütz gesprochen – das hört sich nicht so sexy an.

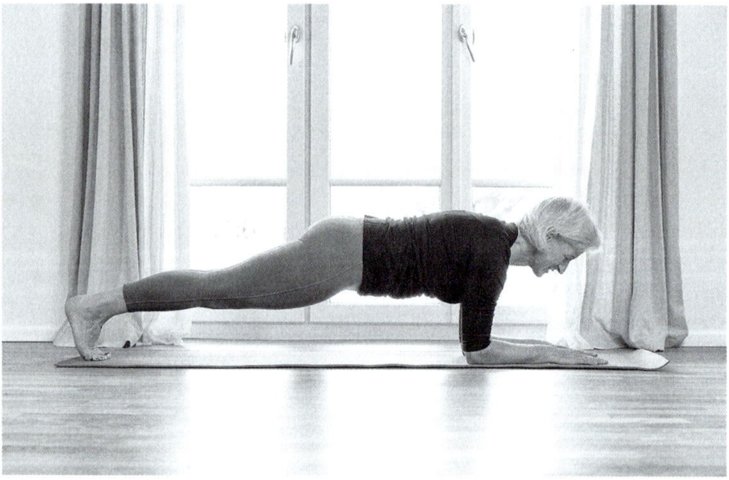

Planks sind ein hocheffektives Training für die Rumpfmuskulatur, aber auch für die Armmuskulatur, die des Nackens und der Schultern, selbst Oberschenkel und Gesäß werden gestärkt. Mit nur wenigen Minuten täglichem Planking hält man sich bis ins hohe Alter fit. Man beugt Rückenschmerzen und Bandscheibenvorfällen vor. Außerdem verbessert sich die Körperhaltung. Im Idealfall entwickelt sich ein Sixpack, der sieht bei Frauen ebenso attraktiv aus wie bei Männern.

Hochintensiver Trainingsreiz

Planks gehören zu den isometrischen Übungen, das heißt eine Position wird statisch gehalten. Die Muskulatur kontrahiert während der gesamten Dauer, das führt zu einem hochintensiven Trainingsreiz. Isometrische Übungen führen daher zu nennenswertem Kraftzuwachs bei nur geringem Zeitaufwand. Je länger Sie die Plank halten, umso stärker wird Ihre Muskulatur brennen und gleichzeitig ermüden.

PRAXISTIPP

Planking

- Nehmen Sie die Plank-Position auf einem rutschfesten Untergrund wie einer Yogamatte ein. Legen Sie Ihre Unterarme schulterbreit auf den Boden und bilden Sie mit den Händen leichte Fäuste. Der Winkel zwischen Unter- und Oberarm sollte 90 Grad betragen. Stützen Sie sich zudem mit der Unterseite Ihrer Zehen ab. Die Fußsohlen befinden sich ungefähr im rechten Winkel zu den Zehen.
- Halten Sie Ihren gesamten Körper von Kopf bis zu den Fersen gerade wie eine Planke. Schauen Sie auf den Boden. Wenn möglich, überprüfen Sie Ihre Position im Spiegel oder lassen Sie Ihre Plank-Haltung von Familienmitgliedern oder Freunden beurteilen. Diese können Sie auch fotografieren.
- Halten Sie zunächst die Position für zehn Sekunden. Atmen Sie dabei gleichmäßig und tief. Nach etwas Übung verlängern Sie die Haltezeiten auf 30, 45 und 60 Sekunden bis hin zu zwei Minuten. Ideal sind Zeiten von mindestens 60 Sekunden.
- Sie können auch Sätze von mehreren Wiederholungen durchführen, wobei Sie die Plank jedes Mal zehn Sekunden oder länger halten und dazwischen eine kurze Pause einlegen.
- Sie können die Übung schnell am Morgen oder am Abend durchführen. Oder an Ihrem Arbeitsplatz, wenn Sie die Möglichkeit dafür haben!

TIPP 99

Muskeln wollen Stretching

Die Beweglichkeit der Gelenke hängt von den Muskeln, Sehnen, Bändern und den Gelenkkapseln ab, die sie umgeben. Je flexibler Sie sind, umso größer ist der Umfang, mit dem Sie Ihre Gelenke schmerzfrei bewegen können. Die Flexibilität ist von Mensch zu Mensch sehr unterschiedlich. Für ein schmerzfreies Leben ist jedoch ein Minimum an Flexibilität Voraussetzung.

Fehlende Flexibilität kann zu folgenden gesundheitlichen Problemen führen:

- **Mangelnde Nährstoffversorgung der Gelenke:** Ist die Bewegung eingeschränkt, nimmt die Blutversorgung in Muskulatur, Knochen sowie Sehnen und Bändern ab. Dadurch entsteht ein Nährstoffmangel im Gelenk. Bei eingeschränkter Beweglichkeit nimmt die Menge an Gelenkflüssigkeit ebenfalls ab. Gelenkknorpel besitzen jedoch keine eigenen Blutgefäße und werden nur über die Gelenkflüssigkeit mit Nährstoffen versorgt. Nimmt ihr Volumen ab, schädigt das auf Dauer den Knorpel. Auch Bänder, Sehnen und Gelenkkapseln leiden.
- **Mangelnder Gelenkschutz:** Bei verminderter Flexibilität ist meist eine Muskelgruppe an einem Gelenk verkürzt. Die ihr entgegengesetzte Muskelgruppe arbeitet daraufhin umso intensiver. Nur so können die Muskeln die erwünschte Bewegung ausführen. Auf Dauer ermüdet die Muskulatur dadurch. Muskeln sind aber nicht nur für die Ausübung von Bewegungen da, sondern auch für den Schutz der Gelenke. Ermüdete Muskeln können ihrer Schutzfunktion nicht mehr richtig nachgehen.
- **Anormale Belastungen:** Unbeweglichkeit geht häufig mit verkürzten Muskeln einher. Diese Verkürzungen führen zu unnormal ho-

hen Belastungen, die auf Knorpel und Bandscheiben einwirken. Auf Dauer werden sie dadurch geschädigt. Selbst Sehnenentzündungen können durch verkürzte Muskelgruppen entstehen.

PRAXISTIPP

So dehnen Sie sich richtig

- Ihr Stretchingprogramm sollte alle großen Muskelgruppen berücksichtigen.
- Ihr Körper sollte bereits etwas erwärmt sein. Sie können sich mit Seilspringen oder Kniebeugen oder anderen anstrengenden Übungen aufwärmen. Das erhöht den Blutfluss, was sich als Wärme bemerkbar macht. Aufgewärmte Muskeln, Bänder und Sehnen sind elastischer als kalte.
- Nehmen Sie die Körperpositionen zur Dehnübung so weit ein, bis Sie das Gefühl von Gegenspannung haben. An diesem Punkt halten Sie die Position. Atmen Sie ruhig ein und aus. Eventuell gehen Sie nach einiger Zeit etwas tiefer in die Dehnung. Sie sollten während der gesamten Zeit zwar das Gefühl von Gegenspannung haben, es sollten aber keine unangenehmen Schmerzen auftreten.
- Jede Stretchingübung sollte langsam und mit hoher Körperwahrnehmung durchgeführt werden.
- Wenn Sie eine Muskelgruppe dehnen, sollten Sie die gestretchte Körperstellung für mindestens 30 Sekunden halten. Wenn Sie geübter sind, können Sie die Dehnungen länger halten. Ideal sind ein bis zwei Minuten pro Position.

TIPP 100

Nordic Walking – mehr als Spazierengehen

Nordic Walking ist der ideale Ausdauersport für Laufanfänger, für Übergewichtige, für Senioren und für Menschen mit Gelenkproblemen. Für das stramme Gehen mit den Stöcken ist weniger Kondition erforderlich als fürs Laufen, zudem ist es gelenkschonender. Jeder Sport sollte jedoch anstrengend sein, so auch Nordic Walking. Beim Walken dauert es im Vergleich zum Laufen allerdings etwas länger, bis man ins Schwitzen kommt. Daher sollte das tägliche Walken 30 bis 40 Minuten dauern.

Stöcke mit Sinn

Ursprünglich wurde Nordic Walking als Sommertraining für Skilangläufer entwickelt. Beim Skilanglauf drückt man sich mit den Stöcken vom Untergrund ab, genauso sollte es beim Nordic Walking sein. Die Stockbewegung erfolgt diagonal zur Beinbewegung. Das hört sich jetzt vielleicht kompliziert an, ist aber der ganz normale Bewegungsablauf beim Gehen. Wenn der rechte Fuß vorne ist, dann ist gleichzeitig der linke Arm nach vorn geschwungen und andersherum. Die Bewegung des Arms erfolgt aus dem Schultergelenk und nicht aus dem Ellbogengelenk. Schwungvoll wird der Stock mit leicht angewinkeltem Arm nach vorne geführt, dann (von der Seite betrachtet) zwischen den beiden Füßen auf den Boden gesetzt. Durch das Schwingen aus der Schulter werden die Brust-, Schulter- und die Rückenmuskulatur trainiert. Dann erfolgt der leichte Abstoß, die Arme schwingen nach hinten. Dabei öffnen sich die Hände, der Stock hängt nur noch an den Handschlaufen. Mit dem Öffnen der Hände wird Verspannungen vorgebeugt. Beim Nach-vorne-Führen des Stocks fängt man den Griff wieder ein und umfasst ihn auf ein Neues. Die Stöcke sollten möglichst eng am Körper geführt werden.

Aufrecht, entspannt, tief atmend

Laufen Sie aufrecht mit entspannten Schultern und atmen Sie gleichmäßig und tief. Die Schrittlänge sollte etwas größer sein als beim normalen Gehen. Steigern Sie Ihr Tempo, solange Sie weiter tief und gleichmäßig atmen können. Wenn Sie kurzatmig werden, reduzieren Sie Ihr Tempo wieder etwas. Halten Sie Ihren Blick nach vorn gerichtet, sodass Sie im unteren Blickfeld den Boden in ca. vier bis fünf Metern Entfernung sehen.

Genießen Sie

Körperliche Anstrengung ist das Normale, das, wobei sich jeder Mensch normalerweise wohlfühlt. Leider geht das Gefühl verloren, wenn man es viele Jahre nicht erlebt hat, wenn man zu viele Pfunde mit sich herumträgt oder die Ausdauer zu schwach ist. Aber all das können Sie wiedererlangen. Nehmen Sie bewusst Ihre Gefühle nach dem Walken wahr. Wie ist Ihre Stimmung? Wie hat sich das Wetter angefühlt? Wie geht es Ihrem Körper? Mit diesen Fragen schulen Sie Ihre Körperwahrnehmung. Sie werden merken, wie gut Ihnen das Walken tut. Wenn Ihnen das erst einmal bewusst ist, dann werden Sie täglich walken wollen.

PRAXISTIPP

Stöcke in der richtigen Länge

- Multiplizieren Sie Ihre Körpergröße in cm einmal mit dem Faktor 0,66 und ein zweites Mal mit 0,7.
- Der niedrigere Wert ist die minimale Stocklänge, der höhere die maximale. Diese Maße gelten für Anfänger.
- Fortgeschrittene können etwas längere Stöcke benutzen.

TIPP **101**

Laufstrecken und Tempo

Sollten Sie in Ihrem Leben noch nie gelaufen sein oder ist es Jahre her, dass Sie regelmäßig Sport getrieben haben, dann beginnen Sie mit einem strammen Spaziergang. Am ersten Tag laufen Sie während des Spaziergangs eine Minute, am zweiten Tag zwei. Nach sieben Tagen laufen Sie bereits sieben Minuten und nach einem Monat 30.

Trainieren Sie sich den Laufreflex an

Wichtig ist es, dass Sie im ersten Monat jeden Tag zur gleichen Tageszeit laufen gehen, dadurch wird es zur Routine, richtig gefestigt ist sie nach ca. drei Monaten. Laufen Sie am Anfang langsam und beobachten Sie dabei Ihren Körper und Ihre Atmung. Am besten eignet sich der Morgen zum Laufen, noch bevor Sie gefrühstückt, geduscht oder sich die Zähne geputzt haben. Sie wachen auf, trinken etwas Wasser oder einen Tee und es geht raus. Morgens ist die Willenskraft am größten und die Liste unerledigter Tätigkeiten am kürzesten. Wenn es für Sie morgens unmöglich ist zu laufen, können Sie es auch nachmittags und am frühen Abend tun. Ich rate jedoch von Läufen nach 19:00 Uhr ab. Um gut schlafen zu können, muss der Kreislauf herunterfahren. Laufen aktiviert ihn jedoch, daher können Läufe am Abend zu Einschlafproblemen führen.

Laufen Sie los

Sollten Sie in früheren Jahren schon einmal regelmäßig laufen gegangen sein oder anders sportlich aktiv gewesen sein, können Sie auch schneller einsteigen. Ziehen Sie sich die Laufschuhe an, gehen Sie raus und probieren Sie aus, wie lange Sie durchhalten. Hören Sie gut auf Ihren Körper, schließlich ist er die Bewegungsintensität nicht mehr gewohnt.

Mal schneller und mal länger

Experimentieren Sie! Laufen Sie mal schneller und mal langsamer oder laufen Sie an Sonntagen länger. Beobachten Sie, wie es Ihnen dabei geht, wie sich Ihr Körper verändert. Sie können auch einige Sprints in Ihren Lauf integrieren. Nach jedem Sprint laufen Sie langsamer weiter. Hüpfen Sie zwischendurch, lassen Sie Ihre Arme baumeln, schütteln Sie Ihre Hände aus.

Das langfristige Ziel

Als langfristiges Ziel rate ich zu 30 bis 60 Minuten Laufen pro Tag bis ins hohe Alter. Das wird Ihre Knochen und Ihre Muskulatur stärken, Knorpel werden erneuert. Ihr Risiko, chronisch zu erkranken, sinkt enorm. Vor allem werden Sie ein Gefühl von Glück erleben, das Sie nicht mehr verlieren wollen.

PRAXISTIPP

Schmieden Sie einen genauen Plan

Die ersten vier Wochen sind das Wichtigste. Erstellen Sie sich einen genauen Plan:

- Um wie viel Uhr werde ich laufen gehen?
- Wie lange werde ich an Tag 1, Tag 2 usw. laufen gehen?
- An jedem Abend fragen Sie sich: Habe ich mein heutiges Ziel erreicht?
- Wenn Sie an einem Tag Ihr Ziel nicht erreicht haben, dann machen Sie am nächsten Tag einfach weiter. Ihr Ziel sind die 30 Tage, das schaffen Sie!

Wenn Sie den ersten Monat geschafft haben, erstellen Sie sich einen Plan für den zweiten und den dritten Monat.

TIPP **102**

Nüchternlauf wirkt vierfach

Seit meinem ersten Seminar 1990 habe ich den Nüchternlauf propagiert. Ich habe so lange davon geschwärmt, bis einige Hunderttausend mir gefolgt sind. Einige zögerlich, andere misstrauisch.

Europas schnellster Marathonläufer trainiert nüchtern

Fast 30 Jahre später lese ich die Bestätigung. Denn Viktor Röthlin, einst Europas schnellster Marathonläufer, hält die morgendlichen Nüchternläufe ausschlaggebend für seine Erfolge. Klarer und sauberer kann man das nicht ausdrücken.

Wissenschaftlicher Beweis

Wissenschaftler aus Belgien untersuchten den Effekt des Nüchterntrainings. Für mich war immer die gesteigerte Fettverbrennung entscheidend. Die Wissenschaftler fanden weitere Stoffwechselveränderungen.

Für den Versuch absolvierten 20 junge Männer ein sechswöchiges Ausdauertraining. Sie fuhren viermal pro Woche 1,5 Stunden auf dem Fahrradergometer. In der ersten Woche lag die Intensität bei 70 Prozent ihrer maximalen Sauerstoffaufnahme. Über die Wochen nahm die Trainingsintensität zu. Zehn Probanden trainierten nüchtern, die anderen nahmen 160 Gramm Kohlenhydrate vor dem Training sowie weitere Kohlenhydrate während des Trainings zu sich.

Körperfett verschwindet durch Nüchterntraining

In der Gruppe, die vor und während des Trainings Kohlenhydrate zu sich nahm, veränderten sich die Fettreserven in den Muskelzellen nicht. Bei den Männern, die nüchtern trainierten, stieg hingegen die Fettverbrennung. Der Fettanteil in den Muskelzellen nahm während des Trainings ab.

Energieherstellung steigt

Die Energieherstellung in den Mitochondrien war bei den Nüchternsportlern höher als bei denen, die vor und während des Trainings Kohlenhydrate zu sich nahmen. Gemessen wurde dies anhand der Aktivität zweier Enzyme. Das eine bereitet Fettsäuren für die Energieherstellung vor, dieses war bei den Nüchternsportlern um 34 Prozent aktiver als bei den Kohlenhydratsportlern. Das andere Enzym nimmt den ersten Umbauschritt im Citratzyklus vor. Das ist der Stoffwechselvorgang, bei dem Energie entsteht. Dieses Enzym war bei den Nüchternsportlern 47 Prozent aktiver als bei denen der Kohlenhydratgruppe.

Muskeln nehmen mehr Sauerstoff auf

Je mehr Sauerstoff ein Muskel aufnehmen kann, umso mehr Kraft kann er erzeugen. Die Messung erfolgt anhand der maximalen Sauerstoffaufnahme (VO_2max). Sie stieg bei den Nüchternsportlern im Zuge der gesteigerten Trainingsintensität stärker an als bei den Sportlern, die vor und während des Trainings Kohlenhydrate aßen.

Kein Mann mit dem Hammer

Im Marathon wird oft von dem Mann mit dem Hammer gesprochen. Das ist der Zeitpunkt, wenn die Kohlenhydrate aus den Glykogenspeichern plötzlich leer sind. Es kann sich wie ein Hammerschlag anfühlen, abrupter Leistungsabfall. Dieses Phänomen haben die Wissenschaftler nur bei den Probanden beobachtet, die vor und während des Trainings Kohlenhydrate zu sich genommen haben. Bei jenen, die nüchtern trainierten, war von vornherein die Fettverbrennung aktiv. Hier kam es nicht zu einem plötzlichen Leistungsabfall.[116]

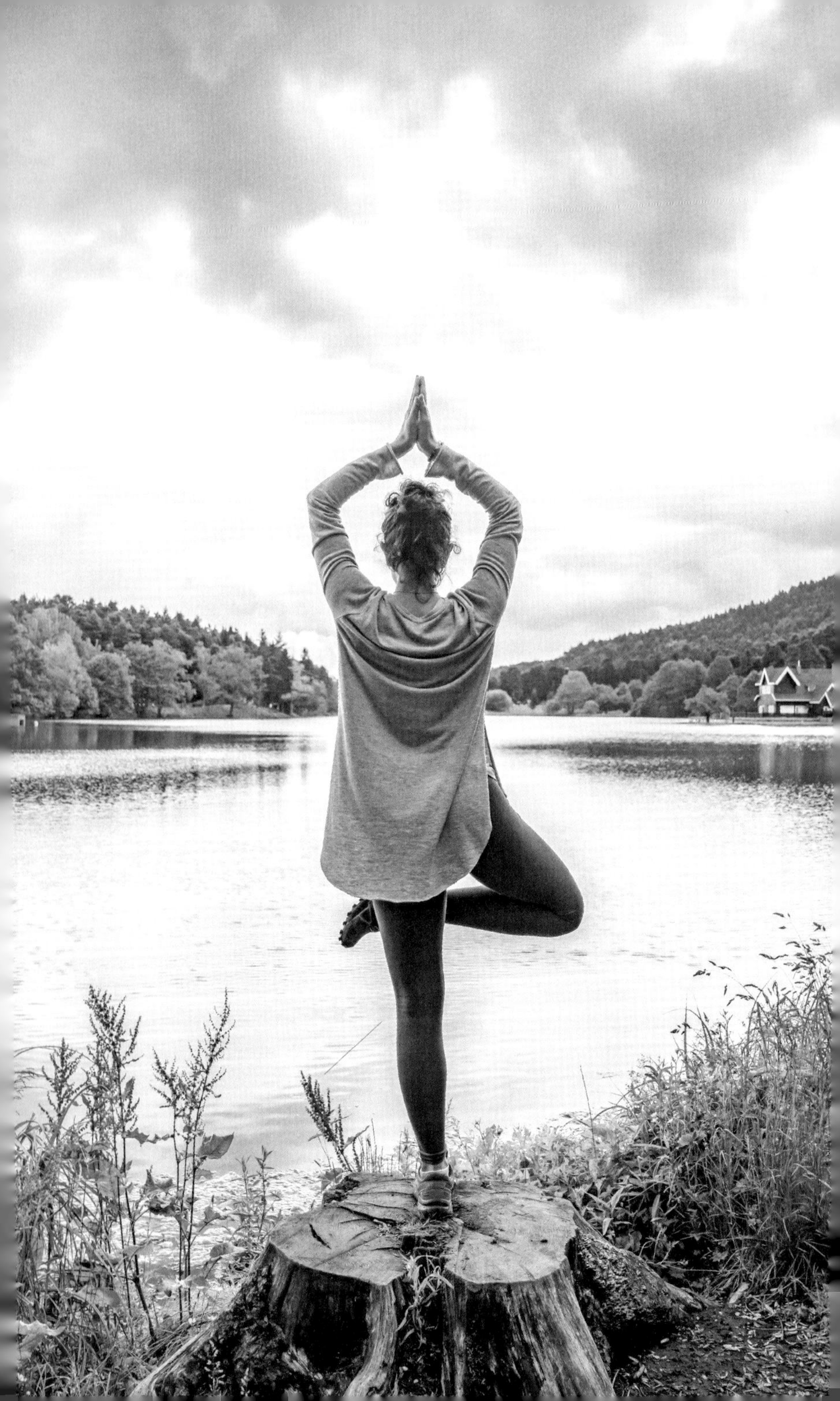

Glück ist immer selbst gemacht

Glück hängt entscheidend davon ab, wie wir mit dem, was uns das Leben vor die Füße schmeißt, gedanklich umgehen. Und das ist äußerst variabel. Trainieren Sie Ihre Gedanken genauso wie Ihren Körper und erleben Sie … Glück!

TIPP 103

Alpha-Wellen: Glück ist trainierbar

Nervenzellen erzeugen einen minimalen elektrischen Strom. Er breitet sich in Impulsen aus. Die Impulse addieren sich zu Frequenzen, die messbar sind. Je nach Art Ihrer Gehirnfrequenz fühlen Sie sich besser oder schlechter. Sie sind konzentrierter und kreativer oder gestresst. Selbst Ihre Wahrnehmung verändert sich abhängig davon, in welcher Frequenz Ihre Nervenzellen schwingen.

- **Beta-Wellen:** Dieser Zustand wird als der normale angenommen. Er tritt während Wachphasen auf, kommt aber auch in Stress- oder Angstzuständen vor. Viele Verhaltensweisen laufen automatisiert ab. In alltäglichen Situationen ist der Zugang zu Gefühlen in diesem Frequenzbereich nicht möglich. Jugendliche sind tagsüber oft im Beta-Zustand.
- **Alpha-Wellen:** Personen in diesem Zustand sind ruhig und entspannt, gleichzeitig aber konzentriert oder kreativ. Gedankengänge und Verhaltensweisen, die unbewusst verlaufen, wenn Beta-Wellen vorherrschen, werden im Alpha-Bereich bewusst wahrgenommen. Die meisten Menschen erleben ihn nur beim Übergang vom Wach- zum Schlafzustand. Alpha-Wellen sind jedoch trainierbar, und zwar durch Meditation. Mit etwas Übung ist es möglich, auch während normaler Aktivitäten im Alpha-Zustand zu bleiben. Wenn die Gehirnwellen im Alpha-Bereich liegen, steigen das Erinnerungsvermögen und die Lernfähigkeit. Während des Alpha-Zustandes schütten Nervenzellen vermehrt glücklich machende Botenstoffe aus. Kinder sind tagsüber häufig im Alpha-Zustand.
- **Theta-Wellen:** Diese Frequenz ist für den leichten Schlaf und die Traumphasen (REM-Schlaf) typisch. Theta-Wellen führen zu einer

tiefen Entspannung. Säuglinge und Kleinkinder befinden sich häufig im Theta-Zustand.

- **Delta-Wellen:** Sie sind typisch für die traumlosen Tiefschlafphasen.

Ein jeder eignet sich im Laufe seines Lebens Verhaltensweisen an, die automatisiert ablaufen. Das Gehirn spult sie im Beta-Zustand tagein, tagaus ab. Die meisten Menschen reagieren, während sie sich mit anderen unterhalten, vollkommen automatisiert. Persönlichkeitsmerkmale sind ebenfalls erlernte und dann automatisierte Verhaltensweisen. Zu den automatisierten Abläufen gehören auch die meisten Gedanken. Fast alle Menschen denken immer wieder die gleichen Gedanken, ohne sich dessen bewusst zu sein. Der Automatismus entscheidet, wie Sie über andere Menschen und über sich selbst denken. Der Automatismus bestimmt, wie Sie Ihr Leben erleben. Um glücklicher zu werden, ist es meist erforderlich, das Denken über sich selbst, über andere und über die Ereignisse in der Welt zu ändern. Dafür müssen die Automatismen zunächst erkannt und dann bewusst geändert werden. Im Alpha-Zustand ist das einfacher.

SELBST-CHECK

Erlebe ich Alpha-Wellen?

Ich kann meine Gefühle beobachten und benennen.	j	n
Ich finde Musik im Hintergrund irritierend.	j	n
Ich arbeite konzentriert und bin dabei gleichzeitig entspannt.	j	n
Ich bleibe in schwierigen Situationen gelassen.	j	n

Ich bin selten gestresst.	j	n
Ich erziele in kurzer Zeit gute Arbeitsergebnisse.	j	n
Ich bin mir meines Verhaltens bewusst.	j	n

Je häufiger Sie mit Ja geantwortet haben, umso eher erleben Sie den Alpha-Zustand.

PRAXISTIPP

Alpha-Zustand trainieren

- Jede Art der Achtsamkeitsmeditation trainiert den Alpha-Zustand. Zu Achtsamkeitsmeditationen zählen:
  - Konzentration auf Körperempfindungen.
    - Ein- und Ausatmen beobachten.
    - Aufsteigende Gedanken wahrnehmen, aber nicht verändern.
- Diese Meditationsarten und viele andere verbessern nach einiger Zeit der Praxis die Aufmerksamkeit. Gefühle und Gedanken werden bewusst. Erst wenn sie bewusst sind, können Sie sie in kleinen Schritten verändern. Das erleichtert Verhaltensänderungen.

TIPP **104**

Denken Sie gut von sich

Wie Sie über sich denken, haben Sie gelernt. Oft hat es wenig mit objektiven Fakten zu tun. Unbewusst übernimmt ein jeder, was Eltern, Lehrer oder Freunde über einen denken. Doch die Einschätzung dieser Personen hat wiederum sehr wenig mit der Realität zu tun. Meistens übertragen Menschen ihre eigenen Selbstbilder unbewusst auf andere. Mütter und Väter mit geringem Selbstwertgefühl werden selten ihren Kindern das Gefühl geben können, dass sie richtig und gut sind. Leider formen diese übernommenen Ansichten Ihr Leben. Doch Sie können den Teufelskreis durchbrechen, indem Sie bewusst gut von sich denken.

Geringes Selbstwertgefühl kann nicht mit Erfolgen gesteigert werden

Wer negativ über sich selbst denkt oder ein geringes Selbstwertgefühl hat, büßt häufig Lebensqualität ein. Damit das Selbstwertgefühl steigt, suchen viele unbewusst nach Bestätigung von anderen Menschen durch beruflichen oder sportlichen Erfolg, durch Schönheit oder andere Qualitäten. Dies funktioniert jedoch nur für einen kurzen Moment, wenn überhaupt. Danach herrscht das geringe Selbstwertgefühl wieder vor. Sie können negative Selbstbilder überwinden, indem Sie lernen, gut von sich zu denken. Dann wird sogar die Meinung anderer egal sein. Der Wunsch nach Anerkennung verschwindet ebenfalls.

Geringes Selbstwertgefühl oder negative Selbstkonzepte können sogar zur Entwicklung von Angststörungen oder Depressionen beitragen. Auch steigt die Gefahr, in ungesunden Beziehungen zu verweilen, Drogen oder Alkohol zu konsumieren, Essstörungen zu entwickeln oder Schönheitsoperationen durchführen zu lassen. Negatives Denken erschwert, Entscheidungen zu treffen sowie hilfreiche Lösungen zu finden.

Wer sich wertvoll fühlt, sorgt gut für sich

Mit einem positiven Selbstwertgefühl fällt ein gesunder Lebensstil leicht. Wer sich wertvoll fühlt, nimmt sich Zeit zu schlafen und versorgt sich mit allen Nährstoffen, die er braucht. Wer ein geringes Selbstwertgefühl hat, der sucht nach Anerkennung von anderen, der macht beispielsweise Überstunden, anstatt für seine Gesundheit zu sorgen.

Jeder kann sein Selbstbild und sein Selbstwertgefühl ändern. Es ist schließlich bar jeder Tatsache entstanden. Entwickeln Sie ein positives Bild von sich und konzentrieren Sie sich auf Ereignisse, die bestätigen, dass Sie ein wertvoller und guter Mensch sind. Meist gelingt das nicht von einem Tag zum anderen, doch Dranbleiben lohnt sich. Ein positives Selbstbild ist eines der wertvollsten Geschenke, das Sie sich selbst geben können. Wer gut von sich denkt, meistert Probleme eher und bleibt glücklich. Wer schlecht von sich denkt, kann schneller überfordert sein. Der Gedanke, eine Krankheit verdient zu haben, tritt eher bei negativem Selbstbild auf. Dieser Glaubenssatz kann zu Untätigkeit führen. Dann werden wichtige Schritte zur Heilung einfach nicht gegangen. Wer hingegen gut von sich denkt, versteht eine Krankheit viel eher als Weckruf. Als Aufforderung, Dinge zu ändern oder das Leben anders zu sehen. Bei schweren Unfällen oder weit fortgeschrittenen Krankheiten ist körperliche Heilung nicht immer möglich. Aber die Einstellung zum Leben kann sich immer ändern. Ich weiß, wovon ich spreche. Ich bin nicht mehr derselbe seit meinem schweren Fahrradunfall.

Selbstkritische Gedanken erst wahrnehmen, dann ändern

Die meisten Gedanken sind äußerst repetitiv. Das heißt, Sie denken immer wieder Ähnliches über sich selbst, über andere oder die Welt. Vielleicht denken Sie oft, dass Sie schneller oder mehr arbeiten sollten. Je häufiger Sie das denken, umso schlechter denken Sie von sich selbst. Denn Sie bezeichnen sich damit ja als langsam. Der Gedanke kann sich so tief eingraben, dass er bleibt, selbst wenn Sie Ihre Arbeitsgeschwindigkeit verdoppeln. So einen Gedanken sollten Sie umwandeln. Wenn Sie ihn bemerken, dann sagen Sie sich stattdessen, dass Sie so schnell arbeiten, wie Sie können, und dass das Tempo gut ist. Sobald Sie sich bei weiteren Selbstzweifeln oder anderer Selbstkritik ertappen, suchen Sie nach Gegenargumenten. Wenn Sie beispielsweise denken, dass Sie in Ihrem Leben bislang nicht viel erreicht haben, dann zählen Sie innerlich auf, was Sie alles erreicht haben. Aber vergleichen Sie sich nicht mit anderen, jeder Mensch ist anders. Wichtig ist, was Sie in Ihrer individuellen Situation erreicht haben. Wenn Sie sich das verdeutlichen, werden Sie sicherlich fündig. Davon bin ich überzeugt. Wenn Sie beispielsweise denken, dass Sie vom Schicksal schwer getroffen wurden, dann verdeutlichen Sie sich, in welchen Situationen Sie bereits Glück hatten. Auch hier werden Sie fündig. Wiederholen Sie in Gedanken immer wieder Ihre neuen Erkenntnisse über sich. Damit überschreiben Sie die alten, negativen Einstellungen.

PRAXISTIPP

Positiv denken

Wenn Sie negativ von sich selbst denken, halten Sie inne und stellen Sie sich folgende Fragen:

- Was genau habe ich gerade gedacht?
- Stimmt das?
- Welche Ereignisse widersprechen diesem Gedanken?
- Wie möchte ich stattdessen über mich denken?

TIPP **105**

Meditation verändert das Gehirn

Es gibt viele Arten von Meditationen, tatsächlich haben sie fast alle eines als Ziel: Sie steigern die Konzentration. Egal ob Sie sich auf Ihren Atem konzentrieren oder beim Laufen Ihre Gedanken mit erhöhter Wachsamkeit wahrnehmen. Mit der gesteigerten Konzentration können Sie Gedanken bewusst steuern, das führt zu Gelassenheit und Glück. Meditation hinterlässt sogar messbare Veränderungen im Gehirn.

Meditation verjüngt das Gehirn

Wissenschaftler aus Jena und Australien haben die Scans von 50 Personen, die seit Jahren meditieren, mit Scans von 50 weiteren Personen ohne Meditationserfahrung verglichen. Die Forscher ermittelten das biologische Alter der Gehirne. Die Probanden beider Gruppen waren mindestens 50 Jahre alt. Die Gehirne der Meditierenden waren durchschnittlich 7,5 Jahre jünger als die der untersuchten Personen, die nicht meditierten. Es wurde somit nachgewiesen, dass die Abnahme an Gehirnzellen im Alter durch Meditation verringert wird. Meditation hält das Gehirn fit.[117]

Meditation hilft bei Depressionen

Patienten mit Depressionen profitieren ebenfalls von Meditation. Während Depressionen ist der Hippocampus hyperaktiv. Außerdem ist die Anzahl der Nervenzellen in dieser Hirnregion im Vergleich zu Gesunden verringert. Durch Meditation nimmt die Menge an Nervenzellen messbar zu und auch die Zellen im Hippocampus reagieren ruhiger. Die Amygdala ist bei Menschen, die an Depressionen leiden, häufig ebenfalls verändert. Dieser Teil des Gehirns ist vor allem für die emotionale Bewertung von Situationen zuständig. Insbesondere entstehen hier die Gefühle von Angst oder Aggression. Bei Personen mit Depressionen ist die Anzahl an Mikrogliazellen in der Amygdala reduziert. Das heißt, den Nervenzellen fehlen die wichtigen Unterstützerzellen. Die Zellen, die nachts Schadstoffe wegspülen und die das Immunsystem des Gehirns bilden. Gleichzeitig sind die Nervenzellen in der Amygdala insgesamt aktiver als bei Gesunden. Durch Meditation finden die Nervenzellen in diesem Teil des Gehirns wieder in ihre natürliche Balance.

Meditation wirkt antioxidativ

Zudem führt Meditation dazu, dass weniger oxidativer Stress im Gehirn entsteht. Die Anzahl freier Radikale, die Zellen, Mitochondrien und DNA angreifen, verringert sich. Außerdem steigt die Konzentration an Glutathion und anderen Antioxidantien, was den oxidativen Stress weiter reduziert. Entzündungsreaktionen entstehen erst gar nicht oder nehmen ab. Meditation unterstützt daher die Heilung von Gehirnerkrankungen. Wenn Sie mit dem Meditieren beginnen, bevor Sie an chronischen Erkrankungen leiden, bleibt Ihr Gehirn eher jung und gesund.

PRAXISTIPP

Meditieren Sie täglich

- Nehmen Sie sich täglich 10 bis 45 Minuten Zeit für Meditation.
- Setzen Sie sich aufrecht hin. Die Sitzposition sollte angenehm sein.
- Konzentrieren Sie sich auf Ihren Atem oder ein Kunstwort. Mein liebstes ist IOMAN. Oder konzentrieren Sie sich auf einen ausgewählten Gedanken, den Sie ständig wiederholen. Sobald Sie bemerken, dass Ihre Gedanken sich mit anderen Dingen beschäftigen, holen Sie sie zurück. Konzentrieren Sie sich aufs Neue wieder auf Ihren Atem, ein Kunstwort oder einen ausgewählten Gedanken.

TIPP 106

Nehmen Sie Ihre Gedanken wahr

Die meisten Menschen sind sich nicht bewusst, wie sehr sie vom Unterbewusstsein gesteuert werden. Das liegt in der Natur der Sache, heißt ja auch Unterbewusstsein. Autofahren verdeutlicht es besonders gut. Jeder, der regelmäßig Auto fährt, denkt nicht darüber nach, was er macht. Kuppeln, Schalten, Gas geben, Bremsen, selbst viele Regeln im Straßenverkehr haben sich aufgrund der vielen Wiederholungen vollkommen ins Unterbewusstsein eingegraben. Das Programm Autofahren läuft automatisch ab. Genauso wie sich das Autofahren automatisiert, steuert das Unterbewusstsein auch die meisten Verhaltensweisen. Wie Sie beispielsweise mit Ihrer Familie umgehen oder wie Sie sich in Gruppen benehmen. Ihre Reaktion auf Kritik ist automatisiert, genauso wie das, was Sie von anderen Menschen im Kontakt mit ihnen erwarten. Das Unterbewusstsein entscheidet sogar über Ihr Selbstbild. Alles gespeichert, alles nicht bewusst. Die Programme laufen jedoch jeden Tag im Hintergrund ab und haben einen großen Einfluss darauf, wie Sie emotional reagieren.

Sklaven eigener Glaubenssätze

Stress zum Beispiel. Viele leiden darunter, viele wollen ihn nicht haben. Aber gleichzeitig sind viele stolz auf ihren Stress. Unbewusst natürlich. Stressstolze – auch ich war einst so einer. Beschäftigt sein wird unbewusst gleichgesetzt mit erfolgreich sein. Je beschäftigter man ist, umso erfolgreicher. Im Freundeskreis wird damit geprahlt, wie viel man zu tun hat, oft in der Hoffnung auf Anerkennung. Mit diesem unbewussten Glaubenssatz ist es schwer, bei Burn-out kürzerzutreten. Um diese Glaubenssätze zu ändern, ist es wichtig, die Gedanken, die das Beschäftigtsein begleiten, überhaupt erst einmal wahrzunehmen. Wie fühlen Sie sich, wenn Sie über Ihr Beschäftigtsein sprechen? Sind Sie stolz? Das ist ein Anzeichen, dass Sie diesen Glaubenssatz in sich tragen.

Unbewusstes bewusst machen

Wenn Ihr Gehirn im Frequenzbereich der Beta-Wellen arbeitet, bleiben viele Einstellungen und Glaubenssätze im Unterbewusstsein verborgen. Der Beta-Zustand gilt als der normale. Ich lebe meist im Alpha-Zustand. Können Sie ebenso, können Sie trainieren. Im Alpha-Zustand verschiebt sich die Grenze zwischen Bewusstsein und Unterbewusstsein. In immer mehr Situationen werden Sie Ihre einst automatisierten Programme bewusst wahrnehmen. Wenn Sie über Ihr Beschäftigsein berichten, realisieren Sie im Alpha-Zustand plötzlich Ihre Einstellungen dazu. Wenn Sie diese wahrnehmen, können Sie sie auch verändern.

Um in den Alpha-Zustand zu kommen, braucht Ihr Gehirn alle essenziellen Nährstoffe, Ausdauer- und Kraftsport sowie Meditation. Meditation als Konzentrationsübung. Zusätzlich hilft es, wenn Sie sich zwischendurch selbst fragen, was Sie denken und was Sie fühlen.

PRAXISTIPP

Glaubenssätze ändern

- Wenn Sie ängstlich oder gestresst sind, Minderwertigkeits- oder Schuldgefühle haben, überlegen Sie, welche Ihrer unbewussten Annahmen zu dem Gefühl führen.
- Denken Sie sich neue Annahmen aus, bei denen sich Ihre Angst, Ihr Stress oder andere negative Gefühle verringern.
- Wiederholen Sie Ihre neuen Annahmen so häufig wie möglich.

TIPP 107

Die Kopf-frei-Meditation

Stress entsteht, wenn sich die Gedanken um all die Dinge drehen, die man nicht haben will: Termindruck, Überforderung, Geldsorgen, pubertierende Kinder, überarbeitete Ehepartner, kranke Eltern und vieles mehr. Stress wirkt sich auf den gesamten Körper aus, auch auf die Muskulatur und die Körperhaltung. Die Schultern werden hochgezogen, der Kopf meist etwas nach vorn gebeugt, der Bauch eingezogen. Diese Haltung wird über Stunden, Tage oder Wochen beibehalten. Dann ist man nicht nur im Kopf aufgrund der Gedanken verkrampft, sondern im ganzen Körper.

Als Gegenmaßnahme helfen Stretchingübungen, aber auch Meditation. Das Stretching entspannt die Muskulatur, dadurch kann man wieder eine aufrechte Haltung einnehmen. Meditation lässt die stressigen Gedanken verschwinden.

Meditation ist Konzentration

Während des Meditierens konzentriert man sich auf nur einen ausgewählten Gedanken oder auf die Lücke zwischen zwei Gedanken oder auf die Stille. Es gibt unendlich viele Möglichkeiten. Das Ziel ist es, sich irgendwann so gut konzentrieren zu können, dass man seine Gedanken bewusst wählen kann. Wenn sich dann die Gedanken um den Zeitdruck oder die vielen unerledigten Aufgaben drehen, kann man bewusst an etwas anderes denken.

Entspannung durch bewusstes Lenken der Gedanken

Während sich die Gedanken um die vielen unangenehmen Dinge drehen, ändert man an der Situation nichts. In Gedanken spielt man nur immer wieder die Situationen durch und beschwert sich innerlich über sie. Genau dieser Zustand führt zu Stress. Wer in der Lage ist, in so einem Moment seine Gedanken auf etwas anderes zu lenken, entspannt. Das kann man mit Meditation erlernen. Der Erfolg wird sich schrittweise einstellen. Zunächst wird man nur kurz an etwas anderes denken können, dann drehen sich die Gedanken wieder um all das, was schiefgelaufen ist oder demnächst schieflaufen könnte. Sobald man diesen geistigen Stress bemerkt, führt man die Gedanken wieder bewusst weg. Man denkt über den letzten Lauf durch einen Wald nach, über alles, was im Leben gut läuft, oder sonst etwas, das einem guttut. Über die Zeit wird die Aufmerksamkeitsspanne immer länger. Die Gedanken bleiben vermehrt bei den bewusst gewählten Themen.

Zwischendurch kann man natürlich auch über die Herausforderungen nachdenken. Dabei sollten sich die Gedanken jedoch nicht einfach im Kreis drehen, sondern lösungsorientiert sein.

PRAXISTIPP

Gedanken-Meditation

- Nehmen Sie während Ihrer Meditation aufkommende Gedanken bewusst wahr.
- Halten Sie einen Gedanken für nicht förderlich, fragen Sie sich, welcher Gedanke stattdessen in Ihr Bewusstsein treten könnte.
- Konzentrieren Sie sich auf die Lücke, die zwischen dem alten und dem neuen Gedanken entsteht.

TIPP **108**

Stress wegdenken

Stress ist ungesund. Das haben Sie wahrscheinlich schon selbst erlebt. Der Terminkalender ist voll, der letzte Urlaub liegt Monate zurück, und Sie fühlen sich überfordert, müde und sind leicht reizbar. Sie fühlen sich nicht gut. Stress lässt den Blutdruck ansteigen, lässt das Herz rasen und führt zu einer flachen Atmung – alles sehr ungesund für das Herz.

Haben Sie schon einmal darüber nachgedacht, warum manche Menschen gelassen eine Firma managen und ihre Kinder zum Skilanglauf auf Leistungssportniveau motivieren können, andere sich jedoch schon gestresst fühlen, wenn sie ausnahmsweise zwei Stunden mehr arbeiten müssen?

Stress entsteht auf vielerlei Wegen, nicht nur durch die hohen Anforderungen im Beruf, wie oft angenommen. Auch Nährstoff- und Schlafmangel führen zu Stress, und vor allem stressige Gedanken! *Wie* Sie über eine bestimmte Situation nachdenken, ist entscheidend dafür, ob Sie gestresst sind oder nicht.

»The world is what you think it is.«

Die individuelle Bewertung einer Situation spielt die entscheidende Rolle! Sie denken, es ist stressig – daher fühlen Sie sich gestresst. Doch Ihr Denken können Sie ändern!

Was genau stresst Sie? Sind es wirklich die vielen kleinen täglichen Erledigungen, oder sind es Ihre Emotionen und Glaubenssätze, die Sie mit den Erledigungen unbewusst verknüpfen?

Bin ich gut genug?
Ich mag nicht mit XY zusammenarbeiten.
Die langweilige Aufgabe nervt mich.
Und so weiter.

Wenn Sie Ihre an den Situationen hängenden Gedanken auf frischer Tat ertappen, wird häufig der Stress schon weniger. Wie wär's, sich ganz ehrlich zu fragen:

Woran mache ich fest, dass ich nicht gut genug bin?

Wie müsste ich über XY denken, damit mir die Zusammenarbeit leichter fällt?

Wie kann ich über die langweilige Aufgabe denken, damit ich sie ohne inneren Widerstand erledigen kann?

Wenn Sie anders über die Situationen nachdenken, verändern sich auch Ihre Gefühle. Und dann verschwindet Ihr Stress.

Nicht nur Gedanken verursachen Stress, körperliche Problemchen tun es auch

Lisa Feldman Barrett, Professorin für Psychologie aus Boston, beschreibt es in ihrem Buch *How emotions are made* treffend: Was jemand denkt und fühlt, hängt von selbst gemachten Konstruktionen ab, die auf vorangegangenen Erlebnissen basieren. Und diese Konstruktionen sind veränderbar, äußerst wandelbar![118] Sie beschreibt darüber hinaus auch, wie die Versorgung mit Nährstoffen auf die Emotionen wirkt, denn das Gehirn fragt im Körper ständig nach, wie es so geht. Leider melden die Blutgefäße nicht: »Wir sind verkalkt«, sondern das Gehirn registriert »leichte Niedergeschlagenheit« oder »Unwohlsein«. Da solche Meldungen nicht nur aus den Blutgefäßen, sondern womöglich auch aus dem Darm und aus der Nackenmuskulatur kommen, ist es für das Gehirn nicht möglich, den wahren Grund für diese immer etwas währende Schwere herauszufinden. Daher: Ernährung und Bewegung, Bluttuning, gefolgt von Denken.

Nein sagen ist eine Wohltat

Doch Sie werden auch nicht allen Stress wegdenken können, manchmal ist der Terminkalender einfach zu voll. Können Sie das? Nein sagen zu immer weiteren Aktivitäten? Erkennen Sie klar, welche Termine die wirklich wichtigen sind? Auch das können Sie trainieren.

TIPP 109

Meditation ist ein Genschalter

Das Forschungsfeld der Epigenetik ist immer noch sehr jung. Die grundlegenden Mechanismen sind verstanden: Es kommt nicht auf die Gene an, es kommt darauf an, welche Gene an- und welche ausgeschaltet sind.

Meditation macht jung und hält gesund

Mit zunehmendem Alter nimmt sowohl die gesamte Methylierung der DNA als auch die Menge an eingebauten Histonkörpern ab. Meditation wirkt dem entgegen. Die Methylierung nimmt wieder zu, es werden wieder vermehrt Histonkörper eingebaut. Typische Merkmale für Jugend, für Gesundheit.

Spanische Wissenschaftler verglichen epigenetische Schalter von Meditierenden mit mehr als zehn Jahren Erfahrung mit denen von Meditationsanfängern. Sie fanden Veränderungen an 43 Genen, die für die Regulierung des Blutzuckerspiegels, für den Fettstoffwechsel, für die Herstellung von Proteinen und Neurotransmittern und für das Immunsystem verantwortlich waren. Das zeigt, Meditation wirkt! Meditation stellt Gene auf gesund, die ganz zentrale Abläufe im Körper steuern.[119] Wenn jetzt noch jemand sagt, dass Meditation nur etwas für verrückte Esoteriker ist, der hat's einfach noch nicht begriffen.

Traumatische Erlebnisse können durch Epigenetik rückgängig gemacht werden

Menschen, die traumatische Erlebnisse, besonders in der Kindheit, erfahren haben, zeigen spezifische epigenetische Veränderungen. Als Folge werden verschiedene Proteine, beispielsweise für den Bau von Serotoninrezeptoren, nicht mehr so häufig hergestellt. Das Geniale an Epigenetik: Das muss nicht so bleiben. Meditation, aber auch Sport und eine Ernährung reich an frischem Gemüse, Nährstoffen und Proteinen verändern die Epigenetik wieder in Richtung gesund. Am effektivsten ist es, wenn man sich an allem bedient. Da haben wir ihn wieder, den Dreiklang: Ernährung – Bewegung – Denken.

Gefühlte Schalter existieren wirklich

Zurück zu meinen eigenen Erfahrungen, als ich wahrlich in jeder Zelle spürte, wie sich etwas verändert, wie ich aufwachte, zum Adler wurde und vor Energie nur noch so strotzte. Gleiches habe ich bei meinen Patienten beobachtet, wenn sie meinen Rezepten folgten und wirklich die Kohlenhydrate strichen, mit dem Laufen begannen, Nährstofflücken füllten und sich zum Meditieren hinsetzten. Intuitiv wusste ich, dass ich dabei war, eine ganz heiße Spur für Lebensglück und Gesundheit aufzudecken. Mir waren die Mechanismen im Detail damals nicht klar. Ich wusste nur, es wirkt. Es wirkt fantastisch! Jetzt wissen wir, dass Ernährung – Bewegung – Denken sogar die Aktivität der Gene verändert, hin zu gesund.

PRAXISTIPP

Lassen Sie Meditation zur täglichen Routine werden

Meditation wirkt besonders effektiv, wenn man sie täglich praktiziert. Außerdem sollten Sie nie wieder mit dem Meditieren aufhören. Meditieren Sie bis zum letzten Tag Ihres Lebens.

Sollten Sie am Anfang das Gefühl haben, dass ihre Gedanken durch Meditieren nicht ruhiger, sondern unruhiger werden, kann das daran liegen, dass Sie sich schlichtweg ihrer inneren Vorgänge mehr bewusst werden. Keine Sorge, die Unruhe wird vergehen, wenn Sie weiter täglich meditieren.

TIPP 110

Überlassen Sie Entscheidungen nicht dem Unterbewusstsein

Menschen denken nicht jedes Mal aufs Neue darüber nach, was sie essen möchten oder wie sie ihren Tag verbringen. Sie machen es einfach. Dienen diese automatischen Programme der Gesundheit, ist das wunderbar. Wenn nicht, heißt es umprogrammieren.

Die meisten Entscheidungen trifft der Mensch unbewusst. Ziele sind jedoch bewusste Entscheidungen. Man setzt sich bewusst zum Ziel, die Ernährung zu verändern, Sport zu treiben und zu meditieren. Je besser man daher seine Ziele vor Augen hat und je häufiger man über sie nachdenkt, umso eher fällt einem auf, wenn man eine automatische Entscheidung trifft, die dem Ziel widerspricht.

Vier Fragen für bewusste Entscheidungen

Wenn Sie beispielsweise abends gestresst und müde von der Arbeit kommen, wollen Sie wahrscheinlich gerne eine Flasche Bier oder ein Glas Wein trinken oder Schokolade essen. Denn diese Substanzen wirken im ersten Moment entspannend. Langfristig machen sie jedoch schlapp und depressiv. Wenn Sie sich nun vorgenommen haben, auf Kohlenhydrate und Alkohol zu verzichten, ist dies der kritische Moment, in dem Sie nicht automatisch, sondern bewusst entscheiden müssen.

Gehen Sie hierzu wie folgt vor:

- Führen Sie sich Ihr Ziel deutlich vor Augen, zum Beispiel einen gesunden, schmerzfreien und durchtrainierten Körper.
- Machen Sie sich deutlich, was Sie dafür tun müssen.
- Überlegen Sie sich, ob Ihre momentane Entscheidung mit Ihrem Ziel in Einklang steht.
- Entscheiden Sie.

Mit dieser Vorgehensweise programmieren Sie sich um, denn dieser Entscheidungsprozess ist ein bewusster. Sie überlassen die Entscheidung nicht mehr Ihrem Unterbewusstsein. Wichtig ist, dass Sie während der entscheidenden Momente innehalten können und diese vier Schritte durchgehen.

Das Drei-Minuten-Programm

Wenn Ihnen das nicht sofort gelingt, dann nehmen Sie sich am Abend drei Minuten Zeit und überlegen Sie, welche Ihrer Entscheidungen im Einklang mit Ihren Zielen standen und welche nicht. Drei Minuten Zeit hat jeder, daher gibt es keine Ausrede, dies nicht zu tun. Machen Sie sich deutlich, in welchen Momenten Sie am nächsten Tag aufpassen müssen, damit Sie Ihre hinderlichen Automatismen überwinden.

Morgens, wenn Sie aufwachen, visualisieren Sie als Erstes wieder Ihre Ziele. Überlegen Sie, welche Entscheidungen Sie während des Tages treffen müssen, damit Ihre Ziele Realität werden. Nehmen Sie sich drei Minuten Zeit dazu. Auch morgens werden Sie diese Zeit zur Verfügung haben.

Erreichen Sie ein Leben lang neue Ziele

Nach einigen Monaten werden Sie neue Automatismen gebildet haben, dann ist es für Sie eine Selbstverständlichkeit, täglich frisches Gemüse mit wertvollen Proteinen zu kochen. Oder Ihnen fehlt etwas, wenn Sie einmal morgens nicht laufen gehen können. Dann haben Sie es geschafft. Dann haben Sie aber auch neue, freie Kapazitäten, um weitere Dinge in Ihrem Leben zu ändern. Sind Sie zufrieden mit Ihrem Beruf, mit Ihrem Einkommen, mit Ihrem sozialen Umfeld? Wenn nicht, sind wahrscheinlich automatische Entscheidungen der Grund für die Unzufriedenheit. Die können Sie ändern.

TIPP **111**

Unmögliche Ziele erreichen

Unheilbar krank sein und trotzdem gesund werden, von extrem übergewichtig zum Marathonläufer, vom schlecht bezahlten Angestellten zum erfolgreichen Unternehmer, all das ist möglich. Meine Patienten berichten mir täglich von diesen Erfolgen. Sie können das genauso!

Woran Sie glauben

Wenn Ihnen Ihr Arzt sagt, dass Sie von nun an Rheuma erleiden werden, dass Sie Ihr Leben lang Schmerzen ertragen müssen oder dass Ihre Knochensubstanz unweigerlich weiter abnehmen wird, glauben Sie ihm nicht! Die Ärzte berichten zwar aus ihrer täglichen Erfahrung, keine Frage. Aber die sieht anders aus als das, was Sie machen werden. Sie berichten von Patienten, die weiterhin Kohlenhydrate essen und Alkohol trinken, die Gemüse nur als Verzierung kennen oder um tierische Lebensmittel einen großen Bogen machen. Sie berichten von den Patienten, denen sie Medikamente verschreiben. Wobei sie ganz genau wissen, dass Heilung mit Medikamenten nicht möglich ist, Medikamente können bei chronischen Erkrankungen lediglich Symptome verändern.

Sie werden einen anderen Weg gehen

Sie werden leere Kohlenhydrate streichen, Sie werden sich Berge frischen Gemüses zubereiten, Sie werden auf die Suche nach gutem Biofleisch, Fisch und Wild gehen und fündig werden. Wenn Sie bislang nicht kochen konnten, werden Sie das lernen. Sie werden sich täglich die Zeit nehmen, um gesunde Mahlzeiten zuzubereiten, weil Sie jetzt wissen, dass das einer der wichtigsten Punkte für Ihre Heilung ist.

Sie werden zum Experten

Sie werden sich eigenverantwortlich ein Labor suchen und dort selbstbewusst eine Liste mit den Parametern vorlegen, die Sie untersuchen lassen möchten. Wenn Sie die Ergebnisse haben, werden Sie anhand dessen, was Sie hier im Buch gelernt haben, und anhand weiterer eigener Recherchen herausfinden, welche Nahrungsergänzungsmittel Ihnen helfen. Nach sechs Monaten oder einem Jahr lassen Sie nachmessen und verändern entsprechend den Ergebnissen Ihren Einnahmeplan.

Sie werden zum Sportler

Sie werden laufen, und Sie werden Kraftübungen absolvieren, Sie werden sich täglich dehnen, und das alles mit Freude, denn Sie merken, was das für eine Wohltat ist.

Sie werden anders denken

Und dann werden Sie anfangen, anders zu denken. Dann sind Sie nicht nur gesund, sondern zudem glücklich und erfolgreich. So viele meiner Patienten haben das geschafft. Sie alle haben die Verantwortung für ihre Gesundheit und ihre Lebensfreude selbst übernommen und haben es geschafft. Wenn es so viele meiner Patienten in den letzten 25 Jahren geschafft haben, dann können auch Sie Ziele erreichen, die Ihnen zuvor als unerreichbar vorkamen. Sie können es, beginnen Sie jetzt!

Quellen

URLs abgerufen bis Juni 2023

1. Tiffon C. The Impact of Nutrition and Environmental Epigenetics on Human Health and Disease. *Int J Mol Sci*. 2018;19(11):3425.
2. Ahmed SAH, Ansari SA, Mensah-Brown EPK, Emerald BS. The role of DNA methylation in the pathogenesis of type 2 diabetes mellitus. *Clin Epigenetics*. 2020;12(1):104.
3. Venditti S, Verdone L, Reale A, Vetriani V, Caserta M, Zampieri M. Molecules of Silence: Effects of Meditation on Gene Expression and Epigenetics. *Front Psychol*. 2020;11:1767.
4. Johnson RJ, Segal MS, Sautin Y, et al. Potential role of sugar (fructose) in the epidemic of hypertension, obesity and the metabolic syndrome, diabetes, kidney disease, and cardiovascular disease. *Am J Clin Nutr*. 2007;86(4):899–906.
5. Wu N, Shen H, Liu H, Wang Y, Bai Y, Han P. Acute blood glucose fluctuation enhances rat aorta endothelial cell apoptosis, oxidative stress and pro-inflammatory cytokine expression in vivo. Cardiovasc Diabetol. 2016;15(1):109.
6. da Luz PL, Favarato D, Faria-Neto JR Jr, Lemos P, Chagas AC. High ratio of triglycerides to HDL-cholesterol predicts extensive coronary disease. Clinics (Sao Paulo). 2008;63(4):427-432.
7. Schulman IH, Zhou MS. Vascular insulin resistance: a potential link between cardiovascular and metabolic diseases. *Curr Hypertens Rep*. 2009;11(1):48–55.
8. Molyneux SL, Florkowski CM, George PM, Pilbrow AP, Frampton CM, Lever M, Richards AM. Coenzyme Q10: an independent predictor of mortality in chronic heart failure. *Journal of the American College of Cardiology*. 2008;52(18):1435–41.
9. Fischer A, Onur S, Schmelzer C, Döring F. Ubiquinol decreases monocytic expression and DNA methylation of the pro-inflammatory chemokine ligand 2 gene in humans. *BMC Res Notes*. 2012;5:540.
10. Rose O. Evidenzlage und Nebenwirkungen der Cholesterinsenker-Therapie. *Deutsche Apotheker Zeitung*. 2013;10:38.
11. Michalk C. *Das Handbuch zu Ihrem Körper*. North Charleston: CreateSpace Independent Publishing Platform; 2014. S. 132/133.
12. Valero J, Paris I, Sierra A. Lifestyle Shapes the Dialogue between Environment, Microglia, and Adult Neurogenesis. *ACS Chem Neurosci*. 2016;7(4):442–53.
13. Wolf SL, Winstein CJ, Miller JP, et al. Effect of constraint-induced movement therapy on upper extremity function 3 to 9 months after stroke: the EXCITE randomized clinical trial. *JAMA*. 2006;296(17):2095–2104.
14. Cheng A, Hou Y, Mattson MP. Mitochondria and neuroplasticity. *ASN Neuro*. 2010;2(5):e00045.
15. Hyman M. The UltraMind Solution. New York: Scribner; 2009. S. 101.
16. Cummings JH, Bingham SA, Heaton KW, Eastwood MA. Fecal weight, colon cancer risk, and dietary intake of nonstarch polysaccharides (dietary fiber). *Gastroenterology*. 1992;103(6):1783–1789.

17. Morris ZS, Wooding S, Grant J. The answer is 17 years, what is the question: understanding time lags in translational research. J R Soc Med. 2011;104(12):510-520.
18. Isaacs KR, Anderson BJ, Alcantara AA, Black JE, Greenough WT. Exercise and the brain: angiogenesis in the adult rat cerebellum after vigorous physical activity and motor skill learning. *J Cereb Blood Flow Metab.* 1992;12(1):110–9.
19. Liebscher-Bracht R, Bracht P. *Ischias und ISG Schmerzen selbst behandeln*. München: Gräfe und Unzer Verlag; 2019. S. 16 f.
20. Xie L, Kang H, Xu Q, Chen MJ, Liao Y, Thiyagarajan M, O'Donnell J, Christensen DJ, Nicholson C, Iliff JJ, Takano T, Deane R, Nedergaard M. Sleep drives metabolite clearance from the adult brain. *Science.* 2013;342(6156):373–7.
21. Hurtado-Alvarado G, Domínguez-Salazar E, Pavon L, Velázquez-Moctezuma J, Gómez-González B. Blood-Brain Barrier Disruption Induced by Chronic Sleep Loss: Low-Grade Inflammation May Be the Link. *J Immunol Res.* 2016; 2016: 4576012.
22. Carskadon MA, Chappell KR, Barker DH, et al. A pilot prospective study of sleep patterns and DNA methylation-characterized epigenetic aging in young adults. *BMC Res Notes.* 2019;12(1):583.
23. Obrenovich Mark EM Leaky Gut, Leaky Brain? *Microorganisms.* 2018;6(4):107. https://doi.org/10.3390/microorganism6040107.
24. Miller AH, Haroon E, Raison CL, Felger JC. Cytokine targets in the brain: impact on neurotransmitters and neurocircuits. *Depress Anxiety.* 2013;30(4):297–306.
25. Sun LJ, Li JN, Nie YZ. Gut hormones in microbiota-gut-brain crosstalk. *Chin Med J (Engl).* 2020;133(7):826–833.
26. Duranti S, Ruiz L, Lugli GA, et al. Bifdobacterium adolescentis as a key member of the human gut microbiota in the production of GABA. *Sci Rep.* 2020;10(1):14112.
27. Li Y, Hao Y, Fan F, Zhang B. Te Role of Microbiome in Insomnia, Circadian Disturbance and Depression. *Front Psychiatry.* 2018;9:669. Candelli M, Franza L, Pignataro G, et al. Interaction between Lipopolysaccharide and Gut Microbiota in Inflammatory Bowel Diseases. *Int J Mol Sci.* 2021;22(12):6242.
28. Cooney CA, Dave AA, Wolff GL. Maternal methyl supplements in mice affect epigenetic variation and DNA methylation of offspring. *J Nutr.* 2002;132(8 Suppl):2393S-2400S.
29. Hunter P. The inflammation theory of disease. The growing realization that chronic inflammation is crucial in many diseases opens new avenues for treatment. *EMBO Rep.* 2012;13(11):968–70.
30. Hyman M. *The UltraMind Solution*. New York: Scribner; 2010. S. 244–245.
31. Hyman M. *The UltraMind Solution*. New York: Scribner; 2010. S. 171–175.
32. Seshadri S, Beiser A, Selhub J, Jacques PF, Rosenberg IH, D'Agostino RB, Wilson PW, Wolf PA. Plasma homocysteine as a risk factor for dementia and Alzheimer's disease. *N Engl J Med.* 2002 Feb 14;346(7):476–83.
33. Li L, Ning Z, Zhang X, et al. RapidAIM: a culture- and metaproteomics-based Rapid Assay of Individual Microbiome responses to drugs. *Microbiome.* 2020;8(1):33.
34. Prizment AE, Staley C, Onyeaghala GC, et al. Randomised clinical study: oral aspirin 325 mg daily vs placebo alters gut microbial composition and bacterial taxa associated with colorectal cancer risk. *Aliment Pharmacol Ther.* 2020;52(6):976–987.

35. Sinclair J. Everyday drugs act in surprising ways on the microbiome. *U Ottowa News and Events.* 13.03.2020. Unter: https://med.uottawa.ca/en/news/everyday-drugs-act-surprising-ways-microbiome.
36. Madison A, Kiecolt-Glaser JK. Stress, depression, diet, and the gut microbiota: human-bacteria interactions at the core of psychoneuroimmunology and nutrition. *Curr Opin Behav Sci.* 2019;28:105–110. Geng S, Yang L, Cheng F, et al. Gut Microbiota Are Associated With Psychological Stress-Induced Defections in Intestinal and Blood-Brain Barriers. *Front Microbiol.* 2020;10:3067.
37. IMD Labor Berlin. I-FABP und Zonulin – Serummarker zum Nachweis einer gestörten Darmbarrierefunktion. Unter: https://www.imd-potsdam.de/fileadmin/user_upload/Diag_Info/322_I-FABP_und_Zonulin-Serummarker_zum_Nachweis_einer_gestoerten_Darmbarrierefunktion.pdf.
38. Konijeti GG, Kim N, Lewis JD, et al. Efcacy of the Autoimmune Protocol Diet for Inflammatory Bowel Disease. *Inflamm Bowel Dis.* 2017;23(11):2054–2060.
39. IMD Labor Berlin. Nachweis von Typ IV-Sensibilisierungen gegenüber Nahrungsmitteln. Unter: https://www.imd-berlin.de/fachinformationen/diagnostikinformationen/nahrungsmittelallergien-vom-typ-iv-labordiagnostik.
40. Kukkonen K, Kuitunen M, Haahtela T, Korpela R, Poussa T, Savilahti E. High intestinal IgA associates with reduced risk of IgE-associated allergic diseases. *Pediatr Allergy Immunol.* 2010;21(1 Pt 1):67–73.
41. Seo SC, Ahn SH, Ri S, et al. Elevated fecal calprotectin levels are associated with severity of atopic dermatitis in children. *Asian Pac J Allergy Immunol.* 2018;36(2):82–87.
42. Wein H. Gut microbe drives autoimmunity. *NIH research matters.* Unter: https://www.nih.gov/news-events/nih-research-matters/gut-microbe-drives-autoimmunity.
43. Bender E. Could a bacteria-stuffed pill cure autoimmune diseases? *Nature Outlook.* 29.01.2020. Unter: https://www.nature.com/articles/d41586-020-00197-z.
44. Cayres LCF, de Salis LVV, Rodrigues GSP, et al. Detection of Alterations in the Gut Microbiota and Intestinal Permeability in Patients With Hashimoto Thyroiditis. *Front Immunol.* 2021;12:579140.
45. Coker JK, Moyne O, Rodionov DA, Zengler K. Carbohydrates great and small, from dietary fber to sialic acids: How glycans influence the gut microbiome and affect human health. *Gut Microbes.* 2021;13(1):1–18.
46. Satokari R. High Intake of Sugar and the Balance between Pro- and Anti-Inflammatory Gut Bacteria. *Nutrients.* 2020;12(5):1348.
47. Lorincz C, Manske SL, Zernicke R. Bone health: part 1, nutrition. *Sports Health.* 2009;1(3):253–260.
48. Laudisi F, Stolfi C, Monteleone G. Impact of Food Additives on Gut Homeostasis. *Nutrients.* 2019;11(10):2334.
49. Järvenpää T, Rinne JO, Koskenvuo M, Räihä I, Kaprio J. Binge drinking in midlife and dementia risk. *Epidemiology.* 2005;16(6):766–71.
50. GBD 2016 Alcohol Collaborators. Alcohol use and burden for 195 countries and territories, 1990–2016: a systematic analysis for the Global Burden of Disease Study 2016. *Lancet.* 2018;392(10152):1015–1035.
51. Rueda-Ruzafa L, Cruz F, Roman P, Cardona D. Gut microbiota and neurological effects of glyphosate. *Neurotoxicology.* 2019;75:1–8.

52. Hyman M, Purohit D. Why You Should Stop Eating Most Dairy. The Doctor's Farmacy with Mark Hyman, M.D. Podcast vom 03.01.2022 Unter: https://drhyman.com/blog/2022/01/03/podcast-ep473/.
53. Catanzaro JR, Strauss JD, Bielecka A, et al. IgA-defcient humans exhibit gut microbiota dysbiosis despite secretion of compensatory IgM. *Sci Rep.* 2019;9(1):13574.
54. Ede G. The vegan Brain – Plant-based diets, micronutrients, and mental health. *Psychology Today.* 30.09.2017. unter: https://www.psychologytoday.com/us/blog/diagnosis-diet/201709/the-vegan-brain.
55. Khare M, Mohanty C, Das BK, Jyoti A, Mukhopadhyay B, Mishra SP. Free radicals and antioxidant status in protein energy malnutrition. *Int J Pediatr.* 2014;2014:254396.
56. Rao R, Samak G. Role of Glutamine in Protection of Intestinal Epithelial Tight Junctions. *J Epithel Biol Pharmacol.* 2012;5(1-M7):47–54.
57. Felchner C, Küster Y. *Ballaststoffe.* Unter: https://focus-arztsuche.de/magazin/ernaehrung/was-sind-ballaststoffe-und-wo-stecken-sie-drin.
58. IMD Berlin. *Kurzkettige Fettsäuren (SCFAs).* Unter: https://www.imd-berlin.de/spezielle-kompetenzen/a-z/mikrobiom/kurzkettige-fettsaeuren-scfas.
59. dos Santos GC, Greggi Antunes LM, dos Santos AC, de Lourdes Pires Bianchi M. Coenzyme Q10 and its effects in the treatment of neurodegenerative diseases. *Brazilian Journal of Pharmaceutical Sciences,* 2009; 45(4), 607–618.
60. Kasprzak-Drozd K, Oniszczuk T, Stasiak M, Oniszczuk A. Beneficial Effects of Phenolic Compounds on Gut Microbiota and Metabolic Syndrome. *Int J Mol Sci.* 2021;22(7):3715.
61. Millman JF, Okamoto S, Teruya T, et al. Extra-virgin olive oil and the gut-brain axis: influence on gut microbiota, mucosal immunity, and cardiometabolic and cognitive health. *Nutr Rev.* 2021;79(12):1362–1374.
62. Watson P, Whale A, Mears SA, Reyner LA, Maughan RJ. Mild hypohydration increases the frequency of driver errors during a prolonged, monotonous driving task. *Physiol Behav.* 2015;147:313–8.
63. Adawi M, Damiani G, Bragazzi NL, Bridgewood C, Pacifico A, Conic RRZ, Morrone A, Malagoli P, Pigatto PDM, Amital H, McGonagle D, Watad A. The Impact of Intermittent Fasting (Ramadan Fasting) on Psoriatic Arthritis Disease Activity, Enthesitis, and Dactylitis: A Multicentre Study. *Nutrients.* 2019;11(3):601.
64. de Cabo R, Mattson MP. Effects of Intermittent Fasting on Health, Aging, and Disease. *N Engl J Med.* 2019;381(26):2541–2551.
65. Perroud N, Zewdie S, Stenz L, et al. Methylation of Serotonin receptor 3A in ADHD, borderline personality, an bipolar disorders: Link with severity of the disorders and childhood maltreatment. *Depress Anxiety.* 2016;33(1):45–55.
66. Park JH, Yoo Y, Park YJ. Epigenetics: Linking Nutrition to Molecular Mechanisms in Aging. *Prev Nutr Food Sci.* 2017;22(2):81–89.
67. Munteanu C, Schwartz B. The relationship between nutrition and the immune system. *Front Nutr.* 2022;9:1082500.
68. Anjum I, Jaffery SS, Fayyaz M, Samoo Z, Anjum S. The Role of Vitamin D in Brain Health: A Mini Literature Review. *Cureus.* 2018;10(7):e2960.
69. Pham VT, Dold S, Rehman A, Bird JK, Steinert RE. Vitamins, the gut microbiome and gastrointestinal health in humans. *Nutr Res.* 2021;95:35–53.

70. Wessells KR, Brown KH. Estimating the global prevalence of zinc defciency: results based on zinc availability in national food supplies and the prevalence of stunting. *PLoS One*. 2012;7(11):e50568.
71. Jing MY, Sun JY, Weng XY, Wang JF. Effects of zinc levels on activities of gastrointestinal enzymes in growing rats. *J Anim Physiol Anim Nutr (Berl)*. 2009;93(5):606–612.
72. Wang X, Valenzano MC, Mercado JM, Zurbach EP, Mullin JM. Zinc supplementation modifes tight junctions and alters barrier function of CACO-2 human intestinal epithelial layers. *Dig Dis Sci*. 2013;58(1):77–87.
73. Harrison FE, May JM. Vitamin C function in the brain: vital role of the ascorbate transporter SVCT2. *Free Radic Biol Med*. 2009;46(6):719–30.
74. Pearson JF, Pullar JM, Wilson R, Spittlehouse JK, Vissers MCM, Skidmore PML, Willis J, Cameron VA, Carr AC. Vitamin C Status Correlates with Markers of Metabolic and Cognitive Health in 50-Year-Olds: Findings of the CHALICE Cohort Study. *Nutrients*. 2017;9(8). pii: E831.
75. Guo YE, Suo N, Cui X, Yuan Q, Xie X. Vitamin C promotes oligodendrocytes generation and remyelination. *Glia*. 2018;66(7):1302–1316.
76. Leung WC, Hessel S, Méplan C, Flint J, Oberhauser V, Tourniaire F, Hesketh JE, von Lintig J, Lietz G. Two common single nucleotide polymorphisms in the gene encoding beta-carotene 15,15'-monoxygenase alter beta-carotene metabolism in female volunteers. *FASEB J*. 2009;23(4):1041–53.
77. Pham VT, Dold S, Rehman A, Bird JK, Steinert RE. Vitamins, the gut microbiome and gastrointestinal health in humans. *Nutr Res*. 2021;95:35–53.
78. Wong SK, Mohamad NV, Ibrahim N', Chin KY, Shuid AN, Ima-Nirwana S. The Molecular Mechanism of Vitamin E as a Bone-Protecting Agent: A Review on Current Evidence. *Int J Mol Sci*. 2019;20(6):1453.
79. Chin KY, Ima-Nirwana S. The Role of Vitamin E in Preventing and Treating Osteoarthritis – A Review of the Current Evidence. *Front Pharmacol*. 2018;9:946.
80. Labazi M, McNeil AK, Kurtz T, Lee TC, Pegg RB, Angeli JPF, Conrad M, McNeil PL. The antioxidant requirement for plasma membrane repair in skeletal muscle. *Free Radic Biol Med*. 2015;84:246–253.
81. Majchrzak D, Singer I, Männer M, Rust P, Genser D, Wagner KH, Elmadfa I. B-vitamin status and concentrations of homocysteine in Austrian omnivores, vegetarians and vegans. *Ann Nutr Metab*. 2006;50(6):485–91.
82. Tucker KL, Rich S, Rosenberg I, Jacques P, Dallal G, Wilson PW, Selhub J. Plasma vitamin B-12 concentrations relate to intake source in the Framingham Offspring study. *Am J Clin Nutr*. 2000;71(2):514–22.
83. Kennedy DO. B Vitamins and the Brain: Mechanisms, Dose and Efficacy--A Review. *Nutrients*. 2016;8(2):68.
84. European Food Safety Authority. Tolerable upper intake levels for vitamins and minerals. 2006. Unter: http://www.efsa.europa.eu/sites/default/files/efsa_rep/blobserver_assets/ndatolerableuil.pdf.
85. Pham VT, Dold S, Rehman A, Bird JK, Steinert RE. Vitamins, the gut microbiome and gastrointestinal health in humans. *Nutr Res*. 2021;95:35–53.
86. Uebanso T, Shimohata T, Mawatari K, Takahashi A. Functional Roles of B-Vitamins in the Gut and Gut Microbiome. *Mol Nutr Food Res*. 2020;64(18):e2000426.

87. Gill D, Del Greco MF, Walker AP, Srai SKS, Laffan MA, Minelli C. The Effect of Iron Status on Risk of Coronary Artery Disease: A Mendelian Randomization Study-Brief Report. *Arteriosclerosis, Thrombosis, and Vascular Biology*. 2017;37(9):1788–1792.
88. Georgieff MK. The role of iron in neurodevelopment: fetal iron deficiency and the developing hippocampus. *Biochem Soc Trans*. 2008;36(6):1267–71.
89. Murray-Kolb LE, Beard JL. Iron treatment normalizes cognitive functioning in young women. *Am J Clin Nutr*. 2007;85(3):778–87.
90. Kirkland AE, Sarlo GL, Holton KF. The Role of Magnesium in Neurological Disorders. *Nutrients*. 2018; 10(6): 730.
91. Conner TS, Richardson AC, Miller JC. Optimal Serum Selenium Concentrations Are Associated with Lower Depressive Symptoms and Negative Mood among Young Adults. *The Journal of Nutrition*. 2015;145(1):59–65.
92. Nettleford SK, Prabhu KS. Selenium and Selenoproteins in Gut Inflammation A Review. *Antioxidants (Basel)*. 2018;7(3):36.
93. Ma ZF, Skeaff SA. Thyroglobulin as a biomarker of iodine deficiency: a review. *Thyroid*. 2014;24(8):1195–1209.
94. Maggio M, Artoni A, Lauretani F, Borghi L, Nouvenne A, Valenti G, Ceda GP. The impact of omega-3 fatty acids on osteoporosis. *Curr Pharm Des*. 2009;15(36):4157–64.
95. McGlory C, Calder PC, Nunes EA. The Influence of Omega-3 Fatty Acids on Skeletal Muscle Protein Turnover in Health, Disuse, and Disease. *Front Nutr*. 2019;6:144.
96. Rajaei E, Mowla K, Ghorbani A, Bahadoram S, Bahadoram M, Dargahi-Malamir M. The Effect of Omega-3 Fatty Acids in Patients With Active Rheumatoid Arthritis Receiving DMARDs Therapy: Double-Blind Randomized Controlled Trial. *Glob J Health Sci*. 2015;8(7):18–25.
97. Harris WS, Von Schacky C. The Omega-3 Index: a new risk factor for death from coronary heart disease? *Preventive Medicine*. 2004;39(1):212–20.
98. Lewis MD, Hibbeln JR, Johnson JE, Lin YH, Hyun DY, Loewke JD. Suicide deaths of active-duty US military and omega-3 fatty-acid status: a case-control comparison. *J Clin Psychiatry*. 2011;72(12):1585–90.
99. Siegert E, Paul, Rothe M, Weylandt KH. The effect of omega-3 fatty acids on central nervous system remyelination in fat-1 mice. *BMC Neurosci*. 2017;18(1):19.
100. Hyman M. *The UltraMind Solution*. New York: Scribner; 2009. S. 85–86.
101. Rao R, Samak G. Role of Glutamine in Protection of Intestinal Epithelial Tight Junctions. *J Epithel Biol Pharmacol*. 2012;5(1-M7):47–54.
102. Ren W, Wang K, Yin J, et al. Glutamine-Induced Secretion of Intestinal Secretory Immunoglobulin A: A Mechanistic Perspective. *Front Immunol*. 2016;7:503.
103. Hyman M. *The UltraMind Solution*. New York: Scribner; 2009. S. 106–107.
104. Stephens NG, Parsons A, Schofield PM, Kelly F, Cheeseman K, Mitchinson MJ. Randomised controlled trial of vitamin E in patients wisch coronary disease: Cambridge Heart Antioxidant Study (CHAOS). *Lancet*. 1966; 347 (9004):781-786
105. Kim J, Choi J, Kwon SY, McEvoy JW, Blaha MJ, Blumenthal RS, Guallar E, Zhao D, Michos ED. Association of Multivitamin and Mineral Supplementation and Risk of Cardiovascular Disease: A Systematic Review and Meta-Analysis. *Circulation: Cardiovascular Quality and Outcomes*. 2018;11(7):e004224.

106. Haslam A, Prasad V. Multivitamins Do Not Reduce Cardiovascular Disease and Mortality and Should Not Be Taken for This Purpose: How Do We Know That? *Circulation:. Cardiovascular Quality and Outcomes.* 2018;11(7):e004886.
107. Guan Y, Drake JC, Yan Z. Exercise-Induced Mitophagy in Skeletal Muscle and Heart. *Exerc Sport Sci Rev.* 2019;47(3):151–156.
108. Beavers KM, Brinkley TE, Nicklas BJ. Effect of exercise training on chronic inflammation. *Clin Chim Acta.* 2010; 411(0): 785–793.
109. Naci H, Ioannidis JP. Comparative effectiveness of exercise and drug interventions on mortality outcomes: metaepidemiological study. *BMJ* 2013;347:f5577.
110. Chen C, Nakagawa S, An Y, Ito K, Kitaichi Y, Kusumi I. The exercise-glucocorticoid paradox: How exercise is beneficial to cognition, mood, and the brain while increasing glucocorticoid levels. *Front Neuroendocrinol.* 2017;44:83–102.
111. Chetty S, Friedman AR, Taravosh-Lahn K, Kirby ED, Mirescu C, Guo F, Krupik D, Nicholas A, Geraghty A, Krishnamurthy A, Tsai MK, Covarrubias D, Wong A, Francis D, Sapolsky RM, Palmer TD, Pleasure D, Kaufer D. Stress and glucocorticoids promote oligodendrogenesis in the adult hippocampus. *Mol Psychiatry.* 2014;19(12):1275–1283.
112. Arem H, Moore SC, Patel A, Hartge P, Berrington de Gonzalez A, Visvanathan K, Campbell PT, Freedman M, Weiderpass E, Adami HO, Linet MS, Lee IM, Matthews CE. Leisure time physical activity and mortality: a detailed pooled analysis of the dose-response relationship. *JAMA Intern Med.* 2015;175(6):959–67.
113. Simoes HG, Sousa CV, Dos Santos Rosa T, et al. Longer Telomere Length in Elite Master Sprinters: Relationship to Performance and Body Composition. *Int J Sports Med.* 2017;38(14):1111–1116.
114. Lin X, Zhou J, Dong B. Effect of different levels of exercise on telomere length: A systematic review and meta-analysis. *J Rehabil Med.* 2019;51(7):473–478.
115. Mailing LJ, Allen JM, Buford TW, Fields CJ, Woods JA. Exercise and the Gut Microbiome: A Review of the Evidence, Potential Mechanisms, and Implications for Human Health. *Exerc Sport Sci Rev.* 2019;47(2):75–85.
116. Van Proeyen K, Szlufcik K, Nielens H, Ramaekers M, Hespel P. Beneficial metabolic adaptations due to endurance exercise training in the fasted state. *J Appl Physiol (1985).* 2011;110(1):236–45.
117. Luders E, Cherbuin N, Gaser C. Estimating brain age using high-resolution pattern recognition: Younger brains in long-term meditation practitioners. *Neuroimage.* 2016;134:508–513.
118. Feldman Barrett L. *How emotions are made – the secret life of the brain.* London: Macmillan; 2017, S. 113.
119. Venditti S, Verdone L, Reale A, Vetriani V, Caserta M, Zampieri M. Molecules of Silence: Effects of Meditation on Gene Expression and Epigenetics. *Front Psychol.* 2020;11:1767.

Stichwortverzeichnis

V

Z